"働き方改革" 実践応用編

医療&介護の職場トラブル Q&A

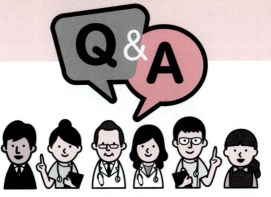

～労働環境・ハラスメント・給与・残業・メンタルヘルス——全120QA～

日本人事労務コンサルタントグループ(LCG)医業福祉部会 著

医学通信社

はじめに

　医療機関や福祉施設では，人事労務管理が非常に難しいと言われています。これは，例えば医療機関において，一般企業の人事や総務の経験がある人を事務長として雇用しても，なかなか現場に馴染めず職員や経営者との対立を招くことが多いという事実が，それを証明しています。

　こうした背景には，看護師等の資格の有無が事業を運営するにあたっての絶対条件となっていることなどが挙げられます。地域内における有資格者の絶対数が限られているため，管理者側は応募者を選ぶというよりも探す必要があり，労使関係が逆転することすら少なくありません。しかし，状況を分析してみると，実は院内においてルールが明確に定められていなかったり，労務に関する基礎的知識の欠如によってトラブルがかえって大きくなっている場合もあり，そうしたことが労使関係を逆転させていると考えることもできます。逆に，労使関係が良好な医療機関や福祉施設を見渡してみると，内部のルールはすでに明確に定まっており，また管理者の方も基礎的な労務管理知識を有していることも多いため，職員も余計な不安を抱えることなく仕事に専念できているように感じられることもあります。

　本著は，以上の背景から，医療機関・福祉施設の人事労務管理の専門家集団である日本人事労務コンサルタントグループ（LCG）医業福祉部会（LCG会員数約1,200名）の一部のメンバーによって，実際に医療機関や福祉施設の現場において起こりやすいトラブル事例をまとめたものです。一読いただければ法的な観点等をご理解いただくことができ，結果としてトラブルを労使双方で予防することができるものと考えております。

　多くの医療機関や福祉施設の現場において，本著をご参考にしていただくことによって，トラブルがない職場環境を構築するためのお役に立てば幸いです。

2019年9月

日本人事労務コンサルタントグループ（LCG）
医業福祉部会

目　次

第1章

労働時間，残業代等

001　「働き方改革関連法」の成立により，時間外労働の上限規制が適用されます。この内容を詳しく教えてください。……………………………… 2

002　時間外労働の上限規制が適用されるため，長時間労働の防止が求められます。どのような防止策があるのでしょうか？ ……………………… 6

003　労働基準監督署の立入調査とはどのようなものですか？　どのような点に注意が必要ですか？ …………………………………………………… 9

004　職員が8人のクリニックです。業務が立て込む時期が限定されているので，業務量に応じた勤務体系にできれば，残業も閑散期も減るのですが，良い方法はありませんか？ ……………………………………………… 12

005　「残業はなるべく減らしましょう」と周知しているのですが，現実的になかなか減りません。何か体制に問題があるのでしょうか。 …………… 14

006　外部の研修に参加する場合，研修時間や移動時間は労働時間として賃金は発生するのでしょうか？ ………………………………………………… 18

007　ヘルパーから，拘束時間の割には十分な賃金が支払われていないと言われました。そもそも，どのような時間に対して賃金が発生するのでしょうか？ ………………………………………………………………………… 20

008　職員が所定労働時間よりも早く出勤して業務を始めたり，自宅でも仕事をしています。これらの時間は割増賃金の対象となるのでしょうか？ ……22

009　研修医はいわゆる試用期間のような考えをしていますが，残業代は発生するのでしょうか？ …………………………………………………………24

010　午前中の半日有給休暇を取得した日に定時以降も残業させましたが，割増賃金は支給しませんでした。法的に問題はないのでしょうか？ ………… 26

011　製薬会社などの取引先から接待を受けることがあります。こうした時間については労働時間として割増賃金が発生するのでしょうか？ …………… 28

012　当院では深夜業務に対し，夜勤手当4,000円が支給されています。こうした手当がある場合，深夜割増賃金はどうなるのでしょうか？ ………… 30

iii

013 夜勤中心の勤務をさせており，夜勤業務中の仮眠時間や申し送りの時間については，賃金を支給していません。問題はないのでしょうか？ ……… 32

014 主任や師長になれば，労働基準法上の管理監督者として，残業代の支払いはされないのでしょうか？ ……………………………………………… 34

015 毎月の残業時間が60時間を超え，夜勤も10日に及びます。こうした長時間労働は法的に問題ないのでしょうか？ ………………………………… 36

016 妊娠をした女性職員に対する配慮として，一方的に勤務時間を短くするなどの対応をしても問題ありませんか？ ……………………………………… 38

第2章

休業，有給休暇等

017 結婚休暇は就業規則で5日間と定められており，前後に休日をつなげて連続8連休の取得の申出がありました。認められるのでしょうか？ ………… 42

018 年次有給休暇をほとんど取得しない職員と，頻繁に取得する職員がおり，不公平が生じています。待遇面で差を付けることは可能でしょうか？ ……… 44

019 病院内の経理に不正が見つかり，数名に自宅待機が命じられました。この場合，休業補償は発生するのでしょうか？ …………………………………… 46

020 インフルエンザに感染したため休業を命じました。休業補償をしなければならないのでしょうか？ …………………………………………………… 48

021 年次有給休暇の5日取得義務が2019年4月からスタートし，どのように取得を促していけばよいでしょうか？ ………………………………………… 50

第3章

給与，待遇

022 年功序列型の賃金体系を能力に応じた賃金体系に変えようと思います。賃金体系の変更で注意すべき点があれば教えてください。 ………………… 54

023 新しく入職する医師職に対して年俸制を採り入れたいと思います。何か注意すべき点があれば，教えてください。 ………………………………… 56

024 一部の職員に対して歩合給を導入したいと考えています。何か注意すべき点があれば教えてください。 …………………………………………… 58

025 感覚的に職員の給料額を決定していますが，先日，職員間で給料明細を見せ合われ混乱が生じました。どのように収束させればよいでしょうか？ …… 60

026 看護師などの人材確保難が続くため，採用時の基本給を引き上げようと思います。これについて問題等があれば，教えてください。 ……………… 62

027 夜勤を行う職員と夜勤ができない職員がいます。給与に大差ないので不公平だという声が出ており，どのように対応したらよいでしょうか？ …… 64

028 採用時の募集広告における処遇と実際の処遇が異なっているとして，職員から差額分の請求がありました。支払う必要があるのでしょうか？ …… 66

029 業績悪化を理由に，毎月支給している給料を減額することとなりました。職員への事前の説明なく給料を減額することは，問題ないのでしょうか？ …… 68

030 診療放射線技師から，危険手当を支給してほしいという要望を受けました。こうした要望は受け入れたほうがよいのでしょうか？ ……………… 70

031 当院では，1カ月に3回遅刻したら1日分の欠勤として取り扱うというルールがあります。この方法に問題はないのでしょうか？ ……………… 72

032 医師職を中心に遅刻が多いため，1回当たり3,000円の罰金制度を設けようと思います。問題はないでしょうか？ ……………… 74

033 採用してもすぐに辞める職員がいます。試用期間中は，雇用保険，社会保険の加入を見合わせることはできますか？ ……………… 76

034 職員の定着率が低いため，退職金制度の意味がなく，廃止したいと思います。何か注意すべき点があれば教えてください。 ……………… 78

035 職員が再婚しました。慶弔見舞金規程に定めのある結婚祝金の対象になるのでしょうか？　前例がない場合，半額とすることは可能でしょうか？ …… 80

036 職員の通勤手当を誤って多く支払っていることがわかりました。返還してもらうことはできるのでしょうか？ ……………… 82

第4章

業務命令・就業規則・人事異動

037 ヒゲを生やしている職員がいます。剃るように言いたいのですが，問題ないでしょうか？ ……………… 86

038 職場内で服務規律がなかなか守られません。どうしたらよいでしょうか？ ……………… 88

v

039 就業規則や諸規程が事務長の机の中にしまわれていて，知らないルールを一方的に押し付けられている感じがします。こうしたことは許されるのでしょうか？ …………………………………………………………………… 90

040 就業規則には運用されていないルールや実態と合わないルールも数多く記載されています。それでも就業規則の記載が優先されるのでしょうか？……… 92

041 病院全体の就業規則は存在するのですが，どうも医師職については全体的に内容が合いません。どうしたらよいでしょうか？ ………………… 94

042 病院所有の独身寮に入居していますが，細かなルールが多くて窮屈に感じます。どういった生活管理までが認められるのでしょうか？ ………… 96

043 最近，医療機関や福祉施設においても「クレド」という言葉をよく耳にします。どういったもので，どのような効果があるのでしょうか？ ………… 98

044 あるブランドで特注した病院の制服を無断転売していた職員がいました。この職員への対処と今後の管理方法について教えてください。 ……… 100

045 職員に携帯電話を貸与するにあたって何か注意すべき点があれば，教えてください。 ………………………………………………………………… 102

046 無断で社有車を私用に使う職員がおり，何らかの処分も含めて対応を考えたいと思います。どうしたらよいでしょうか？ …………………… 104

047 患者に暴言を吐いた職員がおり，先日その家族から苦情を受けました。どのような対応をすべきでしょうか？ ………………………………… 106

048 妊娠のため夜勤業務を外してほしいという申出がありましたが，夜勤業務が回らなくなります。こうした申出には応じなければなりませんか？ … 108

049 医療機関や福祉施設においては，労務管理上，どのような協定書を締結しておかなければならないのでしょうか？ ………………………… 110

050 各種協定書の労働者代表の署名に自分の名前や印鑑が勝手に使われ，労働基準監督署に届け出られていました。控えには受付印が押印されていますが，効力はあるのでしょうか？ ………………………………… 112

051 職員に管理職になることを命じたら退職の申出をされました。今後も同様のことが生じる可能性がありますが，どうしたらよいでしょうか？ …114

052 特定の認定資格を取得するために1カ月の長期出張を命じられましたが，母子家庭であることを理由に拒否できるのでしょうか？ ………………… 116

053 病院から自宅が近いということで呼び出しが頻繁にあります。親の介護があることを理由に呼び出しを拒否できるのでしょうか？ ……………… 118

054 自転車通勤をしている職員が増えているのですが，労務管理を行ううえで，どのような対策が必要でしょうか？ ……………………………………… 120

055 職員の多くがマイカー通勤をしていますが，様々なリスクがあるように思います。どのような点に注意してルールを構築すればよいでしょうか？ ……… 122

第5章

職場のコンプライアンス，ハラスメント

056 職員がブログやSNSで病院の悪口や患者さんのことを発信していないか気がかりです。SNS利用の注意点として，どのようなことを求めるとよいでしょうか？ …………………………………………………………………… 126

057 患者情報の入ったUSBメモリをどうやら紛失したようです。勝手に持ち出したものであるため，解雇しても問題ないのでしょうか？ …………… 128

058 患者の症状を第三者に話す職員がいたので懲戒処分をしたいと思います。どの程度の処分をすべきでしょうか？ ………………………………… 130

059 自分が不在中に，病院から貸与されているパソコンの中身を勝手に見られました。プライバシーの侵害となるのでしょうか？ ………………… 132

060 入院患者の金品を盗取したと思われる時間帯に勤務していた職員全員のかばんや財布等を強制的に確認したいのですが，問題ないでしょうか。……… 134

061 接待交際費として法人クレジットカードを使う管理職がいます。何らかの対策を講じたいのですが，どのような方法が考えられるでしょうか？ …… 136

062 患者送迎車など社有車の事故が多くて困っています。減少させるためには，どのような対策を講じたらよいでしょうか？ ………………………… 138

063 職員が送迎車両を運転中，不注意によって破損事故を起こしたため，修理費用全額を病院から請求しました。問題があるのでしょうか？ ……… 140

064 職員が外部の労働組合（ユニオン）に駆け込み，団体交渉を申し出てきました。当院としては，第三者と交渉するつもりはないため，断ろうと思いますが，問題ありませんか？ ………………………………………… 142

065 「労働施策総合推進法」の改正が2019年5月成立しました。ハラスメントへの対策として，医療機関でやっておくべきことを教えてください。…… 144

066 セクハラ防止のために，医療機関や福祉施設側として，どのような対策を講じたらよいでしょうか？ …………………………………………… 146

vii

067 女性職員に対してセクハラを行った職員に，組織としてどのような対応を
したら，よいのでしょうか？ ……………………………………………… 148

068 マタハラという言葉を聞きますが，具体的にはどのようなものであり，
労務管理上どのような点に注意が必要でしょうか？ ……………………… 150

069 職員からパワハラと言われることを心配し，役職者が注意・指導が行え
ていない状況です。役職者への説明やパワハラの防止策は，どのように行う
とよいでしょうか？ …………………………………………………………… 153

第6章

職場の活力，コミュニケーション

070 組織内のコミュニケーションを充実させるために，職員としては何をし
たらよいのでしょうか？ ……………………………………………………… 158

071 職員会議で積極的な提案などがまったくなされません。風土改善のため
何らかの対策を講じたいのですが，どうしたらよいでしょうか？ ……… 160

072 医師など多職種が参加する会議や委員会がいつもダラダラとなってしま
います。効率的に開催・運営するには，どうしたらよいでしょうか？ …… 162

073 夜遅くまでダラダラと残業をする職場風土となっています。無駄に残業代
を支払うことにもならないよう，どう改善したらよいでしょうか？ ……… 164

074 看護師などが職員間の派閥を作っており，職場風土が悪くなっています。
こうしたことを解消させる方法は何かあるのでしょうか？ ……………… 166

075 職員が外部の研修に行きたがりません。参加率を高めていきたいのです
が，どのようにすればよいでしょうか？ ………………………………… 168

076 職員のキャリアアップのために資格取得を奨励しようと思います。管理や
運用上の問題点等があれば，教えてください。 ………………………… 170

077 看護師に対して，助産師資格を取得してもらうため修学資金を援助しよ
うと思います。注意すべき点があれば，教えてください。 …………… 172

078 当院は離職率が高いため，新入職員定着への第一歩として，教育係（OJT
トレーナー）の質を高めたいのですが，効果的な方法はありますか。 …… 174

第7章

傷病，メンタルヘルス

079 患者から暴力を受け，前歯が折れました。業務上であることから労災と考えてよいでしょうか？ ……………………………………………………… 178

080 業務中にC型肝炎患者に刺した注射針を，誤って自分にも刺してしまいましたが，これは労災として扱われますか？ ………………………………… 180

081 職員がC型肝炎やHIV等に感染していることがわかりました。どう対応したらよいですか？ …………………………………………………………… 182

082 介護職員から，「腰痛がひどくて満足に業務ができない。この腰痛は労災だと思うので，労災として申請できるか」と相談がありました。申請できるのでしょうか？ ……………………………………………………… 184

083 上司から吐かれた暴言などのため，うつ病になってしまったようです。パワーハラスメントによる労災と認められるのでしょうか？ …………… 186

084 精神疾患で休職していた職員に，リハビリのため軽作業から復帰してもらおうと考えています。この場合も，従来と同様の賃金を支払わなければならないでしょうか？ ……………………………………………………… 190

085 新入職員がうつ病で休み始め，本人に確認したところ，以前うつ病に罹患して完治していない状態で転職をしてきたことが発覚。どのように対応すればよいでしょうか？ …………………………………………………… 192

086 現行の就業規則では6カ月間の休職期間満了によって退職という扱いのため，無理に途中で出勤をして返って悪化してしまうケースが続いています。ルールの見直しが必要でしょうか？ …………………………………… 195

087 親の介護が必要になり，今後仕事を続けることができるのか不安だ，という相談がありました。どのように取り扱っていけばよいでしょうか？ ……… 198

088 優秀なベテラン職員が初期の乳癌と診断されました。就労を継続できるようにするため，どのような支援や配慮をしていけばよいでしょうか。………… 200

第8章

雇用契約，採用

089 産婦人科で患者のことを考えて，女性医師に限定した募集広告を行いたいのですが，問題ないでしょうか？ ………………………………………… 204

090 新たな職員募集において，特に採用面接で何か注意すべき点があれば，教えてください。 …………………………………………………………… 206

091 正職員を募集したところ応募多数であったため，一部の方々をパートタイマーとして雇用しようと思います。問題はありませんか？ …………… 208

092 採用が決まった職員には，どのような書類を提出してもらう必要がありますか？　それらの注意点も併せて，教えてください。 ………………… 210

093 人材確保難から短時間正職員制度を導入しようと考えています。この短時間正職員制度導入や活用にあたっての注意点を教えてください。 ……… 212

094 送迎の運転手として勤務していましたが，60歳の定年後は個人請負契約となりました。従来と業務等は変わりませんが，問題ないのでしょうか？ …… 214

095 将来的には外国人の確保が不可欠であると考えています。外国人労働者を雇用するにあたり，何か注意すべき点があれば教えてください。 ……… 216

096 パートタイマーでの勤務予定ですが，手取り減となるため社会保険に加入したくありません。同意書を提出することで社会保険未加入としてもらえますか？ …………………………………………………………… 218

097 マイカー通勤にあたって，病院から免許証の写しと任意保険の写しの提出を求められましたが，そこまで応じる必要があるのでしょうか？ ……… 220

098 人材確保策の一つとして，職員紹介制度を設けたいと考えています。どのような点に注意して制度を設計すればよいでしょうか？ …………… 222

第9章

解雇，退職

099 正職員が，終業時間後の夜間にコンビニでアルバイトしているところをみかけました。副業や兼業を認めなければならないのでしょうか？ ……… 226

100 退職したいのですが出勤したくないため，電話による申し出や代理の者に退職届を提出してもらうことを考えています。問題ありませんか？ ……… 228

101 介護支援専門員として仕事上，パソコンで様々な書類を作成しました。退職にあたって，自分が苦労して作成した書類を残したくありません。問題ないでしょうか？ ……………………………………………………… 230

102 退職時に職員が年次有給休暇をまとめて取得するケースが増えています。何とか最小限に抑制したいのですが，どうしたらよいでしょうか？ ……… 232

103 病院の勤務医が，退職して近隣に診療所を開設しようと思っているようです。競業避止義務違反とならないでしょうか？ ·················· 234

104 突然出勤しなくなった職員がいます。自宅に赴いても，どうやら居留守を使われているようです。どのように対処すればよいでしょうか？ ········· 236

105 来月，職員が退職しますが，退職にあたり，労務管理上，どのような点に注意が必要でしょうか？ ································· 238

106 頻繁に遅刻する職員がおり，何らかの懲戒処分を行いたいと思います。今まで懲戒処分を行ったことがないのですが，どのような手順で運用すればよいでしょうか？ ······························ 241

107 職員を採用しました。履歴書では，転職は1回という記載でしたが，実は5回転職していることが発覚しました。このような場合，解雇できるのでしょうか？ ·································· 244

108 職員同士で金銭の貸し借りからトラブルになっているようです。借りた職員を解雇しようと思うのですが，問題ありませんか？ ················· 246

109 協調性が著しく低い看護師がいます。職場風土悪化につながるため解雇したいと思いますが，問題ないでしょうか？ ···················· 248

110 訪問入浴を行う職員として採用した者が，腕にタトゥ（刺青）を入れていました。解雇しようと思うのですが，問題ないでしょうか？ ·············· 250

111 風邪薬を無断で持ち出した職員がいます。どうやら友人に分けていたようで，その職員を解雇したいと考えています。問題ないでしょうか？ ···· 252

112 送迎のみを行っている職員がプライベートで免停となったようです。仕事がないので解雇しようと思いますが，問題ないでしょうか？ ············ 254

113 未払い残業について労働基準監督署に申告したところ，守秘義務違反ということで解雇されました。こうしたことは許されるのでしょうか。···· 256

114 病院の経営効率化のため厨房部門を外部委託にするとして，調理職員全員が解雇通知を受けました。こうした理由による解雇は許されるのですか？ ···································· 258

115 看護師等の確保がむずかしく，病院から診療所に転換しようと考えています。一部の職員に退職してもらわなければ人員過剰となります。事業縮小にあたって注意点はありますか？ ······················ 260

xi

第10章

外部委託，非正規職員

116 厨房や清掃業務等をアウトソーシングにしようと考えています。メリットやデメリットについて教えてください。 ……………………………………… 264

117 当院ではパートタイマーに対しての年次有給休暇制度がない，と言われました。本当にそんなことがあるのですか？ ………………………… 266

118 パートタイマーや契約職員であっても，育児休業や介護休業を取得することはできるのでしょうか？ ………………………………… 268

119 優秀なパートタイマーが多いため，その方々の定着率を高めたいと思います。どのような対策を講じればよいでしょうか？ ……………………… 270

120 「無期転換ルール」がスタートし，今後，その申出を行うパートタイマーが出てくると思います。無期転換ルールの概要と運用時の注意点を教えてください。 ……………………………………………… 272

LCG 紹介 ……………………………………………………… 275

執筆者（LCG 加入事務所）紹介 …………………………… 276

```
判例・厚生労働省通知に関する略語の正式名・意味

最高裁大判：最高裁判所大法廷判決
最高裁○小判：最高裁判所第○小法廷判決
○○高判：○○高等裁判所判決
○○地判：○○地方裁判所判決

発基：労働基準局関係の厚生労働事務次官通知
基発：厚生労働省労働基準局長通知
基収：疑義に対する厚生労働省労働基準局長からの回答通知
職発：厚生労働省職業安定局長通知
雇児発：厚生労働省雇用均等・児童家庭局長通知
婦発：旧労働省婦人局長通知
```

xii

第 1 章

労働時間，残業代等

1　「働き方改革関連法」の詳細 ……… 2

2　時間外労働の上限規制への対策 …… 6

3　監督署による立入調査で
　　注意すること ……………………… 9

4　「変形労働時間制」の採用 ………… 12

5　残業を減らすための具体策 ……… 14

6　研修時間や移動時間の扱い ……… 18

7　ヘルパーの拘束時間の扱い ……… 20

8　早朝出勤，自宅仕事の扱い ……… 22

9　研修医の残業代 …………………… 24

10　午前休を取得した日の夜残業 …… 26

11　接待を受けた時間の扱い ………… 28

12　「夜勤手当」と深夜割増賃金 …… 30

13　仮眠時間や申し送り時間の扱い … 32

14　管理者の残業代 …………………… 34

15　月 60 時間を超える長時間労働 … 36

16　妊娠中の職員の労働時間 ………… 38

「働き方改革関連法」の詳細

「働き方改革関連法」の成立により，時間外労働の上限規制が適用されます。この内容を詳しく教えてください。

A 時間外労働の上限として，従来，大臣告示にとどまっていた「月45時間・年360時間」の限度時間が労働基準法に明記されました。これを超える臨時的な労働をさせるためには，36協定において特別条項をおくことになりますが，その場合でも，1年で720時間，単月で100時間未満（休日労働を含む），2～6カ月平均で80時間以内（休日労働を含む）（改正労働基準法36条）が上限で，違反した場合に罰則が科されます。

1 労働基準法に見る労働時間上限と36協定の概要と法的効果

まず，法改正の内容を解説する前に，労働基準法に定められている労働時間の上限と36協定について，その概要と法的効果を確認しておきましょう（図表1-1）。

労働基準法第32条第1項は，労働時間の上限を**1日8時間，1週40時間**と定めています。この時間を**「法定労働時間」**と呼びます（なお，医療機関において当該事業所の常時使用労働者が9名までの場合，1週間の法定労働時

図表1-1 ■ 36協定締結・届出の法的効果

労働時間＆休日の原則
1日： 8時間
1週： 40時間
（労働者数10名未満のクリニック等は44時間）

これを超えると労働基準法違反！

休日：1週1日または4週4日

でも，業務の都合で，法定の時間を超えたり，休日に働く必要が生じる場合もあるよね…それって法違反なの？

労使協定の締結 ＆ 労働基準監督署への届け出

時間外労働＆休日労働をさせても**罰せられない**
（ただし，労使協定で定めた時間を超えてはいけない）

※ 事業場単位での締結が必要
※ 実際に時間外・休日労働をさせるには，別途，就業規則等に時間外労働を命ずることができる旨の定めが必要

間を44時間とする特例を適用することができます）。

　法定労働時間を１分でも超えて働かせることは違法であり，罰則の対象となりますが（労働基準法第119条第１号），あらかじめ労働者の過半数加入組合または過半数代表者との間で労使協定を締結し，所轄の労働基準監督署長に届け出ておくことで，例外的に法定労働時間を超えて労働させても罰せられることはありません（免罰効果）。これらは労働基準法第36条により規定されていることから，**36（サブロク）協定**と呼びます。

　36協定の締結・届け出は，その手続きも含め，近年，労働基準監督署の調査でも非常に重視されており，2018年度は36協定未締結事業場についても，重点的に監督・指導が行われているところです。36協定は事業場単位で締結するため，複数拠点を展開する医療機関の場合，すべての拠点においてそれぞれ締結し，住所地を管轄する労働基準監督署へ届出を行うことが必要ですので，実施できているか再度確認をしておきましょう。

❷ 働き方改革関連法改正における時間外労働上限規制の概要と対応の実務ポイント

　働き方改革関連法改正における最も重要なトピックスとして，「長時間労働の是正」が挙げられます。これは，過重労働による健康障害の防止を主たる目的とするとともに，深刻な人手不足のなか，家庭の主婦や定年後の高齢者などの労働力の確保，また，男性の育児参加や女性の活躍推進，ワーク・ライフ・バランスの実現を図るものです。

　具体的には，時間外労働の上限として，従来，大臣告示にとどまっていた「月45時間・年360時間」という限度基準を労働基準法に明記しました。これにより，法改正後は**上限を超える時間外労働をさせた場合，直ちに法違反となり罰則が科される**こととなります。また，限度基準を超える臨時的な労働をさせるためには**36協定に特別条項**をおくことになりますが，その場合であっても，**1年で720時間，単月で100時間未満（休日労働を含む），2～6か月平均で80時間以内（休日労働を含む）を上限**としました（改正労働基準法36条）。法改正の内容は図表1-2のようになります。

　改正法の施行時期は，大企業規模（職員101名以上）の医療機関は2019年４月から，中小企業規模（職員100名以下）の医療機関の場合は2020年４月からとなりますが，労働時間削減は一朝一夕にはいかず，時間がかかるため，中小企業規模であっても今すぐ取組みを始めたいところです。

　なお，**医師については，2025年３月31日まで上記の時間外労働の限度基準**

図表1-2 ■ 36協定上限規制の概要

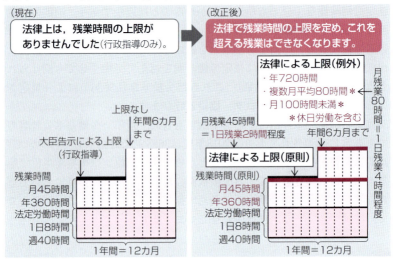

出典：厚生労働省「働き方改革～一億総活躍社会の実現に向けて～」リーフレットより抜粋

の適用が猶予されます。

① 今回の改正により，**医療機関は労働者の労働時間を正確に把握すること**が求められますが，その際注意すべきなのが，2種類の時間を同時に把握する必要が生じる点です。具体的には，改正法の上限時間の原則である月45時間，年360時間，例外となる特別条項締結時の上限である年720時間については，単純に時間外労働のみの時間となりますが，一方，特別条項締結の際の月の上限である100時間および80時間については，過重労働による脳・心臓疾患やメンタルヘルス不調の労災認定基準に由来することから，時間外労働時間に加え休日労働時間も含みます。

また，改正法は36協定の内容のみならず，実績においても規制しますので，法改正後は1カ月の勤怠を締めた時点で労働時間をチェックするだけでは足りず，日々2種類の労働時間をリアルタイムで把握する必要が生じるといえます。

このような複雑な労働時間管理を実現しようとすると，紙ベースでの管理では非常に困難です。そのため，今後の実務対応としては，タイムカードやICカードなどを用いた労務管理の機器やソフトウェアといったシステムの導入が求められるでしょう。

図表1-3 ■ 36協定特別条項にかかる健康福祉確保措置

【指針】 労使当事者は，限度時間を超えて労働させる労働者に対する健康及び福祉を確保するための措置について，次に掲げるもののうちから協定することが望ましいことに留意しなければならない。

① 労働時間が一定時間を超えた労働者に医師による面接指導を実施すること。
② 法第37条第4項に規定する時刻の間において労働させる回数を1箇月について一定回数以内とすること。
③ 終業から始業までに一定時間以上の継続した休息時間を確保すること。
④ 労働者の勤務状況及びその健康状態に応じて，代償休日又は特別な休暇を付与すること。
⑤ 労働者の勤務状況及びその健康状態に応じて，健康診断を実施すること。
⑥ 年次有給休暇についてまとまった日数連続して取得することを含めてその取得を促進すること。
⑦ 心とからだの健康問題についての相談窓口を設置すること。
⑧ 労働者の勤務状況及びその健康状態に配慮し，必要な場合には適切な部署に配置転換をすること。
⑨ 必要に応じて，産業医等による助言・指導を受け，又は労働者に産業医等による保健指導を受けさせること。

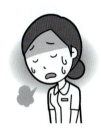

出典：労働基準法第36条第1項の協定で定める労働時間の延長及び休日の労働について留意すべき事項等に関する指針

　なお，厚生労働省および経済産業省は，中小企業規模の医療機関における労務管理システム導入に活用できる助成金や補助金事業を行っていますので，上手に活用していきたいものです。
② 　法改正後の36協定締結において特別条項を設ける場合，医療機関は特別条項対象者に対し**健康福祉確保措置を実施**し，記録の保存を行うことが求められます。
　具体的には，図表1-3に挙げた①から⑨の項目のうちから1つ以上選択し，36協定届に記載することが必要となります。また，法改正後の36協定届については，現行法のものから様式が変更されます。
　既に厚生労働省から様式および記入例が示されていますが，主な変更として，特別条項の記載箇所が設けられた点が挙げられます。
　具体的には，特別条項付きの36協定を締結する場合，協定届は2枚つづりとなり，1枚目に限度基準以内の協定内容を記載し，2枚目に特別条項の協定内容および健康確保措置について記載することとなります。

【参考文献】
• 事例でわかる外食・小売業の労務戦略（神田孝，平松利麻ほか著　第一法規 2018）

時間外労働の上限規制への対策

時間外労働の上限規制が適用されるため，長時間労働の防止が求められます。どのような防止策があるのでしょうか？

A　2019年4月より働き方改革関連法が施行されるなど，政府が進める働き方改革に呼応するかたちで，長時間労働防止に取り組む医療機関等が増えています。しかし，その必要性は感じているものの，何から手をつければよいかわからないという声も多く聞かれます。

医療機関では，「**ストレスチェック制度**」を活用して職員のワーク・エンゲイジメント向上のための職場活性化ワークショップを実施するといった取組みが効果的です。

上手に活用したい勤怠データと衛生委員会

まず，**定期的に勤怠データのチェック**を行います。勤怠データとは，各職員の出勤・退勤時刻，時間外・休日労働の発生状況，年次有給休暇の取得状況や欠勤状況のデータのことです。これらを会議の場などで定期的に確認するだけで自然と労働時間は減っていき，結果として生産性を高めることができます。体重を毎日測るとやせる，というダイエットと同じ原理です。

勤怠データのチェックで活用したいのが，衛生委員会です。衛生委員会は労働者の命と健康を守るため，労働安全衛生法により事業場単位での設置・開催が義務付けられていますので，長時間労働防止の目的にも一致しますし，安全配慮義務を履行するためにも非常に有効です。各部署を代表する職員に委員となってもらうことで，部署特有の事情や要因が分かるため，より具体的な対策が打てますし，各部署に戻って取組みを効果的に推進してもらうことが期待できます。可能であれば，産業医や保健師，社会保険労務士といった専門家にも会議に参加してもらうとよいでしょう。

2 「ポジティブな視点」が長時間労働防止を成功させるカギ

長時間労働防止を含めた働き方改革を成功させるための重要なポイントは，「ポジティブな視点で行う」ということです。普段の仕事のなかでは，不具合やうまくいっていない点を見つけて改善することが多いですが，効果的に

取組を進めるためには，まず初めに職場のよい点やうまくいっている点などの強みを見つけ，それをさらに伸ばしていくことで，職場の理想の姿が実現できるようにしていくことが肝要です。

　例えば，職場全体を見渡してみると，きっと残業時間が少ない部署や残業の少ない人がいるはずです。こうした「残業が少ない人＝うまくいっている人」をまず見つけたうえで，うまくいっている秘訣を引き出し，他の職員や部署で応用できないかを検討します。この方法は，衛生委員会の委員一人ひとりの取組みに対する意識を高めることにもつながります。また，職場のよい点に目を向けていれば，会議の場でもポジティブな言葉がたくさん出ますし，明るい気持ちで前向きに取り組むことができるでしょう。

③ "超" 人材不足時代の生産性アップのカギ「ワーク・エンゲイジメント」を向上させる職場活性化ワークショップ

　次に，生産性を向上させ，労働時間を削減することで，長時間労働を防止する取組みを行います。筆者は「**ワーク・エンゲイジメント（以下，WE）の考え方を採り入れる**」ことを推奨しています。

　WEとは，働く人が自分の仕事に誇りややりがいをもち，熱心にいきいきと夢中になって取り組めている状態を指します。仕事に対するエネルギーが高く，心身の健康状態も良好なため，パフォーマンスは向上し，クリエイティブな面でも能力が発揮できます。近年注目が高まる健康経営優良法人の認定基準にも採用されています。

　WEを高めるための一例として，「**ストレスチェックを活用したポジティブな職場活性化の手法**」をご紹介します（図表2-1）。

　まずは職員に，労働安全衛生法等に基づくストレスチェック制度で推奨されている「**新職業性ストレス簡易調査票**」またはそこからWEに関する項目を抜き出した「**職場の資源（強み）チェックリスト**」に回答してもらい，結果を集計し，次に，集計結果から導かれた職場の強みをワークショップの参加者で共有し，そのなかから特に伸ばしたい強みを決定します。そして強みを伸ばすとどのような職場ができるかを話し合い，ありたい姿を共有したうえで，理想の職場を実現するための具体的な活動計画を立てるというものです。ワークショップ形式で行いますが，所要時間は約1時間と短く，既存の部門会議や衛生委員会などの時間を使って実施することもできます。

　参加者は職場に戻って計画を実行に移します。これにより，職員のパフォーマンスが向上して生産性が上がり，労働時間を削減できると考えられてい

図表2-1 ■ ストレスチェックを活用したポジティブな職場活性化の手法

職場の資源(強み)集計結果
充実率ランキング

上位5項目:あなたの職場の強み

			充実率 (0-100%)	平均点 (1-4)
4	仕事の意義	働きがいのある仕事だ	70	3.8
16	経営層との信頼関係	経営層からの情報は信頼できる	65	3.6
7	上司のサポート	上司と気軽に話ができる	60	3.4
10	尊重報酬	上司からふさわしい評価を受けている	55	3.2
12	上司のリーダーシップ	上司は、部下が能力をのばす機会を持てるように、取り計らってくれる	50	3.0

1.【発見】職場の強みの中から、特に伸ばしたい強みをグループ討議で決定する
2.【理想】職場のありたい姿を描き、グループ討議の参加者全員で共有する
3.【計画】職場のありたい姿を実現するために、具体的な活動計画を決定する
　　　　⇒参考:新職業性ストレス簡易調査票アクションリスト
4.【実行】職場に戻り、日々の仕事の中で活動計画を実行に移していくことで、理想の職場に近づけていく

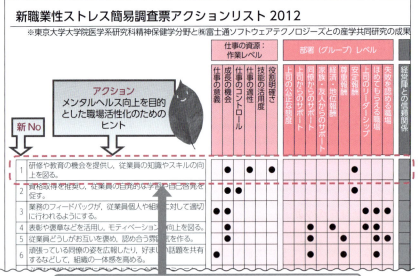

ます。ワークショップに必要なマニュアルやツールは、以下のサイトにて無料で配布されているので、活用してみてはいかがでしょうか。

慶應義塾大学総合政策学部 島津明人研究室HP　https://hp3.jp/project/php#tool

【参考文献】
・厚生労働省厚生労働科学研究費補助金 労働安全衛生総合研究事業 分担研究報告書3 労働生産性の向上に寄与する健康増進手法の開発に関する研究1)メンタルヘルスの向上手法の開発(2)職場環境へのポジティブアプローチ(分担研究者 島津明人)
・Q&Aで学ぶワーク・エンゲイジメント(島津明人、平松利麻ほか編・著 金剛出版 2018)

監督署による立入調査で注意すること

Q 003 労働基準監督署の立入調査とはどのようなものですか？ どのような点に注意が必要ですか？

労働時間，残業代等

立入調査には，調査の目的によって複数の種類があります。いつ立入調査が入っても問題がないように，日頃から労務管理を徹底し，指摘されやすい項目については特に問題がないようにしておきましょう。

1 労働基準監督署の立入調査とは

労働基準監督署（以下，監督署）の立入調査とは，事業主が労働基準諸法令を遵守しているかを確認することを目的として行われるもので，労働基準監督官が医療機関・福祉施設へ訪問する形式で行われるものと事業主が監督署に直接出向いて行われる形式の2つがあります。

また，立入調査には，大きく分けて**定期監督**，**申告監督**，**再監督**の3種類があります。定期監督は，毎月一定の計画に基づいて対象を無作為に抽出して行う調査です。申告監督とは，職員やその家族等から法違反等があるとの申告を受けて行われる調査です。再監督とは，定期監督，申告監督の際に法違反を指摘した事業場のうち，一定のものについて法違反の是正の有無を確認するために行う監督になります。

調査は図表3-1のような流れで行われます。労働基準諸法令違反が見つか

図表3-1 ■ 調査の流れ

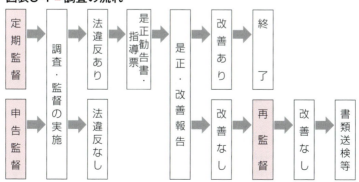

労働時間，残業代等 9

れば，法律に従うよう是正勧告等が行われます。

② 立入調査の実態

　厚生労働省は，毎年発行している労働基準年報のなかで，定期監督等（定期監督のほか，一定の重篤な労働災害または火災・爆発等の事故について，発生直後にその原因究明および同種災害の再発生防止等のために行う監督を含む）と申告監督，再監督の結果をまとめています。

　2016年の実績によると，監督署が事業場に赴いて監督指導した件数は16万9623件で，その内訳は以下のようになっています。

　・定期監督等　13万4617件
　・申告監督　２万1994件
　・再監督　１万3012件

このように，定期監督等が全体の約８割を占めています。この定期監督等で何らかの法違反があったものは８万9972件で，違反率は66.8％です。法違反の内容を法条項別の違反率でみると，以下のようになっています。

　①労働時間に関する違反（労働基準法32・40条）　**31.5％**
　②安全基準（労働安全衛生法20～25条）　**26.3％**
　③健康診断（労働安全衛生法66条）　**21.9％**
　④割増賃金（労働基準法37条）　**20.9％**
　⑤労働条件の明示（労働基準法15条）　**15.3％**
　⑥賃金台帳（労働基準法108条）　**11.3％**

　また，申告監督に関しては，新規で受理した申告を申告条項別に見てみると，賃金不払が２万1700件で最も多く，新規受理件数の84.4％と大半を占め，続いて解雇の3831件（同14.9％）の順となっています。

③ チェックしておきたい項目

　調査で指摘をされやすい，あるいは職員等との間で問題となりやすい項目がわかったところで，これらのなかから特に注意が必要なものを取り上げましょう。

(1) 労働時間に関する違反

　労働基準法第32条には，休憩時間を除き１週間について40時間，１日について８時間を超えて労働させてはならないと定められており，時間外・休日

10

労働に関する協定（いわゆる36協定）を締結・届出せずに，これらの時間を超えて労働させた場合，労働基準法第32条違反となります。1分でも残業があれば，必ず36協定の締結・届出を行いましょう。

また，この36協定は，各事業場で届け出る必要があります。複数の拠点がある場合は，拠点ごとに届出を行うことになります。

(2) 割増賃金

労働基準法第37条には，時間外・休日・深夜労働における割増賃金について定められています。

立入調査では，賃金台帳やタイムカード等の労働時間に関する記録の提出が求められます。これらを照合した結果，実際の賃金の支払いとの間に食い違いがあれば，その理由が問われることになります。そして，食い違いの理由を説明できなければ，職員に実際の労働時間がどうであったか確認を行うなどしたうえで，未払いの割増賃金を支払うように指導される可能性があります。

そのため，残業申請が適正に行われているかを確認したり，タイムカードと残業申請に書かれた時刻との間に乖離があった場合に，その理由を職員にそのつど申告してもらうなど，日々の労務管理が重要になってきます。この対応は，賃金不払の問題を防ぐことにもつながってくるでしょう。

そのほか，管理監督者の深夜割増賃金の支払いについても指摘されることが多くあります。管理監督者は時間外労働や休憩等の適用は除外されていますが，深夜労働については除外されていません。そのため，業務が深夜業の時間帯に及んでいる場合は，その時間を管理監督者本人から申告してもらい，その申告に基づいた深夜割増賃金の支払いを行いましょう。

(3) 労働条件の明示

労働契約を締結する際，賃金や労働時間その他重要な労働条件については，書面の交付などで明示することになっています。また，臨時職員については，昇給，賞与や退職金の有無，相談窓口の4つについても文書の交付などで明示する必要があります。

労働条件通知書は雛形を用いて作成することが多いと思いますので，雛形が最新の法令に対応しているかを確認したうえで利用しましょう。

「変形労働時間制」の採用

Q 004 職員が8人のクリニックです。業務が立て込む時期が限定されているので，業務量に応じた勤務体系にできれば，残業も閑散期も減るのですが，良い方法はありませんか？

A 繁忙期と閑散期がはっきりしている場合に有効な「変形労働時間制」を採用してみてはいかがでしょうか。

 特例事業所の労働時間

まず初めに，労働時間に関する法律上の規定をおさらいしておきましょう。常時10人未満の職員を使用している医療機関は，法定労働時間における「特例事業所」として扱われます。労働時間は，法律上，休憩時間を除き「**1日8時間以内・1週間40時間以内**」が原則ですが，その「**特例事業所**」の場合は「**1日8時間以内・1週間44時間以内**」とすることが認められています。

特例事業所であることを有効に活用し，例えば，月・火・水・金曜日は1日8時間（計32時間），木・土曜日は1日6時間労働（計12時間）とすることが可能です。まずは法定労働時間の例外を利用することによって，時間外労働の削減に取り組みましょう。

 変形労働時間制の導入

変形労働時間制は，1日の法定労働時間（8時間），1週間の法定労働時間（40時間，特例事業所は44時間）を超えても，**一定の期間を平均して法定の労働時間内に収まっていれば採用できる制度**です。医療機関では，1カ月単位の変形労働時間制と1年単位の変形労働時間制が，労働時間の短縮に有効です。

（1） 1カ月単位の変形労働時間制

「月初にレセプト業務が集中し，時間外労働が発生してしまう」といった，1カ月のなかで繁閑がある場合に，1カ月以内の期間を平均して1週間当たりの労働時間が40時間（特例事業所は44時間）以内となるように設定すれば，特定の日や特定の週に法定労働時間を超えることができます。労働時間の上限は1日・1週ともにありませんが，1月の暦日数によって労働時間の総枠は以下のようになります（括弧内は特例事業所）。

1カ月の法定労働時間：40時間（44時間）×暦日数÷7

- 暦日数が31日の月：177時間（194時間）
- 暦日数が30日の月：171時間（188時間）

同制度を採用する場合は，次の①②を労使協定または就業規則等に定める必要があり，届出が必要です。

①各日，各週の労働時間を定める

各日の労働時間は，始業・終業時刻まで具体的に定め，職員に周知します。

例えば，レセプト業務が集中する月の上旬は1日の労働時間を9時間または10時間とし，月の中旬以降は1日7時間と短くするシフトを入れることで，月初に発生しがちだった時間外労働の削減を図ることができます。

②起算日を定める

起算日は，毎月1日に定める，賃金締切日の翌日に定める，4週間ごとの日曜日に定める——など，医療機関ごとの設定が可能です。また，同じ医療機関内で部署ごとに起算日が異なっても構いません。

（2）1年単位の変形労働時間制

1年以内の期間を平均して1週間当たりの労働時間が40時間以内（特例事業所も40時間）となるように設定して，労働時間を配分する制度です。季節によって繁閑の差がある医療機関に適しています。**労働時間の上限は原則として1日10時間，1週52時間**です。

労使協定によって以下の事項①〜⑤を定める必要があり，届出が必要です。

①**労働者の範囲**：繁閑の差が大きい部署などに限定することも可能です。

②**対象期間**：変形労働時間を適用する時期としない時期があっても構いません。

③**特定期間**：対象期間中の特に業務が繁忙な期間のことです。対象期間を3カ月超とした場合，労働時間の上限は原則として1日10時間，1週52時間ですが，4週続けて48時間を超えてはならないとされています。さらに，3カ月ごとに区分した期間内に，4回以上48時間を超える週があってはならないとされています。

④**対象期間の労働日と労働日ごとの労働時間**：2期目以降は，各期間の労働日数と各期間の総労働時間を決めればよいことになっています。ただし，労働日数の限度は年間280日で，変形期間における労働時間の合計は，「40時間×変形期間の暦日数÷7」の範囲内とすることが必要です。

⑤**対象期間の起算日**：月の初日を起算日とせず，賃金締切日の翌日など，都合の良い日を選択することができます。

労働時間，残業代等 13

残業を減らすための具体策

「残業はなるべく減らしましょう」と周知しているのですが，現実的になかなか減りません。何か体制に問題があるのでしょうか。

　　　時間外労働は，「仕事の絶対量が多い」という事実に基づいて発生する場合が多いのですが，それ以外にも残業を増やしてしまう要因はいくつかあると思われます。組織の体制や風土について見直してみてください。

1 職員の要領や資質に問題がある

　残業は，仕事に対する職員の心構えや態度に起因することもあり，職員の意識改革によって時間外労働削減に大きな効果が出てきます。簡単なチェックシート（図表5-1）を使って，**職員の心構えや態度を確認してみましょう。**

　各項目のなかで本人と上司の答えが食い違うときは，本人に対して上司の指導・教育が必要です。特に本人が「はい」で，上司が「いいえ」という項目がある場合は，具体的にどの業務のどんなところができていないのか，面接やOJTによって指導・教育する必要があります。

2 時間外労働を職員の意思に委ねている

　職員の意思に任せていては時間外労働の管理はできません。時間外労働の申請・届出・指示といった社内ルールを徹底し，**時間外労働は本人から申請させ，上司が申請内容をチェックし，許可するというルールを定める必要が**あります。

　すべての時間外労働について申請・届出を徹底するのが原則ですが，「一定時刻の時間外労働のみを対象として行う方法（例えば，19時以降の時間外労働を申請・許可制の対象とする）」，「一定時間数を超える時間外労働のみを対象として行う方法（例えば，1カ月10時間を超える時間外労働のみ申請の対象とする）」などの対応も考えられます。

　時間外労働は人件費にも直接かかわることであり，また労務管理上も把握を求められる事項であるため，適切な管理体制をつくる必要があります。

図表5-1 ■ 時間外労働削減チェックシート

時間外労働削減チェックシート

所属　　　　　　　　　氏名

	本人		上司		年　　月　　日
	はい	いいえ	はい	いいえ	項　　　　　　　目
1					遅刻・早退・欠勤をしないように努めている
2					始業時刻から直ちに仕事をはじめている
3					勤務時間と休憩時間のけじめをつけている
4					勤務時間中はみだりに席を離れない
5					勤務時間中は私語，私用電話を慎んでいる
6					あらかじめ段取りよく整えて，計画的に仕事をしている
7					上司の支持命令によく従って仕事をしている
8					熱心に仕事をしている。精力的に作業に取り組んでいる
9					仕事の効率化，スピードアップについて自分なりに工夫している
10					常に勤務時間の大切さを意識している
11					仕事の重要度，優先度を意識して仕事をしている
12					仕事の進捗状況を適宜上司に報告している
13					手が空いているときは，同僚の仕事を手伝っている
14					仕事が終了したらすぐに職場を離れている
15					できるだけ時間外にくい込まないように心がけている
計					

「はい」にチェックされた個数を少しでも多くして時間外労働を減らし，今後とも勤務時間の有効活用に努めてください。

出典：「所定外労働の削減の手引き」（労働省労働基準局編）に著者が加筆

③ 無駄な時間の削減ができていない

　一般に，無駄な労働時間を削減するため，「5S」（整理・整頓・清掃・清潔・躾）の徹底，特に「2S」（整理・整頓）の徹底が効果的だとされています。医療機関にとっても有効な活動ですので，医療機関全体で取り組みましょう。

- 整理：要るものと要らないものを分けて，要らないものを捨てる。
- 整頓：何をいくつ，どこに置くか，どのようなかたちにするか決めて，機能的ですっきりとした保管をする。

労働時間，残業代等　15

- 清掃：毎日少しでも自分から行動して，ゴミなし，汚れなしの状態にする。
- 清潔：整理・整頓・清掃の状態を維持・管理する。身だしなみを整える。
- 躾 ：決めたことや決められたことを正しく守り，習慣づける。笑顔・挨拶・対応マナーが自然にできる。

また，２Sの徹底でムダな探し物などの時間を短縮することが可能です。

④ 時間外労働する人を評価しがちである

医療機関では様々な業務を国家資格に基づいて行っており，同じ資格をもった職員の業務にかかわった時間は同じ価値であるという認識があります。したがって，「時間外労働をする人＝頑張っている人」といった評価をしてしまいがちです。

しかし，冒頭の事業報告書で医師・看護師ともに時間外労働の主な原因として挙げていた「緊急対応」，「記録・報告書作成や書類の整理」であっても，医師・看護師の個々の経験・知識・技能によって処理時間にはかなりのばらつきがあると言われています。医師・看護師に限らず，経験・知識・技能の優れた職員のノウハウの共有・標準化・マニュアル化を推進することで各人の処理能力が向上し，時間外労働を削減することができます。そのためには，業務ごとの処理時間・処理方法の整備やそれに伴う教育体制づくりが必要となります。

また，人事評価制度でも，評価基準を「時間外労働をする人＝頑張っている人」ではなく，**「時間外労働が少ない人＝処理能力が高い人」とする必要**があります。

⑤ 付き合い時間外労働の風潮がある

時間外労働の多い医療機関の特徴として，「定時終了後すぐに帰りにくい」，「明日の処理でもよいが，今日中にやってしまう」，「付き合いで時間外労働をしている」といった組織の風潮があります。こうした場合は業務の完了と進捗状況の管理が十分にできていないため，無駄な時間外労働が発生しています。今日でなくてもよい**業務を明確に区別して，無駄な時間外労働をなくす組織風土**をつくりましょう。

❻ コミュニケーション不足による時間外労働がある

　多くの診療科をもつ医療機関では，部門間や診療科間のコミュニケーション不足が原因で業務依頼が遅れることにより，時間外労働が発生することがあります。医師・看護師・他の医療専門資格に基づいて業務を行う職員が，各人の頭のなかで進捗管理を行う場合，他部署や他診療科との情報伝達の流れが悪くなることがあります。**他部署や他診療科への業務依頼がスムーズに行えるように，コミュニケーション方法を再確認**しましょう。

❼ 管理職のマネジメント不足

　時間外労働が多い部署についても，**管理職への教育・研修によって時間外労働削減につながる**こともあります。

　優秀な管理職は，「業務の終わり時間を先に決めてから業務を開始する」，「予定・実績などの日報は必ず管理職自身が毎日チェックし，部下を指導している」，「他部署とのコミュニケーション能力が優れている」，「部下のタイプをよく見極めて，指導教育している」と言われています。

　特に，時間外労働削減に結び付く，部下への指示・指導・育成には，部下のタイプを見極めた対応が必要です。部下のよくあるタイプは以下のとおりです。

　　A：業務効率が良く，あまり時間外労働をしない
　　B：業務効率は良いが，自分がやったほうが早いと，時間外労働をする
　　C：要領はわかっているが，生活費のために時間外労働をする
　　D：要領がわかっておらず遅くまで時間外労働をする
　　E：意欲がなく，業務量が少なく，時間外労働をしない

　医療機関の管理職はプレイングマネジャーであることが多く，管理者自身がBタイプで部下指導が苦手である場合があります。しかし，部署の業務効率を上げるには，部下指導は必須です。部下のタイプに合わせた個別指導を行い，部署としての業務効率アップを図ることが，時間外労働削減につながります。また，業務効率の良い人を標準として部署の業務時間を設定することで，部署内の意識を改善することができます。

労働時間，残業代等　17

研修時間や移動時間の扱い

外部の研修に参加する場合，研修時間や移動時間は労働時間として賃金は発生するのでしょうか？

　　　　医療機関や福祉施設においては，一般企業よりも高い頻度で職員が外部研修に参加することもあり，労働時間の取扱いを巡ってトラブルになることがあります。

🍎1 労働時間とは使用者の指揮命令下に置かれた時間

　労働時間の定義は労働基準法になく，これまで最高裁判例によりその定義付けがなされてきました。2017年1月20日に労働時間の適正な把握のために使用者が講ずべき措置に関するガイドラインが策定され，このなかで「労働時間とは，使用者の指揮命令下に置かれている時間のことをいい，使用者の明示又は黙示の指示により労働者が業務に従事する時間は労働時間に当たる」とされています。

🍎2 業務命令の研修参加は労働時間である

　このガイドラインのなかで，研修の参加については，「参加することが業務上義務づけられている研修・教育訓練の受講や，使用者の指示により業務に必要な学習等を行っていた時間」については労働時間として扱うよう示し

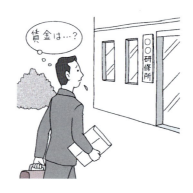

ており，**業務命令によって参加した場合は労働時間，任意参加は労働時間ではない**，と考えることができます。したがって，**業務命令による研修参加の時間は賃金支払いの対象**となります。

3 任意参加でも労働時間に該当する場合がある

　研修の任意参加は労働時間ではありませんが，いかなる場合においてもそれが適用されるわけではありません。

　このガイドラインのなかで，「休憩や自主的な研修，教育訓練，学習等であるため労働時間ではないと報告されていても，実際には使用者の指示により業務に従事しているなど使用者の指示監督下に置かれていたと認められる時間については，労働時間として扱わなければならないこと」とされています。

4 移動時間の取扱い

　労働裁判例をみてみると，横河電機事件（東京地判・平6.9.27）では，「出張中の移動時間は，労働拘束の程度が低く，これが実勤務時間に当たると解することは困難である」と示しています。

　しかし，現実的には，医療機関や福祉施設の多くは，近隣の場所で研修に参加するケースが一般的であり，また通常の業務時間中に参加することも少なくないため，移動の時間についても通常の労働時間として扱っているケースが圧倒的です。この場合，労働基準法第38条の2において「労働者が労働時間の全部又は一部について事業場外で業務に従事した場合において，労働時間を算定し難いときは，所定労働時間労働したものとみなす」と「事業場外労働のみなし労働時間制」を適用させることになります（Q011参照）。

5 宿泊を伴う場合の移動時間

　なお，外部研修が実施される場所が遠方であって，例えば前日の日曜日から移動してホテルに宿泊し，月曜日の朝から研修に参加するという場合も考えられます。

　こうした場合の日曜日の移動時間は，労働力の提供はなく，使用者の指揮命令下とは言えませんから，労働時間とはみなされません。

労働時間，残業代等　19

ヘルパーの拘束時間の扱い

ヘルパーから，拘束時間の割には十分な賃金が支払われていないと言われました。そもそも，どのような時間に対して賃金が発生するのでしょうか？

A ヘルパー（訪問介護労働者）の労働時間管理は，わかりにくいため，多くの現場で混乱が生じているようです。拘束時間の割には十分な賃金が支給されていないといった混乱も散見され，近年は労働基準監督署による指導を受けている事業所も増加傾向にあります。

そこで厚生労働省は，ヘルパーの労働時間の取扱いについての通達（「訪問介護労働者の法定労働条件の確保について」平成16年8月27日・基発第0827001号）を公表しています。労働時間の定義とイメージ図を図表7-1，7-2に示します。

1 移動時間の取扱い

ヘルパーの業務における移動時間とは，事業場や利用者宅等の相互間を移動する時間を言いますが，**業務に従事するために使用者側が必要な移動を命じ，その時間の自由利用が保障されていない場合には労働時間に該当し，賃金の支払いが必要**となります。具体的には，以下のようになります。

① 職員の自宅と事業場の移動時間

通勤時間に該当するために労働時間とはならず，賃金の支払いはありません。

② 職員の自宅と利用者宅の移動時間

①同様に通勤時間に該当しますので，労働時間とはならず，賃金支給は求められません。

③ 利用者宅から利用者宅への移動時間

通常の移動に要する時間程度である場合には労働時間に該当するため賃金の支払いが必要です。

2 業務報告書等の作成時間

業務報告書等を作成する時間は，介護保険制度や業務規定により業務上義務付けられているものであるため，**使用者の指揮監督に基づき事業場や利用者宅等で作成している場合には，労働時間に該当**しますので，賃金支払い義務が生じます。

図表7-1 ■ 主な労働時間の定義

所定労働時間	使用者の監督下において労務を提供する時間で，就業規則等で定められている労働時間
所定外労働時間	残業や休日労働といった所定労働時間以外の労働時間
休憩時間	使用者の監督下にあっても，労働から離れることのできる時間
拘束時間	出勤から退勤までのすべての時間。労働時間と休憩時間と合わせた時間

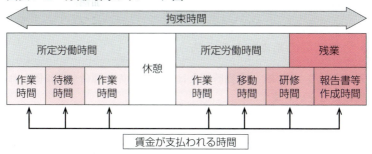

図表7-2 ■ 労働時間のイメージ図

3 待機時間

使用者が，急な需要等に対応するため事業場での待機を命じ，待機時間の自由な利用が保障されていないと認められる場合は労働時間に該当し，賃金支払い義務が生じます。

4 キャンセルや日程変更があった場合の時間

利用者からの突然のキャンセルや日程変更が行われた場合，職員はその時間帯に空きが生じることになります。本来，働くべき時間帯が利用者都合によってキャンセル等になった場合には，労働基準法第26条に定める休業補償の支払いが必要となる場合がありますので，注意が必要です。同条では，「使用者の責に帰すべき事由による休業の場合においては，使用者は，休業期間中当該労働者に，その平均賃金の100分の60以上の手当を支払わなければならない」と定めており，キャンセル等の場合には賃金支払い義務が生じることになるのです。

早朝出勤，自宅仕事の扱い

Q 職員が所定労働時間よりも早く出勤して業務を始めたり，自宅でも仕事をしています。これらの時間は割増賃金の対象となるのでしょうか？

A 早出出勤をして業務を行ったとしても，仕事を持ち帰って自宅で行ったとしても，そのすべてが労働時間として取り扱われるわけではありません。そのため，すべての時間が割増賃金の対象となることはありません。

労働時間の基本的な考え方

前述のとおり（Q006），労働時間とは，使用者の指揮命令下に置かれている時間のことをいいます。

2 早出出勤の場合の取扱い

例えば，通勤ラッシュを避けるため毎日，始業時刻1時間前の8時に出勤し，仕事をしているとしましょう。この場合，どの時点からが実労働時間になるのでしょうか。

原則的には，就業規則で定められている始業時刻9時からが実労働時間になります。もっとも，**上司の命令によって早く出勤をせざるを得なかった場合には当然ながら早出出勤の時間は労働時間として扱うことになり**，また早

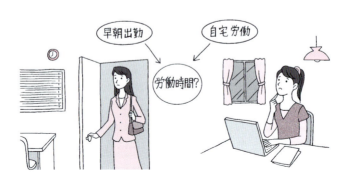

出出勤をしなければならないくらい業務量を抱えており，上司がそういった状況を知っているのであれば，**黙示の残業命令**がなされたとして，労働時間として扱われることがあります。こうした場合については，法定労働時間を超過した時間が割増賃金の対象となります。

③ 自宅に持ち帰った仕事の労働時間

　次に，自宅に持ち帰った仕事についてはどうでしょうか？　結論としては，**労働時間として扱うことはむずかしい**と考えます。なぜならば，自宅における業務については，具体的な**業務開始と終了時間について所属長等が把握することが現実的には困難**であることがその理由として挙げられます。

　本来，管理者である上司は，部下の労働時間を適正に把握する義務があり，それは前述（Q006）のガイドラインにおいて明確に定められています。したがって，本人が自宅で業務を行うつど，上司に逐一報告をしている状況であれば別ですが，通常は自分の都合のよい時間に始めて，適度なタイミングで終了しますので，現実的な労働時間の把握はできないことになります。

　また，自宅における業務遂行にあたって，労務管理が及ばない点も理由になります。例えば，自宅で仕事をする一方でテレビを見て，さらにはビールを飲みながら仕事をしている可能性があります。

　そういった点から考えると，自宅における業務は，その具体的な業務命令がなされていないのであれば，労働時間として扱うことは困難であると考えます。

④ 使用者側も勝手に業務をさせない管理が必要

　使用者側の視点で考えますと，今回のご質問のケースのように，職員が早く出勤をして業務を遂行したり，自宅に仕事を持ち帰って業務をするという行為は看過すべきではありません。黙示の残業命令と考えられるのみならず，職場風土全体がダラダラとした雰囲気になる可能性もあり，さらには自宅で業務を遂行するということであれば，情報の流出などの問題が生じることもあります。

　こういった問題を生じさせないためにも，そもそも誰がどのくらいの業務量を抱えているのかということを常に把握し，就業時間の使い方を見直す必要があります。

労働時間，残業代等　23

研修医の残業代

Q009 研修医はいわゆる試用期間のような考えをしていますが，残業代は発生するのでしょうか？

ご質問のケースでは，試用期間は一人前ではない，という捉え方をしているものと推測できますが，**研修医を試用期間として位置づけている法的な根拠は何もなく，仮に試用期間であったとしても残業代の支払いが必要**であり，未支給の場合には労働基準法に違反することになります。

1 研修医は労働者なのか

医師法の改正等によって研修医のあり方が大きく変わってきましたが，これによって多くの医療機関では，研修医の確保に向けて東奔西走するようになり，他の医療機関との優位性を出すために賃金水準を引き上げているところが少なくありません。

しかしながら，依然として研修医に対して低賃金で過酷な労働を強いている医療機関もあるのが現状であり，ご質問のように，一人前ではないということから十分な労務管理を行っていない場合，労働基準監督署等から指導を受けるケースもあるようです。

結論から先に述べれば，研修医と言えども労働基準法に定める労働者には変わりがないため，他の職員同様に勤怠の管理を行うことはもちろん，法定時間外労働を行った場合においても割増賃金の支払い義務が生じます。これ

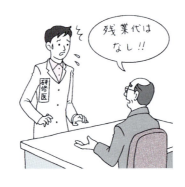

24

は，労働基準法第9条の労働者の定義が根拠となり，同法では「職業の種類を問わず，事業又は事務所に使用される者で，賃金を支払われる者をいう」と定めています。

また，こうした考え方を裏付けるかのように，労働裁判例においても，関西医科大学研修医（未払賃金）事件（最高裁二小判・平17.6.3）では，「医師法（平成11年法律第160号による改正前のもの）16条の2第1項所定の臨床研修として病院において研修プログラムに従い臨床研修指導医の指導の下に医療行為等に従事する医師は，病院の開設者の指揮監督の下にこれを行ったと評価することができる限り，労働基準法（平成10年法律第112号による改正前のもの）9条所定の労働者に当たる」と明確に示しており，教育的内容を有している業務遂行であっても，他者（臨床研修指導医，病院の開設者）の指導，指揮監督の下の労務遂行であれば「労働者」性が生じうるとされました。

② 試用期間中であっても残業代の支払いは必要

一般的に多くの会社は，新規に雇い入れた社員の適格性を判断する期間として，試用期間を設けています。医療機関や福祉施設においても，この期間中の業務遂行状況を観察し，新規採用職員を本採用するかどうかを決定していることでしょう。

今回のご質問のケースのように，研修医の雇用にあたって，その期間を試用期間として捉えて運用をするとしても，その期間を残業代の支払い対象から除外することは認められておらず，その期間が仮に1日であったとしても法定労働時間を超過した時間については，残業代の支給が必要となります。

③ 長時間労働に注意をする

特に研修医の場合には，その身分の低さから様々な業務の対応を行わなければならないことがあります。この場合，必然的に長時間労働につながることが少なくなく，残念ながら過労死をしてしまうこともあるようです。万が一そうした事態が発生したら，安全配慮義務違反ということで労働基準監督署等からの指導を受けるのみならず，遺族から損害賠償等を求められる可能性もありますので，使用者側も長時間労働に至らぬよう注意しなければなりません。

午前休を取得した日の夜残業

午前中の半日有給休暇を取得した日に定時以降も残業させましたが，割増賃金は支給しませんでした。法的に問題はないのでしょうか？

割増賃金は，労働基準法第37条によって，法定労働時間を超過した時間帯に対して支給されます。これは，実労働に対しての超過分という考えに基づきます。午前中に半日単位の年次有給休暇を取得した場合には，実際にはその時間については労働を伴っていませんので，**仮に所定労働時間を超過したとしても，実労働が法定労働時間以内であれば，割増賃金の支払い義務は法律上，生じない**ことになります。

🍎 1　労働基準法における年次有給休暇

　労働基準法では，第39条第1項において「使用者は継続し，または分割した10労働日の年次有給休暇を与えなければならない」と規定しています。そのため，年次有給休暇の付与単位は，原則として1日と考えることになります。しかし，ILO（国際労働機関）等の発表によれば，日本の長時間労働は国際的に問題視されており，年次有給休暇の消化は全産業において喫緊の課題となっていることから，本来は1日単位で取得するものながら，半日単位の取得も認められ（昭和24年7月7日・基収1428号，昭和63年3月14日・基発第150号），さらに2010（平成22）年4月の労働基準法改正によって，時間単位の取得も認められるようになりました。そのため，多くの事業所では，半日単位の取得等を上手に活用し，年次有給休暇の取得率を高めているものと考えられます。

　しかし，仮に午前中の半日は年次有給休暇を取得して，午後から出勤，その後所定労働時間を超過して業務を行うと，管理上では年次有給休暇は出勤したものとみなして賃金を支払わなければならないことが労働基準法第39条第9項において定められているため（図表10-1），ご質問のような混乱が生じます。

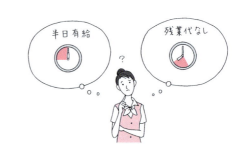

図表10-1 ■ 労働基準法　第39条（年次有給休暇）　第9項

> 9　使用者は，第1項から第3項までの規定による有給休暇の期間又は第4項の規定による有給休暇の時間については，就業規則その他これに準ずるもので定めるところにより，それぞれ，平均賃金若しくは所定労働時間労働した場合に支払われる通常の賃金又はこれらの額を基準として厚生労働省令で定めるところにより算定した額の賃金を支払わなければならない。（後略）

② 割増賃金は疲労の対価

そもそも割増賃金については，その支払いの目的を改めて考えれば，疲労の対価であると考えることができます。そのため，例えば1日8時間働けば，その超過分が割増賃金の対象となり，事業主に対して一定割合で計算した額を付加させることで長時間労働を抑制させる狙いがあります。

こうした本来の目的を考えれば，実際に午前中は年次有給休暇を取得し，午後から出勤した場合には，実労働としては所定労働時間までは4時間程度と思われるため，その時間を超過したとしても法定労働時間内であれば，疲労も蓄積していないと考えることができ，割増賃金の支払い義務は生じないというわけです。

③ 半日有給休暇の制度運用にあたっては，半日の区切りの定めも重要

なお，半休制度の運用においては，午前休・午後休の取り扱いに注意が必要です。

例えば，始業時刻午前8時，終業時刻午後5時，休憩正午から午後1時までの事業所であれば，午前・午後の時間がそれぞれ4時間に分けることができますが，始業時刻8時30分，終業時刻午後5時半で午前中は正午までとした場合には，午前中の勤務は3時間30分，午後は4時間30分となり，午後の労働時間とのバランスを欠くことになります。この場合，午前に年次有給休暇を取得した場合には不利，午後に取得した場合には有利といった不公平感が生じることになりますが，労働基準法その他の関係法令においては，明確な運用方法等についての定めはありません。

したがって，このような**午前と午後の勤務にあたって，半日をどの時点で区切るのかということは，労使でお互いに納得がいくように就業規則等で明記しておく**ことが，混乱を防止するためにも重要です。

労働時間，残業代等　27

接待を受けた時間の扱い

製薬会社などの取引先から接待を受けることがあります。こうした時間については労働時間として割増賃金が発生するのでしょうか？

接待の時間が労働時間に該当するかどうかは，その接待への参加が使用者の命令によるものか否か，によって変わってきますので，必ずしも割増賃金を含めて賃金が支払われるわけではありません。

1 接待を受ける時間が使用者の指揮命令下か否か

前述（Q006）のガイドラインによると，労働時間に該当するか否かは，使用者の指揮監督下に置かれたものと評価することができるか否かにより客観的に定められ，接待を受ける時間が「使用者の指揮命令下に置かれている時間」と言えるかどうかが，判断のポイントになります。

裁判例（高崎労基署長事件・前橋地判・昭50.6.24）では，ご質問と同様に接待が労働時間に該当するかどうかについて，「ゴルフコンペに参加した場合に労働時間と認められるのは，その出席が事業主の通常の命令によるものではなく，事業運営上緊要なもので，事業主の積極的な特命により出席した場合のみである」と示しており，労働時間として認められる例として，以下の時間等を挙げています。

① 事業主の特命によって，ゴルフコンペ等の準備を命ぜられた者が行う準備時間
② 事業主の特命によって，出席者の送迎をする自動車運転等を命ぜられた者の送迎時間

実際にゴルフコンペに参加している時間や食事の時間などは労働時間として認められませんでした。

今回のご質問のケースについて**労働時間に該当するかどうかを考えると，取引先から接待を受けるにあたって上司から「参加するように」との命令があったかどうか，また，その参加が業務上必要であるかどうか，**によると考えられます。

上司から命令されており，取引の交渉や契約の締結等が接待の席で行われるのであれば，指揮命令下に置かれていると考えられ，労働時間として扱わ

図表11-1 ■ 労働基準法　第38条の2

第38条の2　労働者が労働時間の全部又は一部について事業場外で業務に従事
　　した場合において，労働時間を算定し難いときは，所定労働時間労働したも
　　のとみなす。ただし，当該業務を遂行するためには通常所定労働時間を超え
　　て労働することが必要となる場合においては，当該業務に関しては，厚生労
　　働省令で定めるところにより，当該業務の遂行に通常必要とされる時間労働
　　したものとみなす。
2　前項ただし書の場合において，当該業務に関し，当該事業場に，労働者の
　　過半数で組織する労働組合があるときはその労働組合，労働者の過半数で組
　　織する労働組合がないときは労働者の過半数を代表する者との書面による協
　　定があるときは，その協定で定める時間を同項ただし書の当該業務の遂行に
　　通常必要とされる時間とする。
3　使用者は，厚生労働省令で定めるところにより，前項の協定を行政官庁に
　　届け出なければならない。

なければなりませんし，法定労働時間外に行われた接待であれば割増賃金を
支払う必要があります。

　一方，取引先との親睦を深めるためや，特に目的のない接待への参加は，
会社がこれを命令しているわけではありませんので，指揮命令下に置かれて
いるとは考えにくく，労働時間にはあたりません。したがって，賃金の支払
い義務はありません。

2　上司による労働時間の把握

　それでは，労働時間と認められる場合には，どこまでが労働時間であると
言えるのでしょうか。

　接待に上司が同席している場合は，接待にかかった時間を上司が把握でき
るため，労働時間の把握は明確になります。しかし，上司が同席していない
場合は労働時間の把握がむずかしいため，事業場外労働のみなし労働時間制
を適用することになります。

　事業場外労働のみなし労働時間制は，労働基準法第38条の2に定められて
おり（図表11-1），労働時間の全部または一部を事業場外で業務に従事した
場合で，労働時間の算定がむずかしいときは，所定労働時間労働したものと
みなすことができる制度です。

　したがって，上司が同席をしていない場合には，この制度の適用によって
労働時間が決まることになります。

労働時間，残業代等　29

「夜勤手当」と深夜割増賃金

Q012 当院では深夜業務に対し，夜勤手当4,000円が支給されています。こうした手当がある場合，深夜割増賃金はどうなるのでしょうか？

A 多くの医療機関や福祉施設では，夜勤業務を行った場合は基本給とは別に夜勤手当が支給されます。この夜勤手当は，深夜労働に対する労いとして支給されているのか，あるいは深夜割増賃金として支給されているのか，それは通常，就業規則や賃金規程において定められているので，まずはそうした規程を確認する必要があります。

❶ 夜勤手当と就業規則や賃金規程の記載

夜勤手当とは通常，深夜業務となる午後10時から翌日午前5時まで（地域や期間によっては午後11時から午前6時：労働基準法第37条第4項）の間に勤務をする場合に支給される手当です。この手当について，**就業規則や賃金規程のなかで「深夜割増賃金として支給する」といったような記載があれば，それは深夜割増賃金**と考えるべきですが，そうした**記載がない場合には深夜労働に対する労いとして支給されていると考えられますので，別途，深夜割増賃金を支払う必要があります。**

❷ 手当金額の妥当性を確認する

就業規則や賃金規程のなかで，夜勤手当を深夜割増賃金として扱うケースは，多くの医療機関や福祉施設においてみられますが，この場合においても法律で定められた割増賃金の額を下回っていないかを確認する必要があります。具体的には，今回の「夜勤手当4,000円」が本来支給されるべき深夜割増賃金額を上回っていれば問題ありませんが，

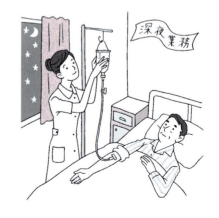

実際に計算をしたところ深夜割増賃金相当額が4,200円であった場合には，200円不足していることになり，違法となります。

③ 計算例にて確認をする

　仮に 1 カ月の所定労働時間が163時間とし，月給280,000円であったと仮定すれば，1 時間当たりの時間単価は1,718円となります〔円未満の端数が生じた場合は，50銭未満は切り捨て，それ以上を 1 円に切り上げます（昭和63年3月14日・基発第150号）〕。

　深夜業務に 7 時間従事していたとすれば，
　1,718円×0.25（法定割増率）＝430円　　　430円×7時間＝3,010円
と計算でき，支給されている4,000円以内ですので，法的には問題はないということになります。
　一方で，月給が400,000円であった場合には，1 時間当たりの時間単価は2,454円ですから，
　2,454円×0.25（法定割増率）＝614円　　　614円×7時間＝4,298円
となり，4,000円を超過するため，法定より298円下回るものとして違法ということになります。

④ 深夜労働の労いとしての手当

　一般的には，前述のとおり賃金規程に「深夜割増賃金として支給」といった記載がなされ，運用されていることが多いのですが，こうした記載がない場合には，深夜労働に対する労いとしての手当と考えられ，深夜割増賃金が支給されていないこと自体が違法となります。これは，例えば日曜日など，他の職員が比較的好まない日等に出勤した場合に支給される日曜出勤手当のような位置づけであるとお考えいただければ，理解しやすいでしょう。
　もっとも，医療機関や福祉施設側の単なる勘違いによって，本来は深夜割増賃金相当として支給しているものの規程への記載がなされていない場合には，使用者側のこれまでの職員に対する説明や職員側の認識等によって取扱いが異なってくる場合がありますので，そういった場合には，職員への説明を行ったうえで，どのような取扱いとしていくのか，仕切り直しを行いましょう。

労働時間，残業代等　31

仮眠時間や申し送り時間の扱い

Q013 夜勤中心の勤務をさせており，夜勤業務中の仮眠時間や申し送りの時間については，賃金を支給していません。問題はないのでしょうか？

A 有床の医療機関や福祉施設においては，入院患者や施設利用者の夜間対応のために夜勤業務が必然的に発生します。夜勤業務は，交代制のシフトによっては，拘束時間が通常の日勤業務よりも長くなることがあり，そのような場合には，健康への配慮等に基づき，途中で仮眠時間を設けることがあります。

しかし，仮眠時間とはいえ，十分に仮眠ができなかったというケースは少なくなく，休憩時間として扱われることで釈然としない思いを抱く場合もあるようです。

また，夜勤業務では，次のシフト勤務者に対する業務上の連絡を中心とした申し送りが，勤務終了後には不可欠です。最近は，こうした申し送りの廃止や，徹底して申し送り時間の短縮に努めているケースも増えてはいますが，賃金はシフトで定められた時間帯のみにしか支給されないということで，こうした点も納得できないということも十分に想定されます。

1 仮眠時間は原則的に労働時間となる

仮眠時間に対して賃金が支給されるかどうかは，その時間が労働時間に該当するかどうかによります。前述（Q006）のとおり，労働時間とは，使用者の指揮命令下に置かれている時間のことを言い，**仮眠時間が使用者の指揮命令下に置かれている状態であれば労働時間と考えることができ，その時間**

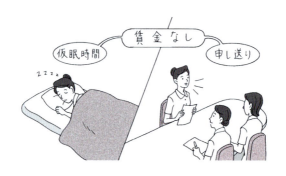

に対する賃金の支払いが生じることになります。

　仮眠時間中に指揮命令下に置かれているかどうかは実態によって判断されることになりますが，実際に仮眠時間が労働時間に当たるかどうかの裁判例によれば，「不活動仮眠時間であっても労働からの解放が保障されていない場合には労基法上の労働時間に当たるというべき」（大星ビル管理事件・最高裁一小判・平14.2.28）と示されていることから，**実際に業務を行っていない仮眠時間であっても，業務が発生した場合にいつでも対応できるよう待機しているのであれば，労働時間として考えなければならない**ことになります。

　したがって，患者や利用者等からのナースコール等にはすぐに対応しなければならないなど，緊張感を有しながら仮眠する場合には，完全に労働から解放された自由な休憩時間とは言えませんから，賃金の支払いが生じることになります。

❷ 申し送り時間も原則として賃金の支払い義務が発生

　申し送り時間に立ち会わなければならないということは，業務を円滑に進めるにあたっては半ば強制的に参加が求められるものであり，参加しないことで業務上のトラブルが生じ，使用者側から制裁や指導が行われることを考えれば，**指揮命令下に置かれた労働時間と考えることができる**でしょう。

　厚生労働省では「介護労働者の労働条件の確保・改善対策の推進について」（平成21年4月1日・基発第0401005号）において「交替制勤務における引継ぎ時間（中略）等の労働時間を適正に把握，管理すること」と明確に定めており，十分な時間管理の下で賃金の支払い義務が生じることは，自明でしょう。

❸ 経営者側からみれば業務の効率化を求めたいものである

　ただし，仮眠時間や申し送り時間について無制限に賃金支払いを認めていれば，必然的に人件費増という問題に発展することになります。職員という立場では，労働の対価として賃金がもらえることは当然でしょうが，経営という視点からみれば，将来への投資資金が減ることで投資計画が延期になったり，新しい機材等の購入時期が遅れるということにもつながります。結果として，それらは患者や利用者に影響を及ぼすことになります。

　そのため職員に対して，現在の業務遂行方法が正しいのか否か，という点から見直し，体制や業務の進め方を抜本的に再考し，品質を保ちながら業務の徹底効率等を求めていく必要もあるでしょう。

管理者の残業代

主任や師長になれば，労働基準法上の管理監督者として，残業代の支払いはされないのでしょうか？

A 労働基準法では，第41条第2号において「労働時間，休憩及び休日に関する規定は，事業の種類にかかわらず監督若しくは管理の地位にある者については適用しない」と定めています。そのため，管理監督者に対しては，労働時間，休憩，休日に関する規定が適用除外となるため，時間外労働の規制が除外され，割増賃金の支払い対象（深夜割増賃金は除く）になることはありません。

　もっとも，この管理監督者の定義をどのように捉えるのか，ということですが，医療機関や福祉施設で任命されている管理職と労働基準法上の管理監督者とは似て非なるものであり，主任が管理職であるからという理由によって直ちに労働時間の適用はなされず，残業代の支給がされないということはありません。

1 労働基準法の管理監督者の考え方

　労働基準法で定められている管理監督者は，次のように考えられています。
「一般的には，部長，工場長等労働条件の決定その他労務管理について経営者と一体的な立場にある者であって，労働時間，休憩及び休日に関する規制の枠を超えて活動することが，要請されざるを得ない重要な職務と責任を有し，現実の勤務態様も，労働時間等の規制になじまないような立場にある

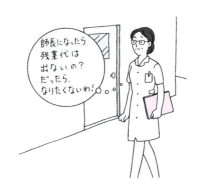

者に限定されなければならない。具体的には，管理監督者の範囲については，資格及び職位の名称にとらわれることなく，職務内容，責任と権限，勤務態様に着目する必要があり，賃金等の待遇面についても留意する必要がある。」
（昭和22年9月13日・発基第17号，昭和63年3月14日・基発第150号）

つまり，**管理監督者とは，経営者と一体的な立場において，自分自身で責任と権限を持ち，労働時間についても自己裁量で仕事に取り組み，賃金等の処遇も職務相応である必要がある**，ということになります。

❷ 現場における実務対応策

上記の行政通達等から管理監督者を定義付けると，次の3つの要件が必要と考えられます。
① **重要な職務と権限が与えられており，経営者と一体的な立場にあること**
② **労働時間に関して裁量権があること**
③ **賃金等相応の処遇を受けていること**

まず，①の経営者と一体的な立場と言える重要な職務と権限とは，経営に関する事項の決定に参画する権限を有していること，具体的には，経営会議などへ参加でき，そこで経営方針の決定に発言権を有することとされていますが，かなり範囲が広く解釈が分かれるところではあります。また，労務管理に関する指揮監督権限に焦点を当ててみると，人事権による採用・募集・配置・人事考課を行うことができることが挙げられています。

次に，②の労働時間に関して裁量権があることとは，出退勤・欠勤などについて時間管理がなされず，労働時間が自己裁量によって仕事ができる権限があるということです。この点は，タイムカードなどによる厳格な時間管理がされているのであれば，管理監督者を否定する重要な要素となるでしょう。

最後に，③の賃金等相応の処遇を受けているか，という点については，管理職の地位にふさわしい待遇が講じられているかどうか，一般職員に比べて，地位や職務内容を考慮し，本来割増賃金を支払う以上の手当付与等がされているかという点は，③を判断する重要な要素となります。

以上の要件から考えると，労働基準法における管理監督者の範囲は，極めて狭隘化された限定的なものと考えることができます。したがって，上記要件が主任や師長の管理監督者性を判断する材料にはなりますが，肩書きではなく，あくまでも実態に照らし合わせて判断をし，要件が満たされないのであれば，残業代の支給は必要となります。

労働時間，残業代等　35

月60時間を超える長時間労働

Q015 毎月の残業時間が60時間を超え，夜勤も10日に及びます。こうした長時間労働は法的に問題ないのでしょうか？

A 長時間労働による健康障害を防止するために，時間外労働の制限や健康管理に関する措置が法律で定められており，これを守らない場合には事業主が罰せられることがあります。

 長時間労働による健康障害とその防止のための法律

近年，職場のストレスや長時間労働による健康障害（脳，心臓疾患，うつ病等），過労死，過労自殺などがテレビ，新聞等でも度々報道され，深刻な社会問題の一つとなっています。このような問題の根源となっている長時間労働を削減し，労働者の健康確保や仕事と家庭の調和を図ることを目的として，2019（平成31）年4月に**労働安全衛生法等**が一部改正されました。

事業主が実施しなければならない健康管理について

現在の労働安全衛生法においては，職員の健康管理のために必要な措置として，主に以下のように定めています。

(1) 1年以内ごとに1回の定期健康診断の実施（同法第66条第1項）
(2) 深夜業（原則午後10時から午前5時までの間における業務）従事者の健康診断の実施（配置替えの際および6月以内ごとに1回）（同法第66条第2項）
(3) 週40時間を超える労働が1カ月当たり80時間を超え，かつ疲労の蓄積が認められるときは，職員の申出を受けて医師による面接指導の実施。（同法第66条の8）
(4) 上記(1)～(3)の結果についての医師からの意見聴取（同法第66条の4および同法第66条の8第4項）
(5) 上記(1)～(4)の実施後に，医師の意見を勘案し，必要と認めるときは健康を保持するための適切な措置（労働時間の短縮や深夜業の回数の減少等や当該医師の意見の衛生委員会への報告等）の実施（同法第66条の5および同法第66条の8第5項）

(6) 全ての職員の労働時間の状況の把握（同法第66条の8の3）

(7) 産業医等に対する健康管理等に必要な情報提供（同法第13条第4項）

(8) 衛生委員会の調査審議事項として長時間労働による健康障害防止対策とメンタルヘルス対策（同法第18条，同規則第22条）。また，衛生委員会の議事の概要の職員への周知（同規則第23条）。

　長時間労働が慢性化しているのであれば，上記(3)〜(8)の対応も必要となってきます。

③ 労働基準法違反の可能性

　労働基準法第36条から，法定労働時間（原則，1日8時間，1週40時間）を超えて労働（時間外労働）をさせる場合，または法定休日（1週間に1日の休日）に労働（休日労働）させる場合には，使用者は労働者代表と協定を締結し，労働基準監督署長に届出する必要があります。この協定書では，延長できる時間に限度が定められており，1カ月45時間，1年360時間が原則となっています。

　さらに，こうした時間を超過する場合もあるならば，特別条項として別途ルールを定めなければならず，この場合は臨時の場合に限られ，超過する期間が1年のうち6カ月を超えることがあってはなりません。

　したがって，恒常的に1カ月の残業時間が60時間を超過しているのであれば，臨時で延長しているとは考え難く，労働基準法第36条に定める時間外労働等に関する協定書違反となる可能性が極めて高いと思われます。

④ 職員の長時間労働によって医療機関・福祉施設が抱えるリスク

　恒常的な長時間労働を放置することは，医療機関・福祉施設にとって，職員が健康を害するという点以外にも様々なリスクを抱えることになります。

　例えば，長時間労働によって判断力が鈍り，医療ミスの原因にもつながったり，脳・心臓疾患および精神障害等を発症した場合，一定以上の時間外労働は労災認定する場合の判断基準とされていますので，有事の際には，労働基準法および労働安全衛生法違反ということで管轄の労働基準監督署から継続的な調査や指導を受ける可能性があります。

労働時間，残業代等　37

妊娠中の職員の労働時間

妊娠をした女性職員に対する配慮として、一方的に勤務時間を短くするなどの対応をしても問題ありませんか？

A 妊娠中は心や身体の変化が激しく疲れも出やすいため、勤務に関して配慮が必要ですが、労働基準法では勤務時間を配慮する義務まではなく、**本人が望まない場合、勝手に労働時間を短くするなどの対応は好ましいとは言えません。**

まずはご本人と面談を行ったうえで体調や医師等の指導を確認し、勤務時間や勤務内容を考慮しましょう。

 労働基準法の定義

労働基準法では、第66条第2項及び第3項において、妊産婦（妊娠中の女性および出産後1年を経過しない女性）が請求した場合には、時間外労働、休日労働および深夜業（原則、午後10時から午前5時までの間の終業）をさせることができない旨が定められています。特に請求がない場合は、今までどおり業務を行ってもらって問題ありません。これは、正社員のみならず契約社員やパート社員も対象となります。

2 まずは従業員との話し合いが必要

よかれと思って一方的に業務を軽易なものに変更したり、勤務時間を短くしたりすることはやめましょう。本人が望んだ対応ではない場合、それは不利益取扱いやマタニティハラスメントとなる場合があります。

＜不利益取扱いとは＞
妊娠・出産したこと、妊娠・出産・育児のための制度を利用したことなどを理由として、事業主が行う解雇、減給、降格、不利益な配置転換、契約を更新しない（契約社員の場合）といった行為を指します。

＜マタニティハラスメント＞
妊娠・出産したこと、妊娠・出産・育児のための制度を利用したことなどに関して、上司・同僚が就業環境を害する言動を行うことを指します。

図表16-1 ■労働基準法　第66条

> 労働基準法第66条　使用者は，妊産婦が請求した場合においては，第32条の2第1項，第32条の4第1項及び第32条の5第1項の規定にかかわらず，1週間について第32条第1項の労働時間，1日について同条第2項の労働時間を超えて労働させてはならない。
> 2　使用者は，妊産婦が請求した場合においては，第33条第1項及び第3項並びに第36条第1項の規定にかかわらず，時間外労働をさせてはならず，又は休日に労働させてはならない。
> 3　使用者は，妊産婦が請求した場合においては，深夜業をさせてはならない。

③ 医師等の指導による配慮

　妊産婦から，保健指導または健康診査に基づき，勤務時間等について医師等の指導を受けた旨の申し出があった場合は，妊産婦がその指導事項を守ることができるよう，以下のような措置を講じなければなりません（男女雇用機会均等法第13条）。

①妊娠中の通勤時の混雑を避けるよう指導された場合
・1時間程度の時差勤務
・30分から1時間程度の勤務時間の短縮
・交通手段，通勤経路の変更
②妊娠中の休憩について指導された場合
・休憩時間の延長
・休憩回数の増加
③妊娠中・出産後に諸症状の発生（またはおそれ）があると指導された場合
・作業の軽減
・1時間程度の勤務時間の短縮
・休業等

　なお，医師等の指導を的確に事業主に伝えるために「**母性健康管理指導事項連絡カード**」が定められています（厚生労働省ホームページ内の「母性健康管理指導事項連絡カードの活用について」から同カードの書式がダウンロード可能）。事業主として必要な措置を講ずるために，職員が医師等の指導を受けた場合，同カ

図表16-2 ■ 母性健康管理指導事項連絡カードの活用について

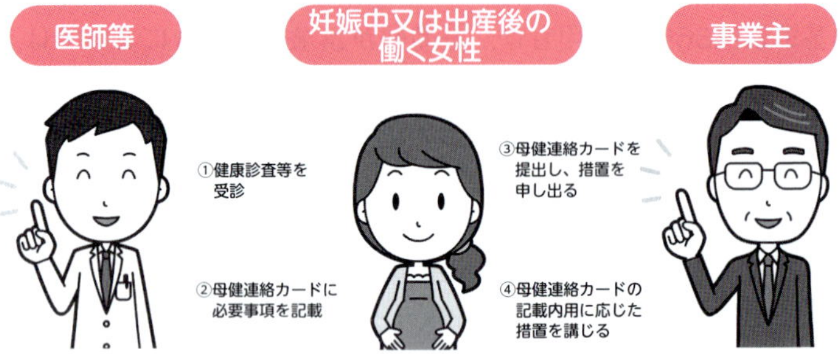

出典：厚生労働省ホームページ「母性健康管理指導事項連絡カードの活用について」から

ードを提出するように伝えることが望ましいでしょう。なお，医師等の指導内容が不明確な場合は，会社がその女性職員を介して医師等と連絡を取って判断を求めるなど，適切な対応が必要です。

　なお，実務面では，何らかの措置を決定した場合，双方に認識の違いがないよう，対応の内容を書面に残しておくとよいでしょう。

④ 今後の対応

　まずは本人との話合いを行い，措置が必要な場合は「母子健康管理指導事項連絡カード」などを利用し医師と連携したうえで対応を考えましょう。また，妊娠から産前産後休業・育児休業後の復帰までの期間は長期にわたるため，社内での代替要員の確保や業務の引継ぎなど，調整が必要なことがたくさんあります。その時々に応じて職員の状況をスムーズに理解できるよう，日頃からコミュニケーションを図り，話しやすい職場作りを心がけることも重要となってくるでしょう。

第 2 章

休業，有給休暇等

17 結婚休暇と土日の連結 ………… 42

18 有休取得率に応じた待遇差 ……… 44

19 自宅待機とした職員の休業補償 … 46

20 インフルエンザで欠勤時の補償 … 48

21 年次有給休暇の
5日取得の義務化 …………… 50

結婚休暇と土日の連結

Q 結婚休暇は就業規則で5日間と定められており,前後に休日をつなげて連続8連休の取得の申出がありました。認められるのでしょうか？

A 結婚休暇は,多くの医療機関や福祉施設において特別休暇の一つとして定められていますが,その運用方法を巡ってトラブルになるケースが少なくありません。

今回のご質問については,就業規則に「結婚休暇 5日間」とだけ定められていて,他の関連条件が定められていなければ,認めざるを得ないと考えられます。

 休暇とは就労を特別に免除された日

通常,労働の義務のある日を労働日,労働の義務のない日を休日と呼び,休暇については,労働日においてその就労を特別に免除された日のことを指します。したがって,年次有給休暇とは,本来の労働日に取得することになり,特別休暇についても同様の考えに基づき運用することになります。こうした休暇は,労働基準法等の法律で与えることを義務付けられている年次有給休暇,産前産後休暇といったものもあれば,慶弔休暇や病気休暇といった法律で義務付けられていない休暇もあり,後者については事業所の裁量で自由に休暇を設定することができます。

2 業務上の支障が出るのであれば,話し合いの解決を図る

労働基準法上,1週間に1日以上の休日を付与しなければならない前提を考えれば,労働日の前後の休日も含めて連続して8連休や9連休を取得することは,現実によくある話です。前述のとおり,休暇とは本来の労働日を免除するといった考え方に基づくため,そうした取得自体は決して違法性を有するものではありません。

この休暇が仮に年次有給休暇であり,業務に支障を生じる可能性がある場合ならば,使用者側に時季変更権が認められ,別の日程への変更をお願いすることができます。

しかし,特別休暇については,そういった考え方が適用されず,基本的に

図表17-1 ■ 就業規則の定め方例

> 第○○条　（結婚休暇）
> 1．職員が結婚する場合は5日（暦日）以内の結婚休暇を与える。ただし，職場内における2回目以降の結婚の場合は3日（暦日）以内とする。
> 2．結婚休暇は，結婚の日の一週間前から結婚の日後1年以内の期間に与えるものとする。結婚の日とは，原則として挙式の日とするが，挙式を行わない場合は入籍の日とする。
> 3．結婚休暇は，所定休日を含めず，連続または2回まで分割して取得することを認める。
> 4．結婚休暇を取得する場合は，所定の様式により取得する日の2月前までに担当部署に届け出なければならない。分割して取得する場合は，同時に届け出るものとする。
> 5．試用期間中の職員については，結婚休暇を与えない。
> 6．結婚休暇は有給とする。

は**本人の取得時期が尊重される**ことになります。ただし，無制限に特別休暇を認めると事業所側は勤務シフトが組めない等といった問題が生じる可能性は十分に考えられます。このような場合，事業者側の申し入れによって話し合い，解決の糸口を見つける必要もあります。仮に，例えば新婚旅行をまだ予約していないのであれば，取得日の変更を職員側も考える必要があります。

❸　今後の対策としてのルールの見直し

　もっとも，特別休暇の取得を申し出た時点で，通常は新婚旅行の予定を組んでいるため，就業規則に取得制限の規定がない場合には，認めざるを得ないでしょう。しかし，事業所側にとっては，一度こうした運用を認めてしまうと，今後も同様の事態が発生することで職場の混乱が生じる可能性もあることから，改めて就業規則におけるルールの見直しが必要となります。特に，既存の就業規則では，今回のように休日と連続して取得すること自体を想定していなかったと思われますから，就業規則変更にあたっては，多くの職員に納得いただけるのではないでしょうか。

　また，結婚休暇という点のみに絞って考えれば，休暇を分割して取得したいとか，忙しいので挙式とはまったく違う時期に取得したいといったような問題も考えられます。そのため，例えば，図表17-1のように就業規則を改定することも考えてもよいでしょう。

有休取得率に応じた待遇差

Q018 年次有給休暇をほとんど取得しない職員と，頻繁に取得する職員がおり，不公平が生じています。待遇面で差を付けることは可能でしょうか？

A 年次有給休暇は，職員の権利として希望する時季の取得が認められ，心身ともにリフレッシュする目的で運用されています。取得の状況が職員によって異なるのであれば待遇等で差をつけたいところですが，法令をおさえたうえで対応していくことが求められます。

❶ 労働基準法は，差を付けてはいけないと規定

　まず，労働基準法は第136条において，年次有給休暇の取得に際して差を付ける取扱いを禁じており，図表18-1のように規定しています。
　ここでいう「賃金の減額その他不利益な取扱い」には，精皆勤手当および賞与の額の算定等に際して，年次有給休暇を取得した日を欠勤または欠勤に準じて取り扱うことや，その他の年次有給休暇の取得を抑制するすべてのものを含んでいます（昭和63年1月1日・基発第1号）。
　つまり，賃金の減額等を行うことが，結果として年次有給休暇の取得を抑制する効果をもった場合には，年次有給休暇について定めた労働基準法第39条の精神に反することになります。

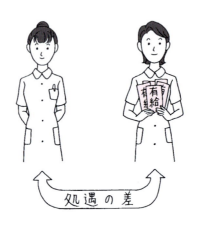

図表18-1 ■ 労働基準法　第136条

> 第136条　使用者は，第39条第1項から第4項までの規定による有給休暇を取得した労働者に対して，賃金の減額その他不利益な取扱いをしないようにしなければならない。

さらに，精皆勤手当や賞与の減額等の程度によっては，公序良俗に反するものとして民法上無効と解される場合があることから，何らかの差を付けること自体が認められないということになります。

② 人事評価の結果に基づく場合の対応

年次有給休暇を取得したことによる差別的な取扱いは禁止されていますが，いかなる場合においても労働者が保護されるわけではありません。例えば，非常に多忙な時期に管理者からの要望を振り切って年次有給休暇を取得し，自分が対応しなければならない業務を誰かに押し付けた，というような**無責任な行為があれば，それは責任性という評価項目があればマイナス査定になり，その査定の結果，賞与や昇給が他の職員と比して低いという場合であっても，違法性はない**ものと考えられます。

もっとも，医療機関側にとっては，こうした場合であっても，「出勤率」などを査定項目に入れるような年次有給休暇の取得と関連性のある項目を根拠にマイナス査定をし，その結果昇給や賞与において他の職員より低いケースが生じれば，労働基準法違反と考えられますので，注意が必要です。

③ 消滅時効の年次有給休暇の徹底活用検討

年次有給休暇の取得は職員としての権利ですので，やむを得ないと考えなければなりませんが，職員間で取得日数に大差が生じては，実際の現場における生産性にも違いをもたらすことは，当然ながらあり得ます。そのため，その解消法の一つとして，労働基準法で定める2年間の時効の消滅分を買い取り，それを病気療養の際に使用できる制度を構築することを検討してもよいでしょう。

これは，年次有給休暇を取得することに対して不利な取扱いをするというよりも，法律上の制限を受けない時効消滅分を残す福利厚生となりますので，トラブルは生じにくいと考えられます。

休業，有給休暇等　45

自宅待機とした職員の休業補償

Q019 病院内の経理に不正が見つかり，数名に自宅待機が命じられました。この場合，休業補償は発生するのでしょうか？

A 労働基準法では，第26条において「使用者の責に帰すべき事由による休業の場合においては，使用者は，休業期間中当該労働者に，その平均賃金の100分の60以上の手当を支払わなければならない」と規定しています。この平均賃金の100分の60以上の手当を「休業手当」と呼んでおり，事由によっては，休業補償として休業手当を支給しなければなりません。

1 使用者の責に帰すべき事由の有無

　労働基準法第26条に定める「使用者の責に帰すべき事由による休業」は，本来「責に帰すべき事由」があれば責任を負う「過失責任主義の原則」よりも広い概念で捉えられています。そのため，資金難による休業や機械設備の検査による休業等まで幅広く認められており，職員側に非がないと推認される場合の多くがその対象とされることになります。**今回のケースは，自宅待機命令が行われた理由を考え，その理由ごとに使用者の責に帰すべき事由があるのかを検討してみなければなりません。**ちなみに，今回の自宅待機命令は，以下のいずれかと考えられます。

① 不正経理を行った者に対する懲戒処分としての自宅待機（出勤停止）
② 不正経理を行った者に対する懲戒処分内容の審議期間中の自宅待機
③ 不正経理が行われたことに対する調査や現状維持のための自宅待機

2 懲戒処分としての自宅待機（出勤停止）命令

　①のケースのように，懲戒処分として行われる自宅待機（出勤停止）は，事業主の責に帰すべき事由とは考え難いことから，休業補償（休業手当）の支払いは必要ありません。通常，このような場合には就業規則等の諸規定において，自宅待機（出勤停止）について「始末書を提出させて将来を戒め，7日以内の期間を定めて出勤を停止する。なお，この出勤停止期間中の賃金

46

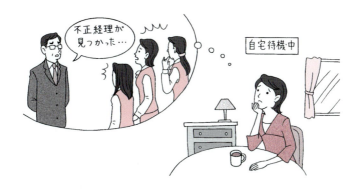

は支払わない」などと規定されています。

3 審議期間中における自宅待機

　②のように，懲戒処分の内容を審議するための自宅待機については，事業主が審議している間，労働者の労務提供を拒んでいることから，事業主の責に帰すべき事由に該当します。そのため，休業補償（休業手当）を行う必要があります。

4 調査・現状維持のための自宅待機

　③のケースのように，不正経理が行われたことに対する調査や現状維持のための自宅待機については，不正経理をいつ，誰が，どのようにして行っていたのかの調査，さらには不正経理の事実が発覚した後の不正の隠蔽防止や再発防止の観点から行われることが一般的です。この場合における自宅待機命令は，不正を行った者が確定する前に行われており，職員に対する自宅待機命令はあくまでも事業所の都合によるものであるため，使用者の責に帰すべき事由があると言えます。
　したがって，③のケースの自宅待機命令の場合には，休業補償（休業手当）を行う必要があります。

　以上から，今回の自宅待機命令が出された理由によって，休業補償（休業手当）の支給有無を考えることができます。

インフルエンザで欠勤時の補償

Q020 インフルエンザに感染したため休業を命じました。休業補償をしなければならないのでしょうか？

A インフルエンザのみならず様々な感染症は，体力の弱っている患者に感染させることで重症化させてしまうリスクがありますので，通常，感染をした職員に休業を命じることになります。その期間は，治癒をして感染リスクがなくなった時期までとしているケースが大半であり，感染したにもかかわらず出勤しようと考えること自体，医療人としての適格性を疑わざるを得ません。

しかしながら，一部の間接部門などは，いっさい患者と接することがなく，さらには緊急で対応しなければならない事務処理等を抱えていることで出勤せざるを得ない環境もあるようなので，ご質問のような疑問が生じることはやむを得ないのかもしれません。

❶ 休業補償の考え方

前項のとおり，労働基準法第26条で定める休業手当とは，職員が労働契約を果たすために労働の意思および能力を有しているにもかかわらず，労務の提供ができなくなった場合で，職員の生活保障の観点から設けられたものです。しかし，すべての期間が休業補償の対象とされるのではなく，医療機関・福祉施設（以下，医療機関等）の責任によるものだけに限定され，不可抗力の場合は除かれています。

ご質問のインフルエンザ感染による休業命令が医療機関等の責任によるものか否かが不明ですが，医療機関等の自主的な判断で休業を命じられているのであれば休業手当を支払う必要があると考えられます。

具体的な判断基準としては，厚生労働省から出された図表20-1のQ&Aが参考になります。

この見解によれば，**医療機関等の自主的な判断で休業させる場合は，医療機関等の責に帰すべき事由による休業とみなされ休業手当の支払いが必要であり，医師・保健所等による指導により職員が休業する場合は，不可抗力とみなされ休業手当の支払いは不要**と考えることができます。

図表20-1 ■ 新型インフルエンザ（A/H1N1）に関するQ&A（抜粋）

休業手当の対象になる場合	休業手当の対象にならない場合
① 医師による指導等の範囲を超えて（外出自粛期間経過後など）休業させる場合 ② 熱が37度以上あることなど一定の症状があることのみをもって一律に職員を休ませる措置をとる場合 ③ 感染者と近くで仕事をしていた職員などの濃厚接触者でも，インフルエンザ様症状がない場合 ④ 職務の継続が可能である職員について，使用者の自主的判断で休業させる場合 ⑤ 休業の回避について通常使用者（医療機関・福祉施設）として行うべき最善の努力を尽くしていないと認められた場合	① 新型インフルエンザに感染しており，医師等による指導により職員が休業する場合 ② 大規模な集団感染が疑われるケースなどで保健所等の指導により休業させる場合

（厚生労働省　平成21年10月30日）

2 休業手当の対象になる場合

　医師による指導等の範囲を超えて休業させたり，一定の症状があることのみをもって一律に職員を休ませる，あるいはインフルエンザ様症状がない濃厚接触者を休ませる場合等，使用者の自主的な判断で休業させる場合は，一般的に「使用者の責に帰すべき事由による休業」に当たると判断され休業手当の対象になります。

3 社会人としての心構え

　インフルエンザに感染したこと自体はもちろんですが，インフルエンザ様症状がある場合には，いくら緊急で対応しなければならない業務があるとはいえ，職場の混乱を招く可能性があることから出勤すべきでないことは，社会人として当たり前の行動です。

　その職員しか特定の業務がわからないという状況は，管理者が的確に組織を考えた管理を行っていないと考えることができ，組織全体で業務のあり方や役割分担等を抜本的に見直す必要がありそうです。

休業，有給休暇等　49

年次有給休暇の５日取得の義務化

Q021 年次有給休暇の５日取得義務が2019年４月からスタートし，どのように取得を促していけばよいでしょうか？

労働基準法の改正より，2019年４月から年次有給休暇（以下，年休という）を10日以上付与している職員（管理監督者や有期雇用労働者も含む）について，年休を付与した日（基準日）から１年以内に５日の年休を取得させることが義務化されました。

一方で，使用者が時季を指定した日の前に職員が年休を消化した場合などは，その日数分について時季を指定する義務がなくなるため，「使用者側による時期指定」「職員自らの請求・取得」「計画年休」のいずれかの方法で職員に年５日以上の年休を取得させることで足ります。以上のことから，まずは現状を把握するため，職員の年休取得状況を今一度，確認することが必要です。

❶ 年５日の年休取得促進に向けた取組み

(1) 法改正の背景と現状

日本人の年休消化率は，世界的にみても非常に低いと言われていますが，世間の追い風によって徐々に改善傾向にあります。しかしながら，いまだに５割に満たない状況であり，この消化率を引き上げるために，使用者側から**年休の取得日を指定することが義務付けられた**のが法改正の背景となります。

しかし，医療・福祉施設の年休取得状況は，一般企業に比べ，特に低い傾向にあります。その理由として，人に仕事が張り付いており業務が標準化されていない点や，人材確保難が長期化傾向にあり最少人数で運営している点などが挙げられます。そのため，今改正において取得促進に向けた取組みは必須課題といえます。

(2) 取得促進プラン　〜計画年休の活用〜

取得促進プランとして，まず**計画的付与制度の活用**について紹介します。この制度は，改正前から存在しており，前もって計画的に休暇取得日を割り振るため，使用者側にとっては労務管理がしやすく計画的な業務運営ができること，職員側にとってはためらいを感じることなく年休を取得できること

が導入メリットといえます。

　また，制度の運用としては，**付与日数から5日を除いた残りの日数を計画的付与の対象にできる**ため，職員が自由に取得できる日を5日残し，残日数を使用者が時季を指定して計画的に年休取得日を割り振ります。この制度を利用する場合の多くは，GWや夏季，年末年始といった大型連休時に組み合わせるケースがほとんどです。その理由として，世間一般が休暇時期にあるため，1週間程度の大型連休が取りやすい傾向にあるからです。

　なお，この計画年休には以下の3つの方式があり，事業所の実態に応じた方法で活用されています。

　①企業や事業所全体の休業による一斉付与方式
　②班・グループ別の交代制付与方式
　③年休付与計画表による個人別付与方式

　大型連休時に使用する場合は，①一斉付与方式の場合がほとんどです。

　この計画年休を導入するには，就業規則へ計画年休に関する規定を追加し，労使協定を締結する必要があります。

(3) 取得促進プラン　～1週間連続休暇の活用～

　取得促進プランとして，次に1週間連続休暇の活用についてご紹介します。この制度は，計画的付与制度の個人別付与制度を活用したものになり，職員があらかじめ時季を指定した1週間を連続休暇として取得させるものです。

　医療・福祉施設において週休2日制は浸透しつつありますが，一般企業のように土日連休としているケースはほとんどありません。そのため，職員にとって連休となる機会は，GWや夏季・年末年始休暇，日曜日が祝日と重なり翌月曜日が振替休日となる場合に限られ，連休の取りづらさは医療・福祉施設の特徴でもあります。

　この1週間連続休暇は，年休の本来の目的である「働く方の心身のリフレッシュを図る」ために，職員本人の誕生日や結婚記念日，子供の誕生日などの記念日に活用したり，国内や海外旅行など連休の機会にしか実現できないことに活用することで，職員自身の休息，そして明日へのモチベーションにもつながるプランの一つです。

　とはいえ，1週間連続した休暇を取得させることで，業務に支障が生じる等の弊害を感じる場合もありますが，不慮の事故や家族の不幸，感染症への罹患など，突如として1週間程度の休みを与える機会はどの事業所でも経験しており，かつ，対応している状況にあります。

　この1週間連続休暇は，あらかじめ日にちが確定しているため，業務や人

休業，有給休暇等　51

図表21-1 ■ 就業規則における記載例

第○条（年次有給休暇）

1項～4項（略）（※）厚生労働省HPで公開しているモデル就業規則をご参照ください。

5 第1項又は第2項の年次有給休暇が10日以上与えられた労働者に対しては、第3項の規定にかかわらず、付与日から1年以内に、当該労働者の有する年次有給休暇日数のうち5日について、会社が労働者の意見を聴取し、その意見を尊重した上で、あらかじめ時季を指定して取得させる。ただし、労働者が第3項又は第4項の規定による年次有給休暇を取得した場合においては、当該取得した日数分を5日から控除するものとする。

員配置の調整も行いやすい面が導入メリットといえます。

2 労務管理上の注意点

(1) 年休管理簿の作成

使用者は、**職員ごとに年休管理簿を作成し、3年間保存することが義務化**されました。各職員の年休の取得状況を確実に把握することがこれまで以上に複雑になるため、厳格な管理が求められます。

ただし、この管理簿は労働者名簿または賃金台帳と併せて調製することや、必要な時にいつでも出力できるようシステム上での管理も認められています。

(2) 就業規則の見直し

休暇に関する事項は、就業規則の**絶対的必要記載事項**（労基法第89条）のため、使用者による時季指定を行う場合、その対象となる職員の範囲、時季指定の方法等について就業規則に記載することが義務化されています（図表21-1）。

(3) 罰則規定の追加

年5日の年次有給休暇を取得させなかった場合（労基法第39条第7項）、および使用者による時季指定を行う場合において就業規則に記載していない場合（労基法第89条）の違反について、労基法第120条に基づき**30万円以下の罰金**が科せられる罰則が追加されます。

第3章

給与，待遇

22	「年功序列型」から「能力給」への変更	54
23	「年俸制」の導入	56
24	「歩合給」の導入	58
25	合理的説明のつかない職員間の給与格差	60
26	人材確保のための基本給アップ	62
27	夜勤の可否による待遇差	64
28	募集広告と実際の処遇の差	66
29	業績悪化に伴う給料の減額	68
30	「危険手当」の支給	70
31	遅刻に対するペナルティ 1	72
32	遅刻に対するペナルティ 2	74
33	試用期間中の雇用保険・社会保険	76
34	退職金制度の廃止	78
35	再婚者に対する「結婚祝金」	80
36	過払いした給与の返還は可能か	82

「年功序列型」から「能力給」への変更

年功序列型の賃金体系を能力に応じた賃金体系に変えようと思います。賃金体系の変更で注意すべき点があれば教えてください。

A 　年功序列型の制度は，コツコツと頑張っていけば自動的に給料が上がる仕組みですので，一見すれば平等感があります。しかし，能力の差にかかわらず昇給を続けると，高い能力を有している職員のモチベーションを下げてしまうという問題を生じることがあります。

　こうした問題を解消しつつ職員全体の能力の底上げを図るため，能力に応じた賃金体系に変えるケースは，医療機関・福祉施設において少なからずみられます。

1 基本給との連動に注意する

　賞与の支給額を基本給に連動させている場合（基本給に一定係数を乗じて賞与額を算出する方法），賃金体系の変更は賞与額に大きな影響を与えることになります。

　例えば，1回の賞与額を「基本給の2カ月分」と規定している事業所において，賃金体系の変更により諸手当を基本給に併合すれば，わずか2カ月分とはいえ，計算をすると数万円から十数万円の金額の変動が生じることがあり，職員は当然ながら混乱することになります。

　また，同様に退職金制度についても，退職時の基本給を計算の根拠としているケースも多いことから，賃金体系の変更によって大幅に退職金額が増額するといったことも考えられます。

　このように，**安易な変更は経営と職員の双方の混乱を招くため，他への影響を考えながら給料額の設定等を行う必要があります。**

2 能力の伸長を支援する体制も同時に整備する

　職員のなかには，真面目に頑張っているにもかかわらず，自力で新しい知識・技能を修得することが苦手な方もいます。そのような職員は，能力に応じた賃金体系にするとなかなか評価されず，モチベーションを下げてしまうおそれがあります。

一方，自主的に様々なことに気付いて取り組む職員は，こういった制度によって報われるでしょうが，全体の総数から考えると，このような職員は少数であると言わざるを得ません。その結果，賃金体系の変更によって，多数の職員が安心できなくなり，陰ながらの貢献によって支えていたベテラン職員が相次いで退職するという事態も十分に想定されます。

　こうしたことを防止するには，**職員に対し高い能力やパフォーマンスを求める一方で，その習得を支援できる体制やプログラムを用意**することも重要です。

　具体的には，OJT（現場での実務を通じての教育訓練）を含む教育制度，新しい技術や知識を習得するための研修制度の充実などが考えられるとともに，その習熟段階に応じて求められる**能力要件等の明文化によって，能力査定の客観性を高める**ことも検討していかなければなりません。

③ 賃金体系の変更によって賃金額が下がらないように配慮する

　賃金体系の変更において，少なからず生じてくる問題が「**労働条件の不利益変更**」です。この問題は通常，賃金額の低下を意味しますが，事業主側の一方的な都合によって賃金体系を変更し，それに伴って基本給等を下げることがあってはなりません。

　特に，基本給を変更する場合は，先述した賞与や退職金制度との連動によって大きな影響を及ぼすことがないかといった点を，シミュレーションを重ねることによって確認する必要があります。例えば，本来であれば来年の3月で退職金が500万円受給できるはずが，賃金体系の変更によって350万円しか退職金がもらえない，ということが絶対に起こらないよう，注意を払う必要があります。

　労働契約法の第9条においても，職員の合意が得られない限り就業規則を変更することで職員の労働条件を低下させることはできない，と定められていますので，これに反することでトラブルの火種を残さないようにしなければなりません。

給与，待遇　55

「年俸制」の導入

Q023 新しく入職する医師職に対して年俸制を採り入れたいと思います。何か注意すべき点があれば，教えてください。

A 年俸制とは給料の支払い方法の一つですが，細かなルールを定めることなく運用すると様々なトラブルを生じうるため，注意が必要です。

1 管理監督者ではない限り割増賃金の支払いが必要

労働基準法第24条第2項では「賃金は，毎月1回以上，一定の期日を定めて支払わなければならない」と規定していますので，少なくとも年俸額は12分割によって支払う必要があります。最近は，賞与を別に支払うケースもあり，年俸額に賞与を含めて運用する場合は，夏期および冬期に支払うのであれば14分割であったり，それぞれの支払期に2カ月分を支払うのであれば，16分割で支払うことになります。

医師職のうち勤務医は多くの場合，労働基準法で定める労働者になり，法定労働時間を超過した時間に対しては，一般職員同様に割増賃金の支払い義務が生じます。労働者ではなく，管理監督者として経営や人事等の権限を有し，遅刻しても注意されることがないなど労働時間管理がされないといった運用がなされている医師であれば，その適用対象外となりますが，現実的には労働者として割増賃金の支払い義務が生じることになります。この場合，「医師職である」といったことや「年俸制である」といったことは，割増賃金を逃れる理由にはなりませんので，注意しなければなりません。

なお，年俸額に割増賃金が含まれている場合，「年俸（月額）が時間外労働等の割増賃金が含まれていることが労働契約の内容であることが明らかであって，割増賃金相当部分と

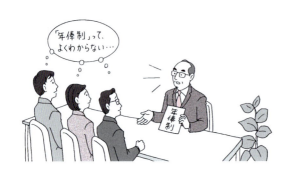

通常の労働時間に対応する賃金部分とに区別することができる場合は，割増賃金相当分を支払ったと扱う」とされていますので（平成12年3月8日・基収第78号），実務では，年俸額の内訳として通常の賃金部分と割増賃金部分とに分けて運用することが必要となります。

2 期間途中の年俸額の減額は基本的には認められない

　年俸制で採用したものの，患者対応が悪かったり他の職員とトラブルを頻繁に起こすなど，当初の期待水準を大幅に下回るケースもあります。しかし，そのような場合であっても，一方的に年俸額を引き下げることは基本的にできず，労働裁判例（シーエーアイ事件・東京地判・平12.2.8）においても「合意された年俸額および賃金月額について，合意が存在している以上，契約期間の途中で一方的に引き下げることは，改正内容の合理性の有無に関わらず許されない」と示されています。このようなケースでは，改めて十分な説明を行ったうえで年俸契約の再締結が必要となります。

3 遅刻や欠勤等の取扱い，契約期間中の退職や解雇

　年俸制における運用では，細かなルールを定めているケースは少ないため，遅刻や欠勤をしてもそのまま満額賃金が支給されることがあります。こうした運用が，結果として，規律を乱すことにもつながりますので，一般職員と同様，遅刻や欠勤をした場合の賃金の控除方法についてもルール化する必要があります。

　また，実際には，契約期間満了を待たずに退職や解雇となるケースが多いので，その場合の賃金の計算方法を明確にしておく必要があります。通常は日割り計算を行いますが，年俸制の場合，職員側にそういった認識がない場合も少なくなく，トラブルの元となることがあります。また，夏期と冬期に賞与を支払う場合の計算方法（按分方法）についても同様にトラブルになりやすいため，ルール化が必要です。

4 医師職年俸規程を定める

　緊急の呼出対応があるなど，医師職には一般職員と異なった勤務の態様があります。複数名医師職が存在するのであれば，一般職員の賃金規程で運用するのではなく，医師職年俸規程を定め，諸手当など医師職独自の細かな支払い方法も考えていく必要があるでしょう。

給与，待遇　57

「歩合給」の導入

一部の職員に対して歩合給を導入したいと考えています。何か注意すべき点があれば教えてください。

　　　　歩合給とは，「売上高の○％」「処理件数×○円」など，仕事の成果や出来高と一定率（額）によって金額が決まる賃金形態のことです。「業績給」や「出来高給」といった名称で呼ばれる場合もあります。

　歩合給は，毎月固定的に支給されている賃金形態と異なり，頑張れば頑張るほど賃金がアップするという意欲を引き出す効果がある一方で，医療機関や福祉施設では，業界特性から馴染みにくく，手術件数をこなした医師職等の一部職種に現実的には限られてしまいます。

1　完全歩合制であっても賃金保障が必要

　労働基準法では第27条において，「出来高払制その他の請負制で使用する労働者については，使用者は，労働時間に応じ一定額の賃金の保障をしなければならない」と定めています。「一定額の賃金を保障しなければならない」とは，「常に通常の実収賃金と余りへだたらない程度の収入が保障されるように保障給の額を定めるべき」（昭和22年9月13日・発基17号，昭和63年3月14日・基

図表24-1 ■ 歩合給導入のメリット・デメリット

	期待されるメリット	予想されるデメリット
経営や組織への影響	・特定業務の成果が上がれば，サービス面と企業成績へのプラス効果	・非特定業務の軽視による組織全体としての生産性やサービス面のマイナス効果
歩合給対象職員への影響	・特定業務の成果が上がれば，賃金面と意欲面でのプラス効果	・非特定業務の軽視 ・特定業務の成果が下がれば，賃金面と意欲面でのマイナス効果

※特定業務とは「（歩合給の対象となる）成果を生む業務」を指す。

発150号）とされ，職員の生活を守るという観点から，歩合対象業務が1件もない場合でも賃金はまったく支払わないということは認められません。この場合，最低賃金法という法律も意識して支給することになりますので，**歩合制を導入するにあたっては，最低賃金法以上の賃金を基本とし，それに歩合給を付加する方法が必要**となります。

　また，対象者が**法定時間外労働を行った場合には，割増賃金を支給**しなければならないことにも注意しなければなりません。

　この場合，以下の計算方法で支給することになります。

【計算例】毎月，基本給（固定給）と歩合給のみが支払われている事業所において，法定時間外労働（法定休日労働時間と深夜労働時間を除く）が発生した場合

　① 基本給に対する割増賃金額 ＝ 基本給の額 ÷ 月間所定労働時間数 × 残業時間数 × 1.25

　② 歩合給に対する割増賃金額 ＝ 歩合給の額 ÷ 月間総労働時間数 × 残業時間数 × 0.25

　なお，「歩合給自体に割増賃金を含むとしながらも，所定労働時間の賃金に当たる部分と"残業代"に当たる部分とを判別できない場合には，割増賃金が支払われたとは言えない」とした最高裁判決があります（高知県観光事件・最高裁二小判・平6.6.13）。したがって，歩合給に一定時間分の残業に対する割増賃金を含めて支給する場合には，就業規則等によって，その内訳を含めて明確に規定する必要があるでしょう。

② 歩合給導入に伴う経営に与える影響

　歩合給の導入による経営や組織への影響については，図表24-1のようなメリット・デメリットが考えられます。

　成果を追求することで，他のスタッフへの配慮が欠けてしまったり，直接的に歩合給に結びつかない業務を手掛けないということが，結果的にはデメリットにつながることになります。そうなれば，チーム医療やチームケアの実現がむずかしくなったり，委員会等への出席率が低下することで情報の共有ができず，患者や利用者へのサービス低下につながることもありますので，中長期的にみればマイナスとなってしまう可能性も否定できません。

　したがって，歩合給を導入するのであれば，このようなマイナス面の影響もしっかりと認識しておくべきでしょう。

給与，待遇　59

合理的説明のつかない職員間の給与格差

Q025 感覚的に職員の給料額を決定していますが，先日，職員間で給料明細を見せ合われ混乱が生じました。どのように収束させればよいでしょうか？

A 職員同士で給料明細を見せ合うということが，医療機関や福祉施設において多いとよく耳にします。自分が正当に評価されているのかどうかを確認する目的かもしれませんが，職員間で見せ合った結果，自分よりも給料額が高い職員がいれば，嫉妬や妬みによって職場の人間関係が一気に悪化し，そうした雰囲気が患者や利用者に対して伝播することもあるため，注意しなければなりません。

1 賃金制度を是正する覚悟が必要

　職員がいったん持った不満は，戒めたところで収まることはありません。組織風土への悪影響を考えれば，混乱の収束を急がねばなりません。
　多くの場合，絶対額の低さではなく，他の職員と比較することによって生じた相対的な給料額の差や，その決定・判断への不満であるため，**不満を解消させるには，現状の賃金制度を是正するという覚悟を決める**必要があります。

2 職員への真摯な説明を行う

　給料明細を見せ合って職場が混乱しているのであれば，職員に対して何らかの説明をする場が必要となります。この場合，単なる謝罪ではさらに混乱が大きくなる可能性もあることから，今後の対応も含めて予めストーリーを想定したうえで対応する必要があります。
　ここでいうストーリーとは，例えば，今後，賃金制度を改正する予定があるのか否か，改正するのであればどのタイミングで行うのか——といったことであり，職員の不安や不満を払拭するためには，当然ながら真摯な対応が求められます。
　賃金制度を是正する場合に特に注意しなければならないのが，全体的なコストアップです。特定の職員の賃金額を引き上げれば，当然その分人件費増につながり，さらにその他の職員の給料額との整合性を確認する必要があり

ます。ここで整合性が図れない場合には，さらに誰かの賃金額を引き上げることになります。このような作業を続けていると，大幅なコストアップにつながり，今後は経営が成り立たないといった問題にまで発展する可能性があります。

3 業種の特性に合った賃金制度の再設計が必要

医療機関や福祉施設においては，職員の多くが中途採用で占められることになり，**年齢**や**経験**，さらには**資格の有無**など給料額を決定する要素が少なくありません。給料額で混乱する場合の多くは，こうした要素を十分考慮せずに決定していることであり，改めて様々なケースを想定しながら賃金制度を再設計し，各職員に適用させることができるかどうかの検証を重ねる必要があります。

4 過去の遡及対応

賃金制度を改正する場合に注意しなければならないのが，過去分の遡及をどうするのか，という点です。近年の人材確保難から，そのつど昇給を決めていた場合などは，世間の需給バランスとの問題もあり，過去に遡及することで全体的にいびつな制度になる可能性もあります。また，基本給が賞与や退職金制度に連動する場合には，そうした額まで大幅に変わってくる可能性があり，相当なコストアップにつながることもあります。

したがって，**経営上の問題から将来を見据えた改正を行うという旨を十分説明し，理解を求める必要がある**ことは言うまでもありません。

5 シンプルでわかりやすい制度が必要

混乱を生じさせないよう，賃金制度を複雑にして職員に考えさせないという運用をするケースが時折ありますが，これはお勧めできる方法ではありません。賃金決定方法に対して，必然的に疑心暗鬼にならざるを得ず，労使間の信頼関係が十分ではなくなる危険性があるためです。

したがって，賃金制度については，どれだけ職員にわかりやく説明でき，納得してもらえるかが重要になってきます。そのためには，シンプルでわかりやすい，また，実際に運用可能な制度の導入が職場を混乱させないために必要となります。

給与，待遇 61

人材確保のための基本給アップ

Q026 看護師などの人材確保難が続くため，採用時の基本給を引き上げようと思います。これについて問題等があれば，教えてください。

医療機関や介護施設では，相次ぐ施設の増加等によって看護師等の人材の争奪戦が継続的に繰り広げられており，人材確保難によって病院から診療所に転換したり，一部の病棟やフロアを閉鎖したケースは枚挙にいとまがありません。

そのため，人材確保にあたって他との差別化を図るため福利厚生を充実させたり，休日を増やしたりといった対応を採るケースもありますが，差別化という点では給料水準の引上げが大きなインパクトをもたらすため，一斉に基本給を一律引き上げるといった方法を採り入れる医療機関・福祉施設も多いようです。

ところが，いざ基本給を引き上げてみると，引上げ当初は気が付かなかった諸問題が後から顕在化し，それが大きなトラブルに発展してしまうこともあるため，給料水準の引上げについては慎重に考えなければなりません。

① 賞与や退職金制度への影響

以前，東海地方のある地域において，ある大手医療機関が看護師の基本給を一斉に2万円引き上げたところ，他の医療機関や福祉施設も追随し，それが瞬く間に広い地域に拡がって，看護師の給料水準が跳ね上がったということが実際にありました。

この流れのなかで，その後の影響も考えることなく，引上げを実施したある医療機関では，予め労働組合と妥結していた賞与支給係数が経営上保障できず，混乱を極めた結果，理事等の報酬を大幅に引き下げざるを得なくなったという事態に陥りました。

このように，本来は業績の調整弁であるはずの賞与の支給係数を予め労働組合と取り決めていたり，確定した賞与支給係数を求人の際に伝えてしまっていると，経営の圧迫要因となることは間違いなく，この点は事前に注意しておかなければなりません。

また，基本給に連動するという点では，退職金制度においても同様のことが指摘できます。実際に多くの医療機関では，退職金の支給にあたって，退

職時の基本給に一定係数を乗じて算出する方法を採り入れている傾向にあり，5年後，10年後といった中期的に退職金額を試算してみると想定外の支出を伴うという場合もあるため，制度そのものを抜本的に改定することも視野に入れなければならないことがあり，注意が必要です。

❷ 既存職員の賃金水準との格差

給料水準の引上げを全職員対象に平等に行うのであれば，特に問題は生じませんが，経営ということを考えれば可能な限り限定したいというのが本当のところでしょう。そのため，看護師についても，全員ではなく今後の医療機関・福祉施設を支えてくれるであろう20歳代や30歳代を中心に手厚くしようという動きは一部でみられ，特定の層のみ給料の引上げが行われることがあります。

この場合，注意しなければならないのが，**給料額引上げの対象の方と対象外の方との間で支給総額に逆転現象が生じないようにする**ことです。

具体的には，仮に25歳までの看護師に対して基本給を一律1万円引き上げるとした方法を採った場合，25歳までの職員は今よりも1万円の引上げとなりますが，26歳以降は引上げ対象ではないため，この時点で逆転が生じる可能性があります。

特に，給料額が記載されている賃金明細書については，職員間でお互いに見せ合うということも医療機関・福祉施設では少なくありません。そのため，いざ対象者のみ給料額を引き上げたとしても，給料明細を職員間でお互いに見せ合った際に，なぜ後輩のほうが給料額がよいのか，ということでトラブルに発展したり（Q025参照），ベテラン職員がモチベーション低下によって退職するということもあり得る。

逆転が生じないよう，**様々な角度からシミュレーションをしたうえで金額を決定する必要があります**。

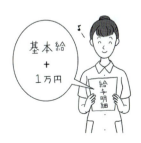 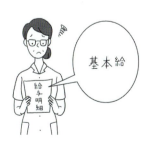

夜勤の可否による待遇差

Q027 夜勤を行う職員と夜勤ができない職員がいます。給与に大差ないので不公平だという声が出ており，どのように対応したらよいでしょうか？

　ご質問の給与とは，月例賃金や賞与等を指すと思われますが，夜勤があるか・ないかという仕事の態様以前に，職員の職務・能率・技能に差がなければ基本給や本給で差を付けることはできません。

　なぜならば，同程度の価値を有する労働については同一賃金により報いなければならないという**同一価値労働同一賃金の原則**があるからです。こうしたことに反すると職場内でたちまちトラブルが発生することになりますが，様々な経験を有して中途採用された方が多い職場であれば，そもそもの賃金額設定がむずかしく，曖昧にならざるを得ないこともあります。

　そうしたなか，夜勤を行う職員とそうではない職員との間でそれほど給料格差が生じていないのであれば，元々は完全に納得していなかった給料額の設定に対する不満に加え，夜勤業務を行うか否かによって給料額が大差ないことへの不公平感も生じ得るでしょう。場合によっては，職員が離職してしまうこともあり得ます。

　こうした問題が生じた際には，逆に事業所側は，速やかな事態収束に向け，改善すべき点は改善する必要があります。

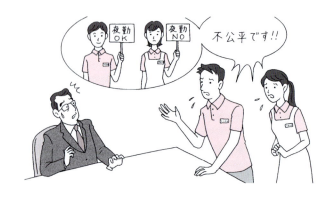

64

❶ 基本給以外の諸手当を要望する

医療機関等の賃金体系は，一般的に基本給と役職・資格・家族・通勤手当等の諸手当によって構成されています。職員の基本給は，職種，年齢，経験等を勘案して決定されていることが多いと思いますが，それらに大きな差がない限り，基本給に差を付けるのを求めることは現実的には困難と言えるでしょう。

そうした問題を解消するにあたっては，基本給とは別に諸手当を上手く支給する方法を考える方法があります。つまり，今回の場合であれば，深夜時間に支払われる割増賃金とは別に，**夜勤1回につき支給される定額の夜勤手当の引上げ**が考えられます。

1回あたりの手当額が低ければ低いほど，複数回の夜勤業務を行ったとしても給料額の差が生じ難いのですが，この手当額を引き上げれば，多く夜勤業務を行えばその分賃金にて精算されることになりますので，職員のみなさんのご不満は少なくなるのではないでしょうか。

また，例えば1カ月に3回以上の夜勤を行う職員に対しては，**特殊業務手当**として別途手当を付与する方法も提案してはどうでしょう。こういった手当を付与することで，夜勤業務のインセンティブが生じ，不満をもつことなく夜勤業務に取り組めるといった効果も十分に期待することができます。

一方，このように夜勤手当を引き上げたり，新たに特殊業務手当といった手当を新設すると，必然的に割増賃金の計算にあたっての**算定基礎賃金額が上昇**することになるため，そうした点も考慮したうえで手当額を設定する必要があります。

❷ 賞与等の支給方法で工夫する

賞与制度で多く採用されているのは，「算定基礎賃金（基本給）×係数」の基本給連動型と言われる方法です。使用者側は，この計算方法を少し工夫し，先述した特殊業務手当を算定基礎賃金である基本給に加えて計算をする，といった方法も考えられます。

また，**夜勤を行う職員に対しては，その期間中の平均回数に応じて賞与支給係数に一定額を加算する**といった方法も考えられます。いずれにせよ，これらの対応を行うことによって，不満はある程度抑制できるのではないでしょうか。

給与，待遇　65

募集広告と実際の処遇の差

採用時の募集広告における処遇と実際の処遇が異なっているとして，職員から差額分の請求がありました。支払う必要があるのでしょうか？

一般的に，新たな勤務先で勤務を開始するにあたっては，求人票による労働条件や給料等を確認したうえで応募をし，面接を経た後に雇用契約を締結することによって雇用関係が成立し，勤務が始まります。そうした前提で考えれば，**面接後の雇用契約の締結において労働条件がすでに成立している以上，募集広告の給料額との差異があるという理由で差額分を支払う必要はない**ものと考えられます。

求人票記載の通りに認められた労働条件

採用内定後には，雇用契約が締結されることになりますが，この場合において使用者である医療機関または福祉施設では，労働基準法第15条に基づき労働条件を明示しなければならないことになっています（図表28-1）。

そのため，求人票の掲載内容と実際の雇用契約が異なるという場合には，労働者側がその旨を申し出て求人票の掲載内容に基づいた雇用契約を締結する必要があり，そういった対応がなされていない場合には，双方が合意のうえ，雇用契約書の内容によって雇用契約が締結されたと考えられることになります。

もっとも，中小零細規模の企業や医療機関等においては，雇用契約書を締結するといった手続きを行っていないケースもあり，そういった場合は求人票の内容によって雇用契約が成立したと考えられることがあります。

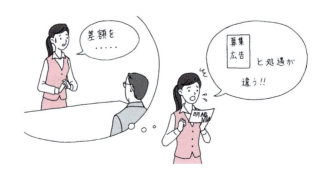

図表28-1 ■ 労働基準法　第15条（労働条件の明示）

第15条　使用者は，労働契約の締結に際し，労働者に対して賃金，労働時間その他の労働条件を明示しなければならない。この場合において，賃金及び労働時間に関する事項その他の厚生労働省令で定める事項については，厚生労働省令で定める方法により明示しなければならない。

2　前項の規定によって明示された労働条件が事実と相違する場合においては，労働者は，即時に労働契約を解除することができる。

3　前項の場合，就業のために住居を変更した労働者が，契約解除の日から14日以内に帰郷する場合においては，使用者は，必要な旅費を負担しなければならない。

労働裁判例では，千代田工業事件（大阪高判・平2.3.8）において，「求職者は，当然求人票記載の労働条件が雇用契約の内容となるものと考えるし，通常求人者も求人票に記載した労働条件が雇用契約の内容になることを前提としていることを鑑みるならば，求人票記載の労働条件は，当事者間においてこれと異なる別段の合意をするなど特段の事情がない限り，雇用契約の内容になるものと解するのが相当である」と示していますので，**書面による労働条件の明示がなかったり，雇用契約書が締結されていないなど労働基準法違反の運用を行っていれば，差額を支払わなければならない可能性**があります。

② 求人票の効力

求人票は，人材確保を誘引させる手段の一つですが，必ずしもその内容に拘束されるわけではありません。

労働裁判例として八州測量事件（東京高判・昭58.12.19）では，「求人広告に記載された基本給額は見込額であり，最低額の支給を保障したわけではなく，将来入社時までに確定されることが予定された目標としての金額である」と示しており，求人票の給料額の拘束力を否定しています。これは，例えば新卒者を採用する場合，応募から入社（入職）まで数カ月から半年ほどの期間が空くことがあり，その間に経済上の変動など，予測できないことが原因して経営環境に変化が起きた場合には募集広告記載の労働条件を維持できないこともありうるからです。

ただし，近年，求人票の掲載内容と実際の雇用契約とが異なりトラブルに発展することが多いことから，職業安定法が改正され，2018（平成30）年1月より当初の求人票の掲載内容に変更があった場合，求職者に変更の内容を知らせることが必要になっています。

給与，待遇　67

業績悪化に伴う給料の減額

Q 029 業績悪化を理由に，毎月支給している給料を減額することとなりました。職員への事前の説明なく給料を減額することは，問題ないのでしょうか？

A このところ，十分な経営戦略を練ることなく計画性のない投資等を行うことによって経営が急激に悪化し，倒産や大幅な業務縮小を余儀なくされる医療機関や福祉施設がみられます。また，相次ぐ診療所や介護施設の新設によって経営環境が激変し，ご質問のような職員の給料を下げるというケースがあり，結果として離職する職員が相次ぐなどの問題も生じています。

1 職員の給料の引下げの前に経営努力が必要

給料については，労使によって定められた労働条件の重要な一つであり，業績悪化を理由に使用者側が一方的に変更することは，基本的には許されるものではありません。労働裁判例を紐解いてみても，ザ・チェース・マンハッタン・バンク事件（東京地判・平6.9.14）では，「労働契約において賃金は最も重要な労働条件としての契約要素である」とし，「これを職員の同意を得ることなく一方的に不利益に変更することはできない」としています。

給料を減額する場合は職員の同意や一定の手続きが必要であり，そもそも業績悪化時には，職員の給料を引き下げる前に，役員報酬（理事報酬）の引下げや業績配分としての賞与引下げ等を優先しなければなりません。そのような手続きを経ずに勝手に給料を引き下げた場合は，労働条件の不利益変更となり，使用者側にとってはトラブルの禍根を残すことになります。

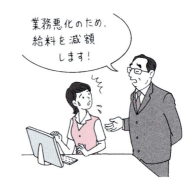

図表29-1 ■ 一方的な労働条件の引下げが認められるような合理性の判断基準

・就業規則の変更によって労働者が被る不利益の程度
・使用者側の変更の必要性の内容・程度
・変更後の就業規則の内容自体の相当性
・代償措置その他の労働条件の改善状況
・労働組合などとの交渉の経緯
・他の労働組合または他の従業員の対応
・同種事項に関するわが国社会における一般的状況

2 労働条件の引下げには職員の同意が必要

　やむを得ず引き下げざるを得なくなったのであれば，使用者側はその理由等を職員に対して十分に説明し，同意を得る必要があります。これは，労働契約法第8条「労働者及び使用者は，その合意により，労働契約の内容である労働条件を変更することができる」に根拠を求めることができます。この合意は，個々の職員との同意か，労働組合との労働協約締結による包括同意等によって行うことになり，同意なく一方的に労働条件を引き下げれば，その効力は基本的には無効となります。

3 労働条件の不利益変更と使用者側の配慮

　労働条件の一方的な引下げとなる不利益変更は，許されるものではありません。しかし，経営というものは，未来永劫に渡って繁栄し続けるというものではなく，やがては衰退することもあります。その場合，就業規則や賃金規程等を改定して，一方的に労働条件を引き下げることが認められる場合があり，労働裁判例においても「規則条項が，合理的な労働条件を定めているものである限り，個々の労働者において，これに同意しないことを理由として，その適用を拒否することは許されない」と，使用者側の一方的な変更を認める判例法理も確立しています（秋北バス事件・最高裁大判・昭43.12.25）。

　ただし，いたずらにこうしたことが認められているわけではなく，使用者側による一方的な労働条件の引下げが有効か否かは，図表29-1のような合理性を，事案に応じて総合的に判断していくことになります（第四銀行事件・最高裁二小判・平9.2.28）。

給与，待遇　69

「危険手当」の支給

診療放射線技師から、危険手当を支給してほしいという要望を受けました。こうした要望は受け入れたほうがよいのでしょうか？

　　　　賃金は、所定労働時間を労働すれば支給される所定内賃金と、所定労働時間外に労働すれば支給される所定外賃金に大別することができます。所定内賃金の代表的なものが基本給や役職手当などであり、所定外賃金の代表的なものが時間外労働手当や休日労働手当となります。

　このように手当等を付与することで、賃金支給にあたっての不公平感をなくすことができ、結果として職員に安心して働いてもらうことができますが、こうした考えや賃金制度が不十分であれば不満を生じさせやすく、ご質問のようなケースが生じることになります。

1　基本給や諸手当の位置付け

　所定内賃金は通常、前述のとおり基本給と諸手当から構成されますが、それらはどのような目的で支給されているのかをまずは確認する必要があるでしょう。

　基本給は一般的に、職員の年齢・勤続年数・能力・勤務成績・勤務態度・職務内容などを総合的に勘案して決定されるものであり、職場全体で同じ賃金表を用いている場合もあれば、職種ごとに異なった賃金表を用いていることもあります。

　また、諸手当については、基本給だけでは十分に差を付けることができないもの、例えば、役職者であって役割や責任が他の職員と大きく異なる場合には役職手当を付与して全体の公平性を保つことになり、家族の有無や住宅の有無等については、手当を付けることで福利厚生として位置づけることができます。

　医療機関や福祉施設では、**一定の資格を保有している職員に対して資格手当を付与し、他職種との賃金水準のバランスを保っている**ケースが多いのですが、必ず支給しなければならないものでもなく、支給することによって賃金水準を世間相場に合わせている、というケースも少なからずあります。つまり、仮に社会人経験が2年の方が2名おり、同じ賃金表を用いて運用して

いた場合，ある職員は無資格者であり，別のある職員は看護師資格を保有していれば，基本給は同じであっても資格手当の有無によって全体的なバランスを保つことができ，**有資格者のモチベーションを下げることなく働いてもらうことができるといった効果**があります。

❷ 危険手当とはどういった位置付けであるのか

　そもそも基本給がA賃金表とB賃金表の2種類存在している場合，その違いは何であるのかという点から確認しなければなりません。

　それらの違いが，現場の第一線で働いているか内勤の業務をやっているかの違いであれば，危険手当はそうした考えに内包して考えることができることもあり，そのような意図がないのであれば，何らかの差は諸手当で付けていることもあります。

　この場合，仮に資格手当が付与されているのであれば，診療放射線技師に対してはさらに別の手当を支給する必要があるのか否かを，改めて考える必要があります。

❸ すべての職員は何らかの危険と向かい合って仕事をしている

　もし，エックス線被曝の可能性ということで危険手当の支給を求めているのであれば，もう少し深く熟考する必要があります。考え方によっては，すべての職員は何らかの危険と隣り合わせで業務を行っており，診療放射線技師のみが危険であるということは，説明が付き難いかもしれません。

　例えば，看護師であればエックス線による被曝ということは少ないでしょうが，患者への注射で自分の指に誤って刺してしまい，肝炎やHIVに感染するといったリスクがありますし，介護関係の業務に従事していれば，ぎっくり腰などの腰痛を伴う可能性もあります。事務職に至っても，金銭を扱う以上は紛失リスクもあるでしょうし，患者とは向かい合って話すことになりますので，他の職種よりも風邪等をうつされやすいといった問題もあります。

　したがって，**診療放射線技師のみに危険手当を支給することは，他職種の職員からみれば，かえって不公平感を招いてしまうことにもなりかねません**し，声の大きい職員の声だけが通るということで，まじめにコツコツと頑張っている職員がモチベーションを下げてしまうことがないよう，注意しなければなりません。

給与，待遇　71

遅刻に対するペナルティ1

031 Q 当院では，1カ月に3回遅刻したら1日分の欠勤として取り扱うというルールがあります。この方法に問題はないのでしょうか？

精皆勤を奨励する目的で，ご質問のように，1カ月の間に所定回数以上の遅刻や早退があった場合に1日分を欠勤扱いにするといった運用をしているケースが，特に診療所などで多くみられます。非常にわかりやすい制度ではあるものの，労働基準法に反する可能性があるため注意が必要です。

1 労働基準法に定める減給の制裁

　ご質問にある「3回の遅刻を1日分の欠勤とする取扱い」は，言わば「ペナルティ」としての罰金制度と考えることができます。この場合，労働基準法に定める「減給の制裁」に反することはないか，その運用方法を検討する必要があります。

　労働基準法は第91条「減給の制裁」で罰金について定めており，この範囲内で職員に対する罰金が可能です。しかし，罰金は無制限に認められるわけではなく，職員の生活保障ということを考え，「1回の額が平均賃金の1日分の半額を超え，総額が1賃金支払期の賃金総額の10分の1を超えてはならない」といった基準（図表31-1）が定められています。

　仮に，1日に1時間遅刻をしたことが3回重なった場合，合計で3時間分は不就労となりますので，「ノーワーク・ノーペイの原則」によって3時間分の賃金をカットすることは，問題とはなりません。

　しかし，仮に1日の所定労働時間が8時間である場合に，1日分である8時間の賃金カットを行えば，（不就労の）3時間を差し引いた残りの5時間分の賃金カットは罰金に相当するものと考えられ，「減給の制裁」に当たることになります。これは，行政通達でも明確になっており，「**遅刻早退についてその時間に比例して賃金を減額することは違法ではないが，遅刻早退の時間に対する賃金額を超える減給は制裁とみなされ，労基法91条の適用を受ける**」（昭和26年2月10日・基収第4214号，昭和63年3月14日・基発第150号）と示しています。

　もっとも，遅刻1回を1回の（制裁の）事案として捉えれば，3回分の減給の制裁を行うということになり，「1日の半額分×3（回）」の減給が可能

図表31-1 ■ 労働基準法　第91条（制裁規定の制限）

> 第91条　就業規則で，労働者に対して減給の制裁を定める場合においては，その減給は，1回の額が平均賃金の1日分の半額を超え，総額が1賃金支払期における賃金の総額の10分の1を超えてはならない。

という解釈もできそうですが，ご質問のケースでは，1カ月の遅刻が3回に達して初めて1日分の賃金カットを行うルールと考えられますので，この解釈には無理があります。

　したがって，遅刻3回で，（労働基準法の）1回の減給に当たると考えると，上述のとおり，その減給額は「平均賃金の1日分の半額」を超えることになり，超えた額については法律上無効となってしまうことから，法的に問題があると考えます。

2　精勤手当という考え方

　一方，現場業務に支障が出ないよう，職員の出勤を奨励し，**精勤者に対して精勤手当を支払う**という方法もあります。

　ご質問の事業所に合わせて考えると，賃金規程において，仮に「1カ月の遅刻が2回以下の場合，精勤手当を支給する」という規定を設けた場合，1カ月の遅刻が3回に達した職員に対しては，精勤手当を支払わないという措置が可能です。すなわち，職員の出勤を奨励するという同じ目的であっても，遅刻者に罰金を課すのではなく，精勤者に対して「プラスアルファ」を支払うという考え方です。

3　精勤手当の運用について

　実際に精勤手当を導入する場合，労使双方において運用ルールの認識が異なっている場合はトラブルになる可能性があるため，あらかじめルールの明確化が必要です。仮に，精勤手当の支給条件を「遅刻の回数」により定める場合には，以下のような点を明確にしておくことがトラブルの回避につながるでしょう。

① 　遅刻をしたが，後から年次有給休暇を認めた場合の取扱い。
② 　事前に遅刻を申し出ていた場合の取扱い（保育園に立ち寄るために，前日に申し出ていた場合など）。

給与，待遇　73

遅刻に対するペナルティ2

Q032 医師職を中心に遅刻が多いため，1回当たり3,000円の罰金制度を設けようと思います。問題はないでしょうか？

A いかなる職場であったとしても，職員が職場の規律を守ることは当然のことです。しかし，残念ながら，医療機関の医師職のなかには，毎日のように遅刻をし，例えば8時30分から診療開始であるものの，実際には9時近くになって開始するというケースは少なくなく，理事長や事務長を中心に，多くの医療機関関係者はそうした実態に頭を抱えています。

1 遅刻した場合の賃金からの控除

遅刻した時間については，仕事をしなければ賃金が発生しない「ノーワーク・ノーペイの原則」（民法第623条，民法第624条第1項）によって職員には賃金請求権がありませんので，遅刻した時間の賃金控除には何ら問題はありません。

問題となるのは，遅刻した時間以上の賃金を控除する場合です。1回当たり3,000円の罰金制度を設けると，遅刻した時間以上の賃金控除になる場合があります。例えば，1時間に換算した賃金が2,000円の職員が30分遅刻したときには「ノーワーク・ノーペイの原則」で1,000円の控除なら問題はありませんが，一律3,000円を控除すれば，本来なら職員が仕事の対価として受け取ることができる賃金2,000円を支払わないことになります。これは，労働基準法第24条第1項の「賃金の全額払いの原則」に違反します。また，このように**賃金からの控除が遅刻の時間に対する賃金を超える場合は，制裁とみなされ，労働基準法第91条に定める「減給の制裁」に関する規定の適用を受ける**ことになります（昭和63年3月14日・基発第150号）。

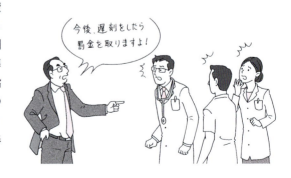

② 減給の制裁について

「減給の制裁」とは，遅刻という行為に対する懲戒処分です。これを適用するには，就業規則に制裁の項を設けて，具体的なルールを明らかにする必要があります（昭和26年2月10日・基収第4214号）。また，そうしたルールを設けたとしても，無制限に賃金からの控除が認められるわけではなく，労働基準法第91条は「**就業規則で，労働者に対して減給の制裁を定める場合においては，その減給は，1回の額が平均賃金の1日分の半額を超え，総額が一賃金支払期における賃金の総額の10分の1を超えてはならない**」と定めていますので，一定の限度があることになります。

また，「減給の制裁」を行うにあたっては，「賃金」ではなく「平均賃金」によって計算することになり，「平均賃金」とは，解雇予告手当の計算にも使われる労働基準法第12条の「平均賃金」になります。

平均賃金の計算にあたっては，事由が発生した日（減給の制裁の場合は制裁の意思表示が相手に伝わった日）以前3カ月間に支払われた賃金総額を総暦日数で除して求めることになります（賃金締切日がある場合は直前の締切日から3カ月以前）。

③ 罰金制度以外の方法も考える

遅刻をしたペナルティとして1回当たり3,000円を賃金から控除することは，上記のように，労働基準法に定める減給の制裁による基準を逸脱しなければ問題ありませんが，そもそも罰金制度があること自体，労使双方にとって気持ちの良いものではありません。本来は，こうした方法をなくして遅刻を減らすべきです。

例えば，ある医療機関では**出退勤の管理システムを導入**したところ，遅刻が減少したというケースがありました。それまではタイムカードによる一般的な勤怠管理をしていましたが，新しい出退勤のシステムでは，遅刻をした場合に「遅刻」と大きく表示されたりすることで，遅刻をした本人がそのつど恥ずかしい思いをするようになり，遅刻そのものが減少したようです。また，別のある医療機関では，遅刻した回数を一覧表にして，全職員に見える箇所に掲示したことで減少したケースもありました。

こうしたように，罰金以外の方法によって本人の意識を改善させることも考えていく必要はあるでしょう。

試用期間中の雇用保険・社会保険

Q033 採用してもすぐに辞める職員がいます。試用期間中は，雇用保険，社会保険の加入を見合わせることはできますか？

A そもそも社会保険料については，労使折半負担という考え方から事業主側の負担も少なくありません（図表33-1）。さらに，採用してもすぐに退職されてしまうリスクを考えれば，試用期間中の職員に対して社会保険に加入させたくないというお気持ちも，よくわかります。

❶ 試用期間中であっても加入させなければならない

しかし，雇用保険，健康保険，厚生年金保険いずれの保険についても，試用期間中に加入させないということは，いっさい認められていません。万が一，試用期間中に社会保険等に加入させなくてもよいということが認められれば，法を悪用し，試用期間を1年や2年といった期間で設定するケースも十分に考えられ，制度の存在意義を失わせることにもなります。

そのため，試用期間であったとしても，各種保険には強制的に加入させなければならないことになっています（雇用保険法第4条，健康保険法第3条，厚生年金保険法第9条）。

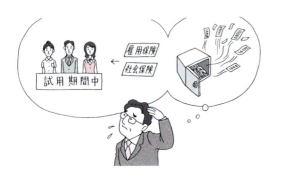

図表33-1 ■ 事業主が負担する社会保険料（広義）

労働保険料	労災保険料
	雇用保険料
社会保険料 (狭義)	健康保険料
	介護保険料
	厚生年金保険料
	厚生年金基金掛金 (基金の加入事業所のみ)
	児童手当拠出金

※各保険料の対象となる者の範囲は，法律によって異なる。

② 行政官庁の指導を受ければ，過去に遡り社会保険料が徴収される

　社会保険等の加入は事業主の申請によって行われることになりますが，いわゆる自己申告になりますので不正が生じやすくなります。そのため行政官庁では，不定期に加入状況を調査によって確認し，そういった調査によって是正指導を受ければ，未加入期間分の社会保険料等を遡って徴収されることになります。この場合の徴収額は，労使合計額となり，法律で定める時効は2年ですから，相当額の金額を徴収されることになります。

　こうした労使合計額について，本来職員が半額負担する部分を2年間分まとめて徴収することは現実的にはむずかしく，結果として大きな経済的負担を強いることになります。

③ 職員から訴訟を起こされるケースもある

　各種保険加入の加入日については，雇用保険を除き，時効である2年を超えて遡ることはできません。そのため，将来その職員が「本来年間○万円の年金を受給できるはずが，試用期間中に厚生年金保険に加入させてもらえなかった」ということを理由に，その差額分の年金額を事業所に対して請求してくることは，決して考えられないことではなく，実際に労働裁判例においても，そうした事案が存在します。

　豊国工業事件（奈良地判・平18.9.5）では，本来加入すべき社会保険に事業所が加入させなかったことで，給付費用や弁護士費用の支払いが事業所側に対して命じられましたので，今回のご質問のケースにおいても同様のリスクを抱えることになります。

④ 地域に好ましくないイメージが広まることがある

　仮に試用期間中であったとしても，市役所等において国民健康保険の手続きを行う際に，医療法人等の法人形態の事業所で働いていれば，そちらで加入すべき旨を指摘され，国民健康保険に加入できないことがあります。結果として，無保険状態となり，職員に大きな不安を抱えることになります。

　そういった不安が地域の知人・友人等に伝わることで，勤務先に対しての悪評が立つこともあり，さらには今後，応募を考えていた方が応募を控えることで人材確保面において不利になることも考えられるため，注意が必要です。

給与，待遇　77

退職金制度の廃止

Q 034 職員の定着率が低いため、退職金制度の意味がなく、廃止したいと思います。何か注意すべき点があれば教えてください。

A 退職金制度では一般的に、3年程度以上の勤務をして退職した際に一時金として支給する方法が採られ、長期勤続をすればその分加算される設計となっていることが多いようです。しかし、現実的には3年前後で職員が退職するケースも少なくなく、ご質問のように退職金制度の意味がないのではないかということで、廃止を検討する医療機関や福祉施設が後を絶ちません。

🍎1 職員に対しての十分な説明がまずは必要である

退職金制度は、賃金と同様に職員にとっては重要な労働条件の一つであり、就業規則等において支給条件などが明確に定められている退職金制度の廃止は、労働条件の不利益変更と解されることになります。労働条件の不利益変更は、通常は許されるものではなく、様々な労働判例を紐解いてみると、例えば大曲市農協事件（最高裁三小判・昭63.2.16）では、「高度の必要性」を求めています。

ご質問のケースでは、そもそも職員の定着率が低いということが理由であり、その理由が「高度の必要性」を有するか否かの判断はむずかしいところですが、いずれにせよ、**老後を含めた生活設計を考えている職員もいるでしょうから、職員が十分に納得できるような説明と、職員の理解を求める努力が必要**です。

🍎2 退職金制度廃止にあたっての代替案を検討する

労働条件の不利益変更ということでトラブルにならないよう、退職金制度廃止にあたっての代替案を検討することも考えていかなければなりません。具体的には、**退職金積立額相当の手当等を給料に加算**する等が考えられますが、こうした方法を採った場合には、毎月の所得税・住民税・社会保険料が高くなるため、事前に様々な試算を行う必要があります。

3 廃止時期の退職金額は保障する

　退職金制度を廃止する場合であっても、廃止とともに職員自身が現在受給できる権利は保障しなければなりません。例えば、来年の3月31日付で同制度を廃止するのであれば、その時点で退職したものとみなした退職金額を確定し、その額は支払う必要があります。これは、職員の既得権を守るために極めて重要です。減額や不支給などの行為は権利の侵害となり、トラブルを生じさせる可能性が高いことから、決して行ってはなりません。

　なお、勤続3年目から退職金を支給するルールとなっている場合、廃止時期に勤続2年6カ月であったというようなケースもありますが、その場合には本来退職金制度があることを知っていて入職しているわけですから、こうした方に対しても一定額の保障は考える必要があります。

4 就業規則の変更と個別同意書の受領

　退職金制度を就業規則や退職金規程に定めている場合には、その変更手続きが必要になります。また、廃止に伴って将来に渡り労使でトラブルが生じないよう、個別の同意書も受領しておいたほうがよいでしょう。

5 外部積立制度の解約上の留意点

　退職金原資を外部機関に積み立てている場合は、これを解約する必要があります。解約手続きの方法は外部機関ごとに異なりますが、社会福祉法人の場合には、独立行政法人福祉医療機構の退職手当共済事業に加入しているケースがあり、法人で一括脱退をする場合には、これまでの掛金が全額没収されることになりますから、注意が必要です。

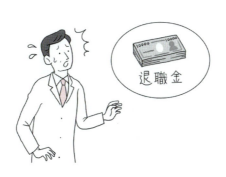

再婚者に対する「結婚祝金」

Q035 職員が再婚しました。慶弔見舞金規程に定めのある結婚祝金の対象になるのでしょうか？ 前例がない場合，半額とすることは可能でしょうか？

A 医療機関・福祉施設においては，職員の結婚・出産，死亡などの慶弔に対して慶弔見舞金を支給することがあります。この慶弔見舞金の支給は，法律において支給基準や対象者が定められているものではありませんから，それぞれの医療機関や福祉施設が独自の基準で定めることができます。そのため，職員間で互助会を設置して運用されているところでは，その互助会から慶弔に関する費用を捻出してもらうことで，あえて**慶弔見舞金規程を定めていないケース**もあります。

また，職員による互助会という制度もなく医療機関や福祉施設側が慶弔見舞金を支給するケースであっても，特に小規模の施設であればそれほど高い頻度で慶弔事由が発生するわけでもありませんので，**そのつど支給金額を決定するケース**もあります。

しかし，そのつど支給金額等を決定するという方法は，職員間によって長い年月のなかで支給金額に差が生じる可能性もあることから，あまり望ましいことではありません。一方，**慶弔見舞金の支給ルールを規程にまとめて運用することが望まれますが**，時流に合わせて見直しをしておかなければ，対応に困ることがあります。

❶ 基本的には勝手に減額をすることは許されない

多くの医療機関や福祉施設は，職員の慶弔見舞金規程で結婚祝金を定めて

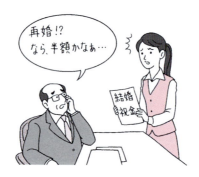

図表35-1 ■ 労働契約法　第9条・第10条（就業規則による労働契約の内容の変更）

第9条　使用者は，労働者と合意することなく，就業規則を変更することにより，労働者の不利益に労働契約の内容である労働条件を変更することはできない。ただし，次条の場合は，この限りでない。
第10条　使用者が就業規則の変更により労働条件を変更する場合において，変更後の就業規則を労働者に周知させ，かつ，就業規則の変更が，労働者の受ける不利益の程度，労働条件の変更の必要性，変更後の就業規則の内容の相当性，労働組合等との交渉の状況その他の就業規則の変更に係る事情に照らして合理的なものであるときは，労働契約の内容である労働条件は，当該変更後の就業規則に定めるところによるものとする。（後略）

いると思います。この結婚祝金は，職員が結婚した場合に祝金を支給するものですが，再婚するケースがあり，規程作成当時には初婚を想定していたものの，いざ再婚者が発生した際にどのように扱えばよいのか困惑する医療機関や福祉施設が増えているのが現状です。

　しかしながら，今回のケースについて結論から先に言えば，規程に「職員が結婚をした場合には，結婚祝金として3万円支給する」といったように結婚や支給にあたっての制限を加えていなければ，**再婚であるという理由で勝手に対象外とすることはできない**でしょう。慶弔見舞金規程は，福利厚生の一部とはいえ労働条件の一つであり，**勝手に支給額を引き下げることは労働条件の不利益変更になる**と考えることができ，労働契約法第9条・第10条違反にもなります（図表35-1）。

　特に，今回は前例がないという理由で半額にすることは，その半額にする根拠もなく恣意的に基準を決められている可能性もあることから，効力は生じず，規程の定めどおりの金額を支給する必要があります。

❷　今後のルールの考え方

　そもそも慶弔見舞金規程において，様々な角度から検討することを怠っていた使用者側に落ち度がありますので，ルールの再考が必要となります。規程策定時には初婚しか想定していなかったという説明を行うことで多くの職員の理解は得られるでしょうが，多様な生き方が特殊ではなくなっている現状を考えると，再婚者に対しての金額を低減させることはマイノリティの排除と捉えられてしまう可能性もあり，注意が必要です。

給与，待遇　81

過払いした給与の返還は可能か

Q036 職員の通勤手当を誤って多く支払っていることがわかりました。返還してもらうことはできるのでしょうか？

A 使用者の落ち度で過払いした給与であっても返還してもらうことは可能です。ただし返還金額が高額な場合は、全額を返還してもらうのか注意が必要です。高額な返還を一括で行うなどの対応は、本人の生活を無視し、生活を脅かすこととなります。返還方法を本人と相談するなど、不満の残らないような対応をする必要があります。

① 返還できるかどうか

結論から言えば、**返還を求めること自体が法律違反になることはない**でしょう。根拠となるのは民法第703条で、「法律上の原因なく他人の財産又は労務によって利益を受け、そのために他人に損失を及ぼした者は、その利益の存する限度において、これを返還する義務を負う」と規定しています。これは**不当に利益を得て一方が損をしてしまっている状態の場合に、それについて返還義務がある**ということで、今回の通勤手当の過払いのような事例が該当します。この不当利得の返還請求権には消滅時効があり、民法167条1項において、原則として10年とされています。したがって、最大10年は遡及することができます。

② 実務上の注意点

実務的には、使用者側も手続きのミスをしていたことや気づくことができなかった落ち度を認め、すべての期間ではなく、例えば過去1年間のみとしたり、減額措置を検討したりすることも重要です。

また、細かい話ですが、過払いしていた金額に対しても社会保険料が掛けられているため、損をしたという感情に結びつくこともあります。例えば、雇用保険料については、2019年度の給与額に1000分の3の料率を乗じた額が本人の給与から引かれていたとして、過払い額が毎月1万円だった場合、1年間では、12万円分×1000分の3＝360円余計に控除されていたことになります。

健康保険料や厚生年金保険料についても，保険料額が変わっていた可能性があります。こうした部分への配慮も必要です。

③ どのように返還してもらうか

返還方法も本人と相談のうえで決めるとよいでしょう。今回の件を伝え，仮に1年分ということにするのであれば，一括で返してもらうのか，分割にするのか，賞与で相殺してもらうのか等，本人の希望を汲み取ることも必要です。そして，それを書面で記録として残しておくとよいでしょう。いつからいつまで，どのように返済をするということが曖昧になれば，更なる不信感の火種となりかねません。

④ 今後の対応

再発防止策として，運用面の見直しも検討するべきでしょう。例えば，「住所変更届」という書式に変更前の住所と変更後の住所を記載するだけでなく，通勤手当の額の記載欄を設けたり，実際の給与台帳と金額を確認する欄を設けたりするなどミスを防止する仕組みが必要です。

⑤ 賃金の全額払いの原則との関係性

賃金の全額払いの原則は，労働者に確実に賃金を手渡すことによって，その生活の安定を図るとともに，賃金の一部の支払いの留保による労働者の足留めをなくすという狙いがあります。そのため，①法令に別段の定めがある場合，②労使の書面協定がある場合——のほかは，労働者に賃金の全額を支払わなければなりません。したがって，**過払い賃金を翌月の賃金で清算することも，賃金の一部控除に関する労使の書面協定があれば，その範囲内で清算することが可能**となります。

また，賃金の一部控除に関する書面協定がなかった場合でも，厚生労働省は「前月分の過払賃金を翌月分で清算する程度は賃金それ自体の計算に関するものであるから，法第24条の違反とは認められない」（昭23. 9. 14基発1357）としており，この法令解釈では，過払い賃金の法的性質を「翌月分で清算する程度」は賃金計算方法の問題としてとらえ，全額払いの原則が禁止している控除には当たらないとしています。

6 最高裁の判例

　この点について，最高裁では「許さるべき相殺は，過払いのあった時期と賃金の清算調整の実を失わない程度に合理的に接着した時期においてされ，また，あらかじめ労働者にそのことが予告されるとか，その額が多額にわたらないとか，要は労働者の経済生活の安定をおびやかすおそれのない場合でなければならない」（福島県教組事件　最高裁一小　昭44.12.18判決　民集23巻12号）としています。**過払い賃金を翌月以降の賃金から控除するなど，いわゆる調整的相殺を行う場合などは，賃金全額払いの原則には違反しない**としています。

7 賃金が不足した場合

　賃金の支払いが不足した場合，その不足の賃金支払日の時点で，労働基準法24条の賃金の全額払いの原則に違反することになります。そのため，翌月の賃金支払日まで待って清算することはできず，直ちに不足分を支払うことが必要です。

第4章

業務命令・就業規則・人事異動

37	ヒゲを剃ることの指示	86
38	服務規定が守られない	88
39	周知されていない就業規則	90
40	運用されていない・実態と合わない就業規則	92
41	職種別の就業規則	94
42	独身寮の生活管理	96
43	「クレド」の効果	98
44	制服の無断転売	100
45	職員に携帯電話を貸与する際の注意点	102
46	社有車の無断使用	104
47	患者に暴言を吐いた職員の処分	106
48	妊婦申出による夜勤業務の停止	108
49	労務管理として締結しておく協定書	110
50	無断で捺印された協定書の効力	112
51	管理職への昇格の拒否	114
52	長期出張の拒否	116
53	業務の「呼び出し」の拒否	118
54	自転車通勤の労務管理	120
55	マイカー通勤の労務管理	122

ヒゲを剃ることの指示

Q037 ヒゲを生やしている職員がいます。剃るように言いたいのですが，問題ないでしょうか？

　　医療機関・介護施設では，衛生管理上，常に清潔感が求められており，感染症防止の目的で建物や医療機器といったハード面の清掃は通常，徹底して行われています。

　ところが，これを職員の身だしなみといったソフト面に焦点を当ててみると，髪の毛がボサボサでまとまりがなかったり，フケが肩に落ちている等といった，およそ清潔感とは程遠い職員が時として存在することがあり，対応に苦慮している医療機関・福祉施設が少なくありません。その結果，管理者が一定の基準に従い清潔感のある身だしなみを強要したり，改善しない場合には懲戒処分を行うといったケースが後を絶たないのが現状です。

🍎1　一定の制限は可能である

　様々な価値観をもった職員が集まり一つの組織が形成されますが，それは人生観・職業観のみならず，おしゃれやファッションについても同様のことが言えます。特に男性の場合，頭髪のみならずヒゲを生やして個性を出すといったこともあり，それを是とみるのか非とみるのか，これも個人の価値観によって異なります。そのうえで，職場を統一的に管理するため，独自に身だしなみの基準を策定し，その基準に基づき運用することがありますが，こ

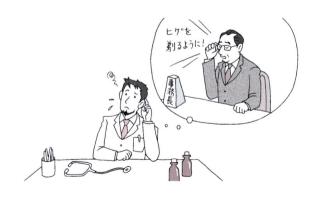

の管理や運用の考え方の妥当性については，郵便事業（身だしなみ基準）事件（神戸地判・平22.3.26）の判決が参考になります。

この裁判では，男性職員の長髪やヒゲが評価の査定においてマイナス材料となり，その違法性が争われました。

結果，判決では「労働者の服装や髪型等の身だしなみについては，もともとは労働者個人が自己の外観をいかに表現するかという労働者的自由に属する事柄である。また，髪型やヒゲに関する服務規律の規律は，勤務関係または労働契約の拘束を離れた私生活にも及ぶ得るものであるから，そのような服務規律は，事業遂行上の必要性が認められ，具体的な制限の内容が労働者の利益や自由を過度に侵害しない合理的な内容の限度で拘束力が認められる。そのため，男性職員の長髪及びヒゲを不可とする身だしなみ基準は，**顧客に不快感を与えるような場合にのみに限定して適用されるべき**である」と示され，無制限に禁止することは認められないということで，郵政事業側に損害賠償の支払いが求められました。

2 ヒゲを剃ることの強要は人権侵害行為

以上から勘案すると，無精ヒゲであれば「患者に対して不快感を与える」と考えることはできますが，整えられたヒゲであれば，必ずしも不快感を与えるとは考えられず，剃ることは強要できません。

したがって，**無精ヒゲならば速やかに整えるよう指導し，日々，整えるなど管理しているのであれば，剃るよう命じることはできない**，と考えることができます。また，ヒゲのみならず，不快感を与えない身だしなみへと気を使っていながらも，ヒゲを剃るなど管理者が過度に強要するのであれば，人権侵害行為に該当することになります。

3 身だしなみの基準はどこにあるのか

不快感を与えるか否か，ということを考える場合には，その基準は職員や管理者ではなく，あくまでも患者や利用者にあるものであり，そういった視点で組織における身だしなみの基準を職場全体で再考する必要性もあるのではないかと考えます。そのような検討を行わなければ，今後も同じような問題が生じる可能性は高く，管理者・職員双方がお互いに嫌な気分になることは自明ではないでしょうか。

業務命令・就業規則・人事異動　87

服務規定が守られない

Q038 職場内で服務規律がなかなか守られません。どうしたらよいでしょうか？

A 職員が始業時刻ギリギリに出勤してくる，業務時間中に私語が多い，といった問題は多くの医療機関や福祉施設で見受けられます。これらは職員側の意識に問題があるわけですが，そもそも守ってほしいことや注意してほしいことを医療機関や施設が十分に伝えていないという実態もあります。**医療機関や福祉施設としては，服務規律の内容を職員にわかりやすく伝えていくことが，今まで以上に求められるようになっています。**

1 服務規律が守られていない原因

医療機関や福祉施設では，例えば職員が始業時刻ギリギリに出勤している状況を問題だと認識していたとしても，注意をせずそのまま見過ごしていることが多くあります。これは，注意しなくても職員本人はわかっているだろうと思い込み，そのまま状況が続いているという点に原因があります。

そのため，**「経営者側」と「職員側」との間に認識ギャップがあることを理解**し，併せて，このような問題行動がみられれば黙認せず，院長・施設長あるいは現場の管理職が注意や指導を行う必要があります。

2 就業規則の意義

就業規則は，労働基準法第89条において「常時10人以上の労働者を使用する使用者は，次に掲げる事項について就業規則を作成し，行政官庁に届け出なければならない」と定められており，対象となる医療機関・福祉施設には就業規則を作成する義務があります。しかし，対象となるから作成する，というだけで留まることなく，就業規則の意義を理解しなければ，ルールを浸透させることができず，画一的な統制を図ることもできません。

そもそも就業規則とは，職員の賃金や労働時間などの労働条件，職員に期待すること，職員として守らなければならない職場の規律を明文化したものであり，ただ職場に置いてあるというだけではいけません。入職時に説明を行うなど，ルールの浸透に向けた努力も必要となります。

図表38-1 ■ 「職場のルールブック」の一例

職員の基本的な行動①

〔基本〕
□職員間の私語を慎みましょう。
□勤務時間中は業務に専念し，業務以外のことは行なってはいけません。
□欠勤や遅刻・早退はしないよう心がけましょう。（他の職員に負担をかけ，その結果として利用者様に迷惑をかけることになります。勤務当日にどうしてもやむを得ない事情で出勤できない場合や遅刻する場合は，施設長もしくは事務長に連絡しましょう。）

〔コミュニケーション〕
□利用者様やご家族の方が安心される，とっておきの笑顔を添えましょう。
□利用者様と話しをする際はアイコンタクトと笑顔で対応しましょう。
□説明や会話で言い終わってから利用者様の様子を良く観察しましょう。
□部屋やカーテンの中に入るとき，「失礼します」などの声を添えて静かに入りましょう。

身だしなみ

服装や爪などは，常に清潔に保ち相手に不快感を与えないようにしましょう。

身だしなみのチェックポイント
□落ち着いた髪の毛の色〔奇抜な色はダメ〕
□長い髪の毛は束ねる
□爪は伸ばしていない
□指輪は外す
□マニキュアはつけない
□ピアスは外す
□ネックレスをする場合は目立たないもの
□化粧は控え目に
□香水はつけない
□制服は汚れていない（清潔）
□履物は汚れていない（清潔）
□口臭はない

3 服務規律の役割

　労働基準法第89条において，就業規則に定めなければならない事項が明示されており，服務規律は，「10　前各号に掲げるもののほか，当該事業場の労働者のすべてに適用される定めをする場合においては，これに関する事項記載する事項」に該当します。ここでいう服務規律とは，職場秩序の維持，諸規則や業務命令の遵守，誠実勤務義務などを行動規範として明文化したものであり，医療機関・福祉施設の存立と円滑な業務運営を維持するためにも，職場秩序の維持は不可欠なものです。

　医療機関・福祉施設としては，服務規律のなかで，職員に対して必ず守ってほしいことなどを具体的に例示しておくことが非常に重要となります。

4 服務規律を改善するために

　以上，就業規則の内容を充実させていくことの重要性を述べましたが，それだけでは職員にルールを浸透させていくことはむずかしい状況にあります。なぜなら，就業規則は文字ばかりで難解な用語が数多く使われるなど，職員の視点に立って作成されていない場合が多いからです。そのため，例えば**「職場のルールブック」**のようなものを策定し，業務を行ううえで職員に守って欲しいことや知っておいて欲しいことなどを，イラストや口語体を用いながらわかりやすく示していくと（図表38-1），今まで以上にルールが職場のなかで浸透しやすくなることがあります。結果として，職員が同じ認識を共有でき，職場の服務規律改善につながることも十分に期待できるのではないかと考えられます。

業務命令・就業規則・人事異動　89

周知されていない就業規則

 就業規則や諸規程が事務長の机の中にしまわれていて，知らないルールを一方的に押し付けられている感じがします。こうしたことは許されるのでしょうか？

　　就業規則や諸規程には，職員が働くうえで守らなければならない規律や労働条件に関する事項が具体的に明示されており，その結果，職員は安心して働くことができます。

　一方で，医療機関・福祉施設の管理者にとっては，院内・施設内の秩序が保たれ，職員を適切に指導することができ，全体的な運営が効率的に行われる効果ももたらします。

　このようなプラスの効果が期待できる就業規則等ですが，逆に，年次有給休暇の取得など職員が一方的に権利を主張してくるので運営しづらいと考える管理者も現実的には多く，ロッカーや机の引き出しの中にしまっていては，問題があります。

1　就業規則の法的規範性について

　就業規則は，職員が守るべき服務規律や労働条件を統一的・画一的に定めた規則です。その就業規則の法的規範性については，労働裁判例（秋北バス事件・最高裁大判・昭43.12.25）では，「労働条件を定型的に定めた就業規則は，一種の社会的規範としての性質を有するだけでなく，それが合理的な労働条件を定めているものである限り，経営主体と労働者との間の労働条件はその

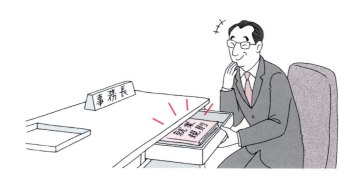

就業規則によるという事実たる慣習が成立しているものとして，その法的規範性が認められるに至っているものということができる。また，当該事業場の労働者は，就業規則の存在及び内容を現実に知っていると否とにかかわらず，また，これに対して個別に同意を与えたかどうかを問わず，当然にその適用を受ける」と示しています。

　すなわち，事務長の机の引き出しの中にしまわれた就業規則や諸規程であっても，**合理的な労働条件であるならば，それらに書かれた内容を職員が知らなくても，職員はその就業規則や諸規程の拘束を受ける**ことになります。

② 就業規則の効力について

　一方で，そうした就業規則が適正な手続きによって作成されていない場合には，就業規則の効力が否定されることがあります。

　労働裁判例（フジ興産事件・最高裁二小判・平15.10.10）では，「就業規則が法的規範としての性質を有するものとして，拘束力を生ずるためには，その内容の適用を受ける事業場の労働者に周知させる手続が採られていることを要するものというべきである」と示しておりますので，**職員に知らせることなく勝手に作成していた就業規則は無効**と考えることができます。

③ 就業規則等の非公開は職場の不信感を高める

　今や誰もが携帯電話やパソコンによって様々な情報を入手できる環境となっていますので，就業規則の年次有給休暇の項を確認されたくはない，といったことが通じなくなりました。

　職員のなかには，管理者よりも労働基準法に詳しい職員も少なくなく，就業規則等の諸規程を職員が閲覧できない環境は，かえって職場に対する不信感を高めるのみであり，プラスの効果はまるでありません。管理者は，そういった点を改めて認識し，職員との良好な関係構築のために公開していくことを考える必要があるでしょう。

業務命令・就業規則・人事異動　91

運用されていない・実態と合わない就業規則

Q040 就業規則には運用されていないルールや実態と合わないルールも数多く記載されています。それでも就業規則の記載が優先されるのでしょうか？

　就業規則の作成については，労働基準法第89条において，常時10人以上の労働者を使用する事業所は所定事項を定め行政官庁に届け出ることが義務付けられています。
　しかし，その就業規則の内容をみてみると，実態と内容が合致しているルールが存在することは少なく，曖昧な運用や管理からトラブルに発展することもあるため注意が必要です。

1 就業規則の位置づけ

　就業規則は，その届出にあたって必ず労働組合または職員代表の意見を聴取する必要があります。そういった手続きをしっかり踏んでいるのであれば，実態と合わないということは，まずあり得ません。
　しかし，いったん就業規則を提出したものの，その後何年にも渡って改定手続きをしていない，といった場合には，そうしたケースは十分に想定されます。この場合，就業規則に記載はないものの労働契約書や労働協約等に記載がある場合には，その効力の優先順位は図表40-1のようになります。
　これらは，労働基準法等にその根拠を求めることができます。労働基準法第92条では「**就業規則は，法令又は当該事業場について適用される労働協約に反してはならない**」と規定され，労働契約法第12条では「**就業規則で定め**

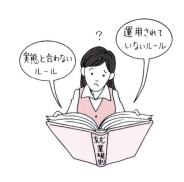

図表40-1 ■ 勤務の取決めに関する効力

労働契約 → 就業規則 → 労働協約 → 法　令

※右に進むに従い，法的拘束力が強くなる（つまり，下回っている場合は優先される）。

る基準に達しない労働条件を定める労働契約は，その部分については，**無効とする。この場合において，無効となった部分は，就業規則で定める基準による**」と定められています。

② 明確なルールの定めがない労使慣行

一方，就業規則や労働契約書等においてもまったく記載がなく，半ば公然としたルールとして運用されていることがあります。これは，民法第92条の「事実たる慣習」ということで，「法令中の公の秩序に関しない規定と異なる慣習がある場合において，**法律行為の当事者がその慣習による意思を有しているものと認められるときは，その慣習に従う**」と扱われ，労働関連のルールであれば「**労使慣行**」と一般的に呼ばれています。

この労使慣行が成立するには，労働裁判例（日本貨物検数協会事件・東京地判・昭46.9.13）によれば，「ある事実上の取扱いや制度と思われるものが，反復し継続して行われており，特別なことがなければそれによるという形で定着化し，その取扱いや制度を労働者が認識しており，就業規則の制定変更権限のある使用者が明示または黙示的に是認しており，労使ともにそれに従って処理・処遇しており事実上のルール化している」ことが前提となっています。

したがって，こうした前提がない場合には労使慣行とは言えないこととなり，必然的にそのルールをもって基準とすることはできないことになります。

③ 労使慣行と就業規則の関係

反復継続して行われる行為で，それが労使慣行と考えられたとしても，法律に反する行為であれば，当然ながら効力は有しません。しかし，**就業規則には定められていないものの実質的には労使慣行のルールである場合には，それが法律に違反することがないのであれば，労使慣行のルールが優先される**ことになります。

業務命令・就業規則・人事異動　93

職種別の就業規則

病院全体の就業規則は存在するのですが，どうも医師職については全体的に内容が合いません。どうしたらよいでしょうか？

　　就業規則とは，職員が業務遂行にあたって守るべき規律と，労働条件の具体的細目を定めた規則の総称です。したがって，医師職を含め全職員はこれに従わなくてはなりません。

　病院は，医師，看護師，看護助手のみならず，薬剤師や事務員など多様な職種の職員によって構成され，さらには正職員ばかりでなく，パートタイマーや嘱託職員，契約職員等の非正規職員も多数存在します。こういった様々な職員がいるなかでは，多くの勤務形態を対象とする各種ルールが設定されており，就業規則のなかにそれらは網羅されていなければなりません。しかし，ご質問のように医師職については，その勤務等の特殊性から，就業規則のなかで一緒に取り扱うことが困難であるという場合も少なくありません（図表41-1）。

❶ 勤務や処遇の特殊性から独立した規程を作成することがポイント

　就業規則については，一つの就業規則としてまとめなければならない，という決まりはありません。そのため，**医師職に限ってその運用がむずかしいのであれば，医師職のみ別の規程として独立させた「医師職職員就業規則」を策定していってもよい**でしょう。実際，勤務形態をみても，宿直，日直，休日勤務，救急勤務および待機勤務等の勤務態様があり，さらには緊急で救急対応をした翌朝にそのまま通常勤務を行うということもあり，その特殊性が認められます。

　また，処遇面をみてみると，例えば他の職員同様に通勤手当等の支給は受ける一方で，その運用の詳細を確認してみると，一般職員には高速道路を使用して通勤しても高速道路代の補助がない一方で，医師職は高速道路代が満額支給されるなど厚遇されていたりすることがあります。また，支払い方法についても，一般職員は日給月給制によって支給されている一方，医師職は年俸制で支給されるなど，細かく異なる場合が数多くあります。

　それらをみると，一般職員と同じ規程の枠組み内で医師の労務管理も行っていくことはむずかしいと考えられますので，医師職のみ対象として独立さ

図表41-1 ■ 運用ルールの違い等

	一般職員	医師職員
勤務時間	シフト勤務によることが多い	シフト勤務によることが多いが，突発的に対応しなければならない対応も少なくない
給料の支払い方	日給月給制	年俸制
諸手当支給	各種手当を支給	年俸制に含むものとして各種手当を支給しないことも多い
退職の申し出	1～2カ月前に申し出を求めることが多い	経営面の問題が生じるため，できれば3～6カ月前には申し出をお願いしたいところ
退職金	支給	不支給のケースが多い

せた就業規則や諸規程を作成することも検討する余地はあるでしょう。

2 医師職職員に対する規程整備

　医師職職員の就業に関するルールは，その特殊性から独立した就業規則等を作成することを検討しなければなりませんが，例えば，以下のように各種の規程を策定することができます。

①　医師職職員就業規則
②　医師職職員就業規則（非常勤職員用）
③　医師職職員年俸支給規程
④　医師職職員学会参加規程
⑤　医師職出張旅費規程
⑥　医師職通勤費補助規程
⑦　医師職職員福利厚生規程　等

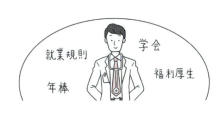

独身寮の生活管理

042 病院所有の独身寮に入居していますが，細かなルールが多くて窮屈に感じます。どういった生活管理までが認められるのでしょうか？

　　　　人材確保難の対策の一つとして，独身寮を用意して職員の経済的負担を軽減させ，確保や定着につなげようと取り組んでいる医療機関は少なくありません。ところが一方で，過度の管理等によって独身寮に入ること自体を避ける職員も増加している傾向にあり，寮を用意したものの人材確保に苦戦する，という医療機関も多いようです。

1 どこまでの管理が許されるのか

　医療機関や福祉施設による独身寮の管理がどこまで許されるのかといった点については，労働基準法で定められている「**寄宿舎生活の自治**」の考え方が参考になります。

　労働基準法では第94条第1項において「寄宿舎生活の自治」について「**使用者は，事業の附属寄宿舎に寄宿する労働者の私生活の自由を侵してはならない**」と定めています。ここでいう寄宿舎とは，「常態として相当人数の労働者が宿泊し，共同生活の実態を備えるものをいい，事業に附属するとは事業経営の必要上その一部として設けられているような事業との関連をもつことをいう」（昭和23年3月30日・基発第508号）とされ，寄宿舎生活の自治においては，寮内の寮長などの役員選出等にあたり干渉してはならないといった制限が事業主側に付加されています。

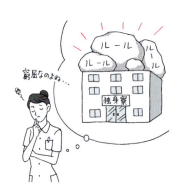

　もっとも，最近は，共同生活ではなく，いわゆるワンルームマンションのように風呂，トイレなどもすべて個人ごとに分かれている独身寮が増えているため，すべての独身寮がこの「事業の附属寄宿舎」に該当するわけではありません。

　しかし，この「寄宿舎生活

の自治」の考え方によれば，医療機関・福祉施設が，**独身寮に入居している職員の私生活の自由やプライバシーを侵害するような過度な管理を行うのは問題がある**と言えます。例えば，男性の管理担当者が部屋の管理状況を見るために勝手に女性職員の部屋の鍵を開けて確認したりとか，女性専用の独身寮に男性を入れないようにするためフロアの廊下に監視カメラを設置するといった管理の仕方は，プライバシーの侵害行為となり，許されることではありません。

2 一定のルールはやむを得ない

ただし，独身寮で各職員のプライバシーは確保されているとはいえ，**無制限に管理が解除されるわけではありません**。本来は医療機関側が所有者であり，万が一，事故や火災等が発生すれば，管理者としての責任が問われますので，一定の管理はやむを得ないと考えなければなりません。例えば，ゴミを出す曜日が決められているのであれば，居住者はそれに従う必要があり，ルールを無視した行為に対して厳に注意することは，通常の管理の範囲内として考えるべきです。

さらに，仮にその独身寮が賃貸物件であった場合には，いったん医療機関側が借り，それを職員に転貸していることになりますので，当然ながら傷を付けたりした場合の賠償責任は，最終的には医療機関側が負うことになります。また，通路に物が置いてあったりした場合，もし火災でも発生すれば，それが邪魔になって大惨事につながることは自明ではないかと思われます。

3 社会人として自覚のある行動が必要

独身寮入居生活に関する細かなルール設定は，管理責任が医療機関側にあることを考えればやむを得ません。職員に転貸をしていることで，傷などが故意に付けられたのか，自然に発生したのか，といったことなどに関するルールを決めておかなければ，責任の所在が曖昧になり，その負担を巡ってお互いが不快になる可能性は十分あるからです。

「ペットを飼ってはならない」「壁紙等を勝手に張り替えてはならない」「室内で宴会をやってはならない」等といったルールを定めている場合もありますが，これらは，近隣住民等にも迷惑を掛けないという点も含め，社会人として至極当然のことであると考えるべきでしょう。

業務命令・就業規則・人事異動　97

「クレド」の効果

Q 043 最近，医療機関や福祉施設においても「クレド」という言葉をよく耳にします。どういったもので，どのような効果があるのでしょうか？

クレドは，ラテン語の「Credo」が語源となっています。日本語では「志」「信条」といった言葉に該当し，転じて**起業の想い**や**企業理念**，**行動指針**を簡潔な言葉にまとめたものを指します。

社員にわかりやすく伝えるため，これらの信条や行動指針をポケットサイズの紙に書き込んで持ち歩きやすくしたものを「クレドカード」と呼ぶ場合もあります。

❶ クレド導入の背景

クレドは，医薬品メーカーのジョンソン・エンド・ジョンソンやホテル業のザ・リッツ・カールトンが導入したことで注目されるようになりました。グローバル企業の悩みである，国籍・人種・歴史等に由来する世界観や価値観の相違があるなかで，企業として，統一した共通目的の達成やサービスクオリティの維持について徹底させなければならないことが両社の共通点でした。

そういった世界観や価値観等の違いを超えて共通したサービス等を提供する目的でクレドが策定されるようになり，医療機関や福祉施設においても導入しようという動きがみられます。

❷ ボトムアップでつくる行動基準と価値観

医療機関や福祉施設のなかには「経営理念」や「社是・社訓」などを掲げている場合があり，これらの言葉自体は非常に有意義で崇高なものです。しかし，それだけに職員側からすると，言葉の意味がわかりにくいという印象を与えてしまっていることも少なくありません。そうした経営理念等は，理事長等がトップダウンで決めているため，強制的に上から押し付けられた感覚を職員が抱いてしまうこともあります。毎朝の朝礼で企業理念や社是・社訓を唱和していても，その言葉の意味を理解することなく，唱和すること自

体が目的になってしまっている，というケースがそれを証左しています。

この点，**クレドはボトムアップ式**に作られることになります。通常は，職員みずから自分たちの存在意義や価値観を表現していくことになりますが，最終的には組織としての一体感が出せる言葉，例えば「共感キーワード」を探しながら策定していくことになります。現場の生きた言葉が採用されることによって，職員がお互いに目的や日々心がけなければならない行動等を共有することができ，一体感をもって一定水準以上のサービスを提供できるようになるのです。

3 クレドの効果（関東地区のA整形外科診療所のケース）

関東地区のA整形外科診療所では，患者数の激減に悩んでいました。来院者アンケートから判明した原因は，看護師や事務員に元気がなく，事務的で優しさに欠けていることでした。そこで，院長を筆頭に，若手看護師が中心となりクレド作成プロジェクトが立ち上がりました。最初は，ベテランの看護師さんから協力を得ることができず，困難な船出となりましたが，現状の問題点の話し合いや将来の自分たちのあるべき姿を語り合う過程で，非協力的だったベテラン看護師からも意見が出るようになりました。やがて，相互に信頼感が増してゆき，「ありがとう」の言葉が職員間でも患者に対しても自然と溢れ出るようになり，最終的にクレドができあがりました。

ただし，クレドはあくまでもこれまで話し合った結果であり，今後の針路を決める指針にしか過ぎません。A整形外科診療所では，クレドを策定する過程で，自分たちの存在意義を改めて職員間で振り返り，自らの行動を改める必要性に気付いたことで，結果として行動の改善へとつながったのです。

そして現在A整形外科診療所は，他地域からも患者が集まるようになり，増患対策に困らなくなったという効果が生まれました。A整形外科診療所では実際，職員が自主的に「待ち時間短縮運動」や「ひとこと声かけ運動」を企画し取り組んでおり，定期的に行っている来院者アンケートは年々良くなっているようです。

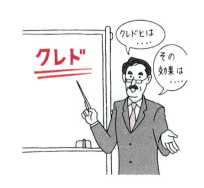

制服の無断転売

Q 044 あるブランドで特注した病院の制服を無断転売していた職員がいました。この職員への対処と今後の管理方法について教えてください。

A 医療機関によっては、その制服のファッション性が事務職員を中心に人材確保に寄与することがあり、有名なデザイナーなどに特注で作ってもらうケースも少なからずあるようです。こうした制服については、オークション等において高値で転売できることもあり、実際に航空会社やファーストフードチェーンを展開している企業において、そうした行為が問題視されたことがあります。

さて、実際に第三者に無断転売をした場合には、衛生面の問題も考えなければなりませんが、制服そのものは医療機関側が所有権を有するものですから、①**その行為が事実なのか否かという事実確認**、②**その事実に基づいた懲罰（懲戒処分）の検討**、最後に今後の防止策として③**制服の適切な管理方法の検討**が必要になります。

1 今回の事件の事実確認

まず、何よりもその職員に対して「その転売行為が事実なのか否か？」「なぜ、そのようなことを行う必要があったのか？」を確認する必要があります。事実を確認せず、曖昧な情報に基づき聴取を行うようなことがあり、その情報が偽りの情報であった場合には、職員と医療機関での信頼関係が壊れてし

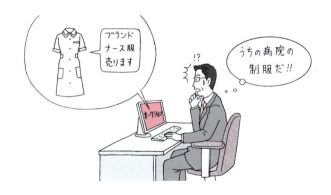

まう可能性が考えられます。

また，万が一事実がないにもかかわらず制裁を行った後に倉庫などから制服が出てきたりした場合には，濡れ衣を着せされたということで，「懲戒権の濫用」として大きなトラブルに発展することもあるため，注意しなければなりません。

② 事実に基づく懲罰の検討

万が一，転売行為が事実であったならば，懲戒処分を検討しなければなりません。

第三者の手に渡った場合には，それがさらに転売されるなど回収できないこともありますが，可能な限り回収に努める必要があるでしょう。また，回収がむずかしい場合には，当然ながら費用弁償も求める必要があります。

懲戒処分にあたっては事実行為と処分内容の相当性が求められますが，具体的な処分内容は就業規則等に基づいて決めることになります。現実的には，常習性のない転売行為であり，単なる出来心であれば，懲戒解雇のような重い処分を行うことは，相当性を欠くとしてむずかしいと考えます。

③ 適切な制服の管理方法の検討

今回の職員による制服の転売は，それが発覚するまで実際には，適切な管理がなされていなかった，と考えることもできます。

実際，十分な管理ができていない医療機関等をみてみると，全体の数の管理は行っているものの，個別の管理までは行っていないケースは多く，入退職が相次ぐことでさらに状況がわかりにくくなっている場合も決してめずらしいことではありません。

結果として，特定の職員が余分に制服を持っていたりすることもあり，そうした制服が転売対象となったり，制服を雑に扱うということにつながることもあります。

したがって，今後は一つひとつの制服に対して番号を付け，**制服管理台帳**のようなものを作成し，管理を徹底することも考える必要があります。特に，どのタイミングで誰に対して何枚の制服を渡したのか，という点を管理していくだけでも，転売をするという意識を抑止させることもでき，さらには個人ごとの取扱い状況も一目瞭然となるでしょう。

業務命令・就業規則・人事異動　101

職員に携帯電話を貸与する際の注意点

職員に携帯電話を貸与するにあたって何か注意すべき点があれば，教えてください。

医療機関や福祉施設が契約した携帯電話を職員に貸与する場合には，様々なトラブルが発生することを想定しなければなりません。特に，業務以外での私的利用の取扱いや紛失盗難時の対応，さらには情報漏洩に対するセキュリティー対策等については注意を払う必要があるため，携帯電話利用規程を作成して具体的なルールを定めておくことが重要です。

❶ 近年の携帯電話の性能

スマートフォン（多機能携帯電話）の普及等，近年の携帯電話の進化は著しく，そのすべての機能を使いこなすことが困難となっています。従来の電話機能のみならず，電子メール機能，カメラ撮影機能，電子マネー機能など多岐に渡りますが，携帯電話の貸与にあたって性悪説で考えれば，こうした機能を悪用させてしまうこともできるため，具体的な対策・ルールが必要となります。

こうしたルールは携帯電話利用規程としてまとめていくことが望ましく，周知徹底による予防が急務となっています。

❷ ルール制定のポイント

例えば，様々なルールを規程に網羅する場合，以下の着眼点でまとめたうえで職員にそれを浸透させなければなりません。

(1) 業務以外での私的利用の禁止

貸与された携帯電話は業務のみでの使用を許可し，私的利用は禁止する必要があります。なぜなら，業務中の公私混同が職場の規律悪化につながるのみならず，料金の負担について職員との間でトラブルになることも十分に考えられるためです。また，業務中の私用電話は，職務専念義務違反にもつながります。

そういった点を考えると，貸与された携帯電話は業務にのみ使用すること

を基本ルールとし，業務外で使用した場合の料金負担や報告方法，報告しない場合の対応等については別途ルールを考えておく必要があります。

(2) 携帯電話の紛失，盗難，情報漏洩等に対するセキュリティー対策

職員に貸与した携帯電話には通常，業務に関係する職員等の氏名，電話番号，メールアドレス等の個人情報が予

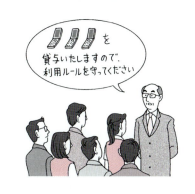

め入力・記録されていることでしょう。そのため，携帯電話を紛失したり，盗難に遇うと，情報が漏洩する可能性があります。リスト化して転売されるリスクも考えられるので，特に患者等の情報が入っている場合は，充分な注意が必要です。

したがって，パスワードを掛けたり，紛失時等には携帯電話会社に連絡をし，他人が不正に操作できないようにロックしてくれるサービスを活用することも考えなければなりません。

また，情報としては，電話番号等の文字だけではなく，カメラで撮影した画像情報も同様に考えなければなりません。

患者や利用者，さらにはその家族にとっては，医療機関や福祉施設に入っていること自体を誰にも知られたくないという場合も少なくなく，情報漏洩によって損害賠償の対象となることが十分に想定されます。セキュリティー対策は安易に考えることなく，様々なケースを想定したうえで漏洩防止策を講じる必要があります。

❸ 職員に対する教育も必要

以上のように運用ルールを定める必要はありますが，こうしたルールが職員に浸透していかなければ意味がありません。そのためには，携帯電話利用規程を定めることはもちろんですが，入職時や携帯電話貸与時に取扱いや管理方法を説明したり，使用にあたっての誓約書提出，さらには定期的な内部研修を実施するなど，教育を行うことも考えていかなければなりません。

そして，管理者の知らぬ間にカメラ機能や電子メール機能等を私的に利用されていることはないか，携帯電話の利用状況も不定期に確認する必要があります。

社有車の無断使用

Q046 無断で社有車を私用に使う職員がおり，何らかの処分も含めて対応を考えたいと思います。どうしたらよいでしょうか？

医療機関や福祉施設においては，送迎車両とは別に，社有車を何台か抱えているところが大半です。
　こうした社有車は，本来は厳格な管理をしなければなりませんが，現実的には，職員が通勤用に勝手に使っていたり，あるいは休日のサークル活動で使用していたり比較的自由に使える環境のところも少なくなく，そういった自由な環境がエスカレートするケースもあるようです。

1　懲戒処分の検討

　懲戒処分を行うにあたっては，一定の順序を踏んで行わなければならず，注意や指導もなく突然重い処分というわけにはいきません。ルールや指示・命令違反の行為があり，企業秩序が維持できない場合に初めて制裁としての懲戒処分が可能となります。また，ルールや指示・命令違反の行為と処分のバランスがあまりにも不均衡であれば，その処分の効力を巡ってトラブルになることもありますので，注意が必要です。
　ご質問のケースが**今回初めて行う処分であれば，口頭で注意するか始末書や念書を提出させる**ことが一般的だと考えます。
　なお，懲戒処分には，①口頭注意，②けん責（将来をいさめるために，始末書や念書を書かせること），③減給，④出勤停止，⑤昇給停止，⑥降格,

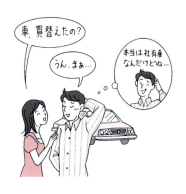

⑦諭旨解雇（退職届の提出を命じ，これを拒否すれば懲戒解雇と付すること），⑧懲戒解雇（即時解雇すること）等があり，順に重い処分となります。

2 懲戒処分をする際の留意点

　実際に懲戒処分を行うにあたっては，何よりも事実関係を確認しなければなりません。噂や勘違い等によって処分することは絶対に行ってはならず，さらには本人に対して弁明の機会も設ける必要があるでしょう。業務の都合でやむを得なかったということもあるかもしれませんので，第三者の話を鵜呑みにすることなく，本人に対して必ず確認する必要があります。

　そして，懲戒処分を行うのであれば，それが口頭による注意であったとしても，**指導記録を必ず残しておく**ことも重要となります。それは，本人が再度同様の事案を重ねて発生させた際に，その記録を根拠にさらに重い処分を行うことができるようにするためです。

3 管理体制に問題はなかったか

　そもそも，無断で社有車を使用された背景を辿ってみると，実は使用者側の管理が不十分であったというケースは少なくありません。

　例えば，社有車の鍵を誰でも自由に持ち出せることになっていたり，使用記録がない等といった運用をしていたのであれば，無断使用を助長させていると考えることもでき，事故でも起こしていない限り社有車の無断使用にあたって懲戒処分を行うことは，現実的ではありません。

4 徹底した管理体制が必要

　管理が不十分であった場合，職員が運転した社有車の事故によって医療機関が損害賠償請求を受けることがあります。実際，従業員が事務所内の机の引出しの中に保管してあった鍵を無断で持ち出し，営業車を私用で使い起こした事故について，その運行は企業の支配下にあったものとして企業に責任を認めた裁判例（名古屋地判・昭56.7.10）もあります。

　今回のケースは，内部の管理体制を見直す好機であり，様々な角度から改めて運用上の問題点を見つけ，改善する必要があります。特に，**鍵の管理の徹底や車両管理台帳の整備，社有車の傷等の定期監査の実施，車両責任者の選定等は少なくとも早急に取り組む必要がある**でしょう。

業務命令・就業規則・人事異動　105

患者に暴言を吐いた職員の処分

患者に暴言を吐いた職員がおり，先日その家族から苦情を受けました。どのような対応をすべきでしょうか？

患者に暴言を吐くことなど，決してあってはなりませんが，万が一そうした事態が発生した場合は，基本的に，**①患者と家族への対応，②暴言を吐いた職員への対応，③組織としての取組み**──の3つに分けた対応を考える必要があります。

患者と家族への対応

まず，苦情に対する患者や家族の感情のレベルがどの程度なのかを知ることが必要です。つまり，感情を害したことによる謝罪を求めているのか，あるいは，当該職員を辞めさせろというレベルにまでエスカレートしているのかを，冷静に判断しなければなりません。もし謝罪だけを求めているのであれば，その場で上司とともに真摯な態度で謝罪する必要があります。

一方で，懲戒解雇まで要求してくるようであれば，事実関係を詳細に調査し原因の検討を行わなければ，対応策を回答できないということを，丁寧に説明する必要があります。その場合，「できるだけのことはさせていただきます」というような言葉は慎まなければなりません。対応の最中に要求水準が高まり，関係者全員が疲弊をするということが考えられるためです。確かに，暴言を吐くこと自体は大きな問題ですが，いわゆるモンスターペイシェントのように過剰な要求を求めるケースもありますので，バランス感覚をもって対応することが必要となります。

暴言を吐いた職員への対応

いかなる理由があったにせよ，暴言を吐いたという事実に対しては，就業規則にある懲戒区分に従い，注意を促すことが適当と考えます。

ただし，懲戒の程度については慎重な検討が必要です。これについては，人事院が各行政官庁に出している**「懲戒処分の指針」**が参考になります（**図表47-1**）。

また，同指針には「職場内秩序を乱す行為」という項目があり，「他の職

図表47-1 ■ 人事院「懲戒処分の指針」（平成30年9月7日一部改正後）の「第1
基本事項の一部」

> 　具体的な処分量定の決定に当たっては，
> ①　非違行為の動機，態様及び結果はどのようなものであったか
> ②　故意又は過失の度合いはどの程度であったか
> ③　非違行為を行った職員の職責はどのようなものであったか，その職責は非
> 　違行為との関係でどのように評価すべきか
> ④　他の職員及び社会に与える影響はどのようなものであるか
> ⑤　過去に非違行為を行っているか
> 　等のほか，適宜，日頃の勤務態度や非違行為後の対応等も含め総合的に考慮
> の上判断するものとする。

員に対する暴言により職場の秩序を乱した職員は，減給又は戒告とする」と
定めておりますので，これを類推解釈すれば，懲戒の程度については，重く
ても減給までと考えるのが妥当でしょう。

③　組織としての取組み

　今回のトラブルが，単に当該職員の性格や仕事に対する姿勢が原因であれ
ば，処罰によって改善効果を期待することができます。

　しかし，組織全体に蔓延するストレスや人権意識の欠如といった本質的な
問題に起因しているのであれば，当該職員への懲戒処分で注意を促すだけで
は不十分です。他の職員が同じように暴言を繰り返す可能性があるからです。

　したがって，本質的な問題が，当該職員だけにあるのかどうかをきちんと
見極める必要があります。いつから暴言を吐くようになったのか，また，最
近のその職員のストレス状況など，広く聞き取ることも必要でしょう。その
場合，気がつきやすい現象を問題として捉えてしまい，本質を見誤ることが
ないように注意が必要です。

④　今後の対応策

　以上の点を踏まえながら，リスクマネジメントとして組織的な取組みを実
行に移していくことが大切です。具体的には，「**苦情対応係の選任**」「**苦情対
応・防止マニュアルの整備**」「**教育・研修の実施**」等を行うといったことに
取組み，予防や再発防止に努めていかなければなりません。

妊婦申出による夜勤業務の停止

Q048 妊娠のため夜勤業務を外してほしいという申出がありましたが，夜勤業務が回らなくなります。こうした申出には応じなければなりませんか？

A 労働基準法では，第66条第2項及び第3項において，**妊産婦**（妊娠中の女性および出産後1年を経過しない女性）**が請求した場合には，時間外労働，休日労働および深夜業**（原則，午後10時から午前5時までの間の就業）**をさせることはできない**旨が定められています。また，同法第41条第2号に規定する管理監督者等であれば，時間外労働や休日労働の制限はないものの，深夜業については，本人が請求した場合は就業させることができないことになっています（昭和61年3月20日・基発第151号・婦発第69号）。

この規定に違反した場合は，同法第119条により6カ月以下の懲役または30万円の以下の罰金に処せられることがあるため，注意が必要です。

1 法律で定めている妊娠中，出産後の勤務上の措置について

労働基準法では母性保護，「雇用の分野における男女の均等な機会及び待遇の確保等に関する法律」（昭和47年法律第113号）（以下，男女雇用機会均等法）では母性健康管理のための勤務上の措置，さらに育児・介護休業法では育児をする労働者（男女）の勤務上の措置——が定められています。これらをまとめると，以下のようになります。

(1) 産前産後休業

労働基準法第65条第1項・第2項に基づき，産前6週間（多胎妊娠の場合は14週間）および産後8週間の休業を職員は請求できます。この場合，産後6週間を経過すれば職員からの請求により，医師が支障ないと認めれば業務に就かせることができます。

(2) 軽易な業務への転換

妊娠中の女性が請求した場合には，他の軽易な業務に転換させなければな

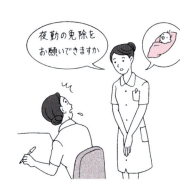

りません（労働基準法第65条第3項）。

（3） 変形労働時間制の運用制限

特殊な制度である変形労働時間制が採用されている場合には，妊産婦が請求すれば，法定労働時間（原則，1日8時間，1週40時間）を超えて労働させることはできません（労働基準法第66条第1項）。

（4） 母子保健法に伴う配慮

所定労働時間内に母子保健法に基づく保健指導または健康診査を受けるために必要な時間について，妊産婦が請求した場合，以下の範囲で必要な時間を与えなければなりません（男女雇用機会均等法第12条）。

① 妊娠23週までは4週間に1回
② 妊娠24週から35週までは2週間に1回
③ 妊娠36週以後出産までは1週間に1回

ただし，医師または助産師（以下，医師等）がこれと異なる指示をしたときは，その指示による必要な時間を与えなければなりません。

④ 出産後1年以内の場合：医師等の指示による必要な時間

なお，上記の時間を与える日を職員の非番の日に変更することや，休日以外の申請を拒否することは，原則できません。

（5） 医師等の指導による配慮

保健指導または健康診査に基づき，勤務時間等について医師等の指導を受けた旨の申し出があった場合は，その指導事項を守ることができるよう，以下のような措置を講じなければなりません（男女雇用機会均等法第13条）。

① 妊娠中の通勤時の混雑回避の指導：「1時間程度の時差通勤」「30分から1時間程度の勤務時間の短縮」「交通手段，通勤経路の変更」
② 妊娠中の休憩の指導：「休憩時間の延長」「休憩の回数の増加」
③ 妊娠中・出産後の諸症状の発生または発生のおそれに対する指導：「作業の軽減」「1時間程度の勤務時間の短縮」「休業等」

❷ 今後の対応

看護師等を中心に人材確保難が続くなか，女性職員が安心して働くことができる環境を整えることは，中長期的にみれば人材の定着にもつながり，人材が入れ替わることによるサービス低下という問題も生じにくいと思われます。今回の申し出によって勤務体制が大きく変わるのであれば，正職員の働き方やパートタイマーの働き方を抜本的に見直す好機となり，様々な角度でそれぞれの役割や責任等について再考する必要があるでしょう。

労務管理として締結しておく協定書

Q049 医療機関や福祉施設においては，労務管理上，どのような協定書を締結しておかなければならないのでしょうか？

労使協定の締結にあたっては，労働基準法や関係諸法令の例外的取扱い等について，労使双方でお互いに確認する必要がありますが，医療機関や福祉施設においては通常，以下の協定書が必要とされています。

❶ 時間外および休日の労働をさせる場合

労働基準法第32条では，1日については8時間，1週間については40時間を超えて労働させてはならないと規定しています。こうした時間内に業務が遂行できず超過せざるを得ない場合には，**労働基準法第36条の規定に基づき時間外労働・休日労働の協定（いわゆる「36協定」）を締結**し，事業所を管轄する労働基準監督署長に届け出なければなりません。

この場合でも，基本的には延長時間の限度内で時間外労働を行う必要があり，具体的な延長できる時間を協定書内に明記する必要があります。

❷ 1カ月単位の変形労働時間制を採用する場合

1カ月単位の**変形労働時間制**とは，1カ月以内の一定期間を平均し，1週間の労働時間が40時間（特例措置対象事業所は44時間）以下の範囲内において，1日および1週間の法定労働時間を超えて労働させることが可能となる制度です。特に1カ月ごとの勤務表などを使って運用する場合に活用できることが多く，実際に導入している医療機関や福祉施設は少なくありません。

この制度を適用するにあたっては，就業規則その他これに準ずるものに記載するか，または労使協定により定める必要があります。

❸ 賃金から購買代金，寮費などを控除して支払う場合

賃金から税金や社会保険料など法令に別段の定めがあるもの以外のものを控除する場合には，控除によって職員の生活を脅かすことがないよう，賃金

図表49-1 ■ 労働基準法に定められた協定書

労使協定が必要な場合	根拠条文	届出義務	罰則
職員の委託により貯蓄金（社内預金）を管理する場合	労働基準法第18条	有	
賃金から購買代金，社宅費などを控除して支払う場合	同法第24条		
1カ月単位の変形労働時間制を採用する場合	同法第32条の2	有	30万円以下の罰金
フレックスタイム制を採用する場合	同法第32条の3		
1年単位の変形労働時間制を採用する場合	同法第32条の4	有	30万円以下の罰金
時間外および休日に労働をさせる場合	同法第36条	有	30万円以下の罰金
事業場外のみなし労働時間制を採用する場合	同法第38条の2	有	30万円以下の罰金
専門業務型裁量労働制を採用する場合	同法第38条の3	有	30万円以下の罰金
年次有給休暇の計画的付与を行う場合	同法第39条		
年次有給休暇の時間単位付与を行う場合	同法第39条		
年次有給休暇の賃金を健康保険法に定める標準報酬日額で支払う場合	同法第39条		

控除に関する労使協定を締結する必要があります。この協定書を締結せずに，例えば寮費や親睦会費等を控除することは，労働基準法第24条違反ということになるため，注意が必要です。

4 協定書の取扱い一覧

　上記のほか，労働基準法等においては，図表49-1のような協定書が定められており，実態に応じて締結や管轄労働基準監督署長への届出を行う必要があります。

業務命令・就業規則・人事異動　111

無断で捺印された協定書の効力

各種協定書の労働者代表の署名に自分の名前や印鑑が勝手に使われ，労働基準監督署に届け出られていました。控えには受付印が押印されていますが，効力はあるのでしょうか？

A 就業ルールには，無制限に使用者側の要求が受け入れられるわけではなく，時間外労働の時間数等，労使間がお互いに話し合ったりして一定の条件を決定し，それを確認するために協定書として締結することになります。

そうした協定書は，労働者の代表が記名押印または署名をすることによって締結されますが，一部の協定書は管轄の労働基準監督署への提出が義務付けられており，提出によって効力を有することもあります。

ご質問のケースでは，勝手に労働者代表の署名欄に自分の名前が使用されていた，とのことですが，これは，**労働者代表選出にあたって適法な手続きを経ることなく行われたものと考えられるため，仮に労働基準監督署の受付印があったとしても，効力を有するものではありません。**

協定の当事者となる労働者代表とは

前述のとおり，協定書の締結にあたっては，協定書に労働者代表の記名押印または署名が必要となります。労働者代表者が，不適正な方法によって選出をするケースが少なくないことから，2019年4月より，労働基準法施行規則第6条の2（図表50-1）が改正されました。これらの基準を満たさない場合には，労働者代表が適正に選出されたものとは言えないため，協定書そのものの効力を失うことになります。

② 労働基準監督署の受付印の効力

労使協定の効力については，行政通達（昭和63年1月1日・基発第1号）によれば，以下のように定められています。

「労働基準法上の労使協定の効力は，その協定の定めるところによって労働させても労働基準法に違反しないという免罰効果をもつものであり，労働者の民事上の義務は，当該協定から直接に生じるものではなく，労働協約，就業規則等の根拠が必要なものであること」

図表50-1 ■ 労働基準法施行規則　第6条の2

第6条の2　（前略）労働者の過半数を代表する者（以下この条において「過半数代表者」という。）は，次の各号のいずれにも該当する者とする。
　一　法第41条第2号に規定する監督又は管理の地位にある者でないこと。
　二　法に規定する協定等をする者を選出することを明らかにして実施される投票，挙手等の方法による手続により選出された者であって，使用者の意向に基づき選出されたものではないこと。
2～4　省略

つまり，使用者代表と法律に基づいた労働者代表との間で締結された協定書を労働基準監督署に届け出ることによって免罰効果をもつものとなりますが，その届出に係る労働基準監督署の受付印は，協定書を届け出たことを示すだけであり，受付印があることだけで労使協定が有効となることはありません。

③ 協定書が無効である場合の事業所運営

協定書の効力が無効である場合には，現実的には事業所運営に大きな支障が生ずることになり，患者・利用者サービスを満足に提供できなくなることも十分にあり得ます。

例えば，労働基準法は労働時間について，1週間については40時間を超えて，1日については8時間を超えて，労働させてはならない（労働基準法第32条第1項，同第2項）と定めています。よって，この時間を超過するにあたっては労使間で時間外労働等の協定書の締結が不可欠ですが，協定書が効力を有しない場合には，時間外労働等ができないことになります。

また，今回のように勝手に自分の名前等が使用されたということは，**有印私文書偽造**（刑法第159条第1項）や**偽造有印私文書行使**（刑法第161条第1項）などの法違反にあたる可能性があり，同様のケースでは，協定書に労働者代表でない労働者の名前と印を冒書・冒印した会社が検察庁に書類送検された事例が新聞報道されたこともあります（運送業A社・平成18.4.20書類送検，埼玉労働局）。

事業所側と早急に話し合い，有効な手続きを行うよう働きかけることも重要です。

管理職への昇格の拒否

Q051 職員に管理職になることを命じたら退職の申出をされました。今後も同様のことが生じる可能性がありますが，どうしたらよいでしょうか？

A 最近，若い世代を中心に「管理職にはなりたくない」「役職に就きたくない」という方が増えていることを医療機関や福祉施設関係者から耳にすることが増えてきました。管理者不在では，磐石な組織を築くことはできず，将来に向けての成長も危ぶまれます。

1 管理職になりたくない理由

様々な医療機関・福祉施設をみていると，多岐に渡る専門職種ごとの独立性が強いという傾向が，一般企業と大きく異なることの一つです。ゆえに，職員は自部門のことのみを考えればよいのかもしれませんが，管理職になれば，経営的な視点をもち，自部門のみならず他部門にも高い関心をもつことが必要となります。そのため，他部門との交流等のため十分なコミュニケーション能力が管理職には求められますが，こうした**コミュニケーションを苦手とする方が多くなっている**のが現状です。

上記の問題のほか，以下についても管理職になりたがらない理由として考えることができます。

(1) 忙しくて時間がない

管理職になると自分の時間が取れないというイメージを強く抱いていることがあり，実際に多忙な方は少なくありません。本来は，部下に対して業務

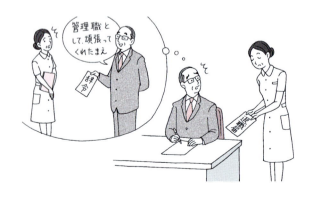

を任せることで自分の時間をある程度捻出しなければならないのですが，この点が上手ではない方が多いようです。

(2) 成長イメージがつかみにくい

管理職になれば，より高度な業務を遂行できると思いきや，現実的には細かい業務に忙殺されることがあります。中途半端な権限に縛られ，実際には責任だけを負わされるということもあり，こういったことで管理職に対しての失望感を与えている可能性は否定できません。

(3) 責任に対する賃金が低い

管理職に登用されたものの，責任に見合った賃金ではないと魅力は大きく薄れます。特に，管理職の登用と同時に割増賃金が支給されないということもあり，責任ももたない一般職員であったほうが年収も多かったということは決してあってはなりません。

② 組織としての対応策

こうした状況に対し，組織としては具体的な対策が必要となります。**まず，何よりも考えなければならないのは，管理職としての魅力を出すことです**。

具体的には，責任や役割に見合った高い賃金支給はもちろんのこと，権限の委譲によって，ある程度の自由裁量によって職務を遂行できる環境を構築していくことが急務ではないかと考えます。

③ 生涯現場から離れたくない職員の対応

一方，医療機関や福祉施設の職員には，**生涯現場から離れることを希望しない職員**も少なからず存在します。医療や介護を自分の仕事としていきたい，といった思いで働いてきた場合でも，マネジメントを任せられると職場を離れざるを得ないことがあります。これは，自身の働く動機と密接に結び付くものであり，前述した対策では不十分な場合もあるため，この対応策も考えていかなければなりません。

この場合，管理者ではなく，**職員に対する技能等の教育担当者として処遇していくと効果的**です。教育責任者とは，経営上の責任は負わないものの，現場における新人等への統一した指導による，技術レベルの品質責任者と位置づけることができますが，現場から離れることなく，さらに自分の技術やサービスを高めようと学習意欲も高まり，組織全体の質の向上にもつながることが十分に期待できます。

業務命令・就業規則・人事異動　115

長期出張の拒否

Q052 特定の認定資格を取得するために1カ月の長期出張を命じられましたが，母子家庭であることを理由に拒否できるのでしょうか？

A 特に医療機関においては，特定の認定資格を取得するために都市部の医療機関等において研修を受けるといったケースがあります。この期間は認定資格にもよりますが，数カ月にも及ぶことがあり，ご質問のように様々な家庭環境があるなかで長期間の出張には応じることができないということは，多くの現場において少なからずみられます。

1 事業所は，育児・介護を行う者への配慮が必要

育児・介護休業法第26条は，「事業主は，その雇用する労働者の配置の変更で就業の場所の変更を伴うものをしようとする場合において，**その就業の場所の変更により就業しつつその子の養育又は家族の介護を行うことが困難となることとなる労働者がいるときは，当該労働者の子の養育又は家族の介護の状況に配慮しなければならない**」と定めています。この規定で定める「配慮すること」の内容としては「当該労働者の子の養育又は家族の介護の状況を把握すること，労働者本人の意向を斟酌すること，配置の変更で就業の場所の変更を伴うものをした場合の子の養育又は家族の介護の代替手段の有無の確認を行うこと」などが考えられるとされています（平成14年3月18日・雇児発第0318003号）。

また，平成20年3月に施行された労働契約法のなかでも，第3条（労働契約の原則）において，第3項「労働契約は，労働者及び使用者が仕事と生活の調和にも配慮しつつ締結し，又は変更すべきものとする」，同条第5項「労働者及び使用者は，労働契約に基づく権利の行使に当たっては，それを濫用することがあってはならない」と定めています。このような規定が定められた背景には，現在，官民一体となって進められている「仕事と生活の調和（ワーク・ライフ・バランス）の実現」にあると考えられています。

以上から，**事業所はその職員が母子家庭であることを最大限考慮して決定すべきであり，子の養育等によって1カ月間の長期出張に応じることができないのであれば，職員の拒否を認めることもやむを得ない**と考えます。

❷ 長期出張は，広義には配置転換と考えられる

本来，出張とは日常業務の範囲内で行われ，日帰りや数日間のみであることが一般的です。今回の**1カ月間もの長期出張は，広義には配置転換**と考えることができ，無制限に配置転換命令を行使することはできません。

労働裁判例（東亜ペイント事件・最高裁二小判・昭61.7.14）では，「転居を伴う転勤は，一般に，労働者の生活関係に少なからぬ影響を与えずにはおかないから，使用者の転勤命令権は無制約に行使することができるものではなく，これを濫用することの許されないことはいうまでもない」として，以下の場合には，権利濫用となることを示しています。

① 当該配転命令に業務上の必要がない場合
② 当該配転命令が不当な動機・目的をもって行われた場合
③ 当該配転命令によって，職員に通常甘受すべき程度を著しく超える不利益を負わせる場合

ご質問のケースでは，業務上の必要があり，決して不当な動機ではないものの，1カ月間もの間，子どもの世話ができずに困るのであれば，通常甘受すべき程度を著しく超える不利益を被ると考えることできます。話し合いによっても合意が得られず医療機関・福祉施設側が命令を出すのであれば，権利の濫用となる可能性が高いと思われます。

❸ 事情の説明と理解を求める努力が必要

人材確保難が続く現状においては，日常生活に支障をきたす可能性がある職員に対して，無理に長期出張を命じることは通常ありません。なぜならば，無理に出張を命じることで退職されてしまうと，新たな人材確保に向けた苦労を背負うことになるためです。

一方，職員側も，長期出張は応じられないという一点張りではなく，なぜ応じることができないのか，長期出張を行うことで日常生活上において具体的にどういった支障が生じるのか等について冷静に説明するなど，医療機関・福祉施設側の理解を求める努力も必要でしょう。

業務の「呼び出し」の拒否

Q053 病院から自宅が近いということで呼び出しが頻繁にあります。親の介護があることを理由に呼び出しを拒否できるのでしょうか？

高齢社会を迎え、仕事と介護のどちらを優先すべきかは、今後ますます多くの職員が直面する問題です。ご質問のような帰宅後の呼び出しについては、そもそも全体的な人員体制が不十分であることが原因のことも少なくありませんが、介護を優先したい職員に対する過度の呼出しは、職員に対する配慮不足であるようにも感じます。

1 正当な業務命令による呼び出しは原則拒否できないが、無制限に応ずる必要はない

時間外労働命令の正当性については、労働裁判例では以下のような判断基準が示されています（静内郵便局事件・最高裁三小判・昭59.3.27、日立製作所武蔵工場事件・最高裁一小判・平3.11.28）。

① 労働協約、就業規則等に時間外・休日労働をさせる理由などの根拠規定があること
② 労働者の過半数で組織する労働組合がある場合にはその労働組合、労働者の過半数で組織する労働組合がない場合においては労働者の過半数を代表する者との書面による協定（通称「36協定」）を締結し、所轄労働基準監督署長に届け出ていること

さらに、所定労働時間に継続していない帰宅後の呼び出しについては、それを職員に求める場合、労働契約書に「緊急時の呼び出しに応ずる」などの特約を付けることが一般的です。こうした特約を付け、業務命令が正当であれば、それを拒否することは業務命令違反として処分されると考えられます。しかし、**家族介護の場合には、特例として**「育児休業、介護休業等育児又は家族介護を行う労働者の福祉に関する法律」（以下、育児・介護休業法）において「所定外労働の制限」、「時間外労働の制限」、「深夜業の制限」が認められているため、無制限に応じる必要はありません。

これらの適用を受けることによって、帰宅後の呼び出しそのものを拒否することはできなくても、業務の緊急性や必要性が低い場合には介護を優先させてもらう、輪番制などによって呼び出し回数を少なくしてもらう——など

を同僚や職場に相談する必要もありそうです。

② 職場に理解を求める努力も大切

　一方，事業主は「所定外労働の制限」，「時間外労働の制限」，「深夜業の制限」の請求があっても，「事業の正常な運営を妨げる場合」には本人からの請求を拒否することができることになっています。

　職員が実際に請求する際には，法律に基づく権利だから当然という態度ではなく，職場の理解と協力を得るために，介護の状態を周囲に伝えるとともに，よりいっそう職務に専念するなどの態度が求められるでしょう。親の介護を優先させたばかりに，自分の代わりに負担が増える他の職員との関係が悪化したりすることがないよう，他の職員や担当する職務への影響などに配慮することも大切です。

③ 介護を理由に呼び出し拒否の申し出があった場合の事業所の対応

　事業所側としては，看護や介護といった職務の性質上，患者対応を最優先させたいところですが，家族の要介護状態や介護にあたる他の家族の有無など職員の事情には配慮すべきです。また，輪番制の導入など勤務体制の変更は可能か，呼び出しが必要な業務が平準化されていないために特定の職員に呼び出しが集中していないか――などを事業所側でもチェックすることを考えなければなりません。

　もっとも，職務の内容や人員配置の都合上，どうしても呼び出しに応じてもらわなければならない場合には，手当を厚くするなどの条件を付けて職員に協力を求めることも検討する必要があるでしょう。

　なお，**育児・介護休業法では「所定外労働の制限」，「時間外労働の制限」，「深夜業の制限」等の措置を申し出たことや，または取得したこと等を理由として，解雇その他不利益な取扱いをすることは禁止されています。**さらに，育児・介護休業法違反に対する都道府県労働局長の勧告に従わない場合には，事業所名が公表されるほか，必要な報告をせず，または虚偽の報告をした場合には20万円以下の罰金を科せられるため，注意が必要です。

自転車通勤の労務管理

自転車通勤をしている職員が増えているのですが，労務管理を行ううえで，どのような対策が必要でしょうか？

A 　自転車走行中に歩行者とぶつかり歩行者にけがを負わせてしまった場合，多額の損害賠償を請求されることがあります。自転車には**道路交通法が適用されます**ので，自転車通勤をしている職員に対しては，道路交通法を遵守すること，**自転車損害賠償保険に必ず加入することを徹底する**とともに，保険の加入を定期的に確認することなど，自転車通勤を認める要件およびルールを決めることが必要となります。

1　自転車事故での損害賠償請求と自転車損害賠償保険

　近年，自転車事故での損害賠償請求は高額化しています。例えば，2013年7月，坂道を下ってきた小学5年生の少年の自転車が歩行中の62歳の女性と衝突し，その女性が意識不明となった事故では，神戸地裁は9521万円の賠償金の支払いを命じました。自転車は道路交通法第2条において軽車両として取り扱われており，事故を起こした場合には，自動車と同じ扱いで考える必要があります。

　上記の神戸地裁での裁判を受けて，兵庫県では2015年10月，全国に先駆けて，自転車損害賠償保険等の加入を条例で義務付けました。このように，都道府県や市の条例で義務化や努力義務化をしている自治体が増えてきています。自分が住んでいる都道府県，市区町村について確認する必要があります。

　自転車損害賠償保険については，自転車を販売している店舗において，公益財団法人日本交通管理技術協会によるTSマーク付帯保険という保険が販売されています。TSマークとは，自転車安全整備士による点検，整備を受けた安全な自転車であることを示すマークです。TSマークには，自転車損害賠償保険が付いていますので，保険に加入している証拠となります。TSマークは，赤と青色の2種類があり，死亡，重度後遺障害の補償額は，青色が1000万円，赤色が1億円となっています。

　TSマーク以外にも，自動車保険や火災保険の特約，自転車向け保険等，様々な種類がありますので，詳細を調べるとよいでしょう。

② 自転車通勤のルールづくり

　事業所は自転車通勤をする職員に対して，自転車通勤を認める要件を設け，ルールを徹底していく必要があります。

　使用する自転車には，自転車損害賠償保険に加入することを義務付けます。加入している証拠として，TSマークを現認することや，保険加入が確認できる書類の原本を提出してもらい，事業所でコピーを取り保管することを徹底します。また，毎年定期に，確認を行います。

　自転車は道路交通法でいう自動車と同じ扱いであるため，警視庁のホームページで掲載されている「自転車安全利用五原則　安全ルールを守る」などを参考にして，職員に道路交通法のルールを守ることを徹底させましょう。

　自転車事故が発生する原因として，自転車運転のマナーの悪さが問われることがあります。スマートフォンを操作しながら乗る，イヤホンで音楽を聴きながら乗るなど，自ら事故を起こしやすい状況を作り出していることも少なくありません。

　自転車の危険運転対策として，2015年6月より道路交通法の一部が改正され，危険運転を繰り返す自転車運転者には，安全講習が義務付けられました。

　自転車だからといって安易に考えるのではなく，自転車事故を起こしてしまった場合には，高額な損害賠償の金額を請求される可能性があることや，刑事罰に問われることがあることを理解することが大切です。

　事業主は自転車通勤者に対し，自転車関係法令の遵守はもちろん，自転車の点検，整備等の教育も併せて行っていくとよいでしょう。

③ 通勤途上で業務に付随する指示を行わない

　自転車通勤者に，通勤途上であるからという理由で，患者さんのお宅に寄る用事を依頼するなど，業務の指示をするケースが見受けられますが，通勤途上での業務指示は行わないことが必要です。なぜならば，民法715条により，**通勤途上であっても，業務の指示がありその最中に事故を起こしてしまった場合は，本人と連帯して事業主も責任を負う可能性がある**からです。

　これはマイカー通勤者の場合も同様ですので，この機会に，職場でのマイカー通勤，自転車通勤のルールの見直し・整備を行い，万が一事故が発生したときでも，万全の対策を取ることができるのかを確認することが必要です。

マイカー通勤の労務管理

職員の多くがマイカー通勤をしていますが，様々なリスクがあるように思います。どのような点に注意してルールを構築すればよいでしょうか？

A 万が一，職員が事故を発生させてしまった場合には，本人の責任はもちろん，使用者も使用者責任や運行供用者責任を問われる可能性があります。マイカー通勤を認める場合は，**①一定の基準を設けて許可制にする，②マイカー通勤規程に基準の内容を記載し，職員に周知徹底する**——などの対応が大切です。自動車保険は1年更新ですので，毎年，任意保険の契約内容等を確認し，基準を満たした場合のみマイカー通勤を許可するなど厳格な管理をお勧めします。

❶ マイカー通勤のリスクとルール作り

職員のマイカー通勤に対して，通勤費としてガソリン代を支給する，駐車場の利用を認めるなどの状況で，使用者が何も管理をしていない場合，「黙認＝奨励」とみなされ，使用者が損害賠償責任を問われる可能性が高くなります。

また，業務利用を黙認している場合の事故では，使用者が利益を得ていると判断され，損害賠償責任を問われる可能性はさらに高くなります。ここで言う業務利用とは，例えば事務職員が日常業務のため銀行へ行く際や，荷物を運ぶ際にマイカーを利用する場合などを指します。リスク回避のためには，業務利用はいっさい禁止するのが最も有効です。

しかし，公共交通機関での通勤が非常に不便であったり，交替勤務の通勤時にほかの交通手段がなかったりして，マイカー通勤を認めざるを得ない場合には，まずは以下のように許可基準を検討し，要件や手続きの手順等を明記したマイカー通勤規程を作成して，職員へ周知します。

なお，マイカーに，自動二輪車や原動機付自転車を含むかどうかを明記しておきます。含む場合は，保険金額の基準も定めておきます。

⑴住居から勤務する事業所までの最短通勤距離が2km以上であること。
⑵原則は公共交通機関利用とし，他に代替手段がない場合のみ認めること。
⑶自動車保険の保険金額の基準を決めること。

※対人対物とも無制限，人身傷害保険〇〇〇円以上など。

(4)過去〇年間に重大違反行為によって刑事・行政罰を受けていないこと。もしくは，事故歴が一定基準以下であること。

(5)運転経験年数が〇年以上であること。

(6)持病等により医師から運転を制限されていないこと。

(7)業務利用はいっさい認めないこと。

※やむを得ず認める場合は，そのつど業務利用の許可が必要なこと。

(8)欠格事由の内容の検討と，該当した場合は許可を取り消す場合があること。

(9)マイカー通勤を許可された場合のみ，通勤費の支給を認めること。

❷ 欠格事由や許可の取消要件

　過去に重大な事故を起こしている職員や，酒気帯び運転により何度も検挙されたことのある職員に許可を与えるのは，使用者として多大なリスクを負うことになります。また，運転に支障があるような持病をもった職員に許可を与えることもリスクを伴うでしょう。

　持病に関しては，職場の健康診断だけで確認することはむずかしく，プライバシーの問題もありますので，マイカー通勤許可申請書に，過去1年間の以下の状況についてチェックしてもらい④のみにチェックが付いている場合に限り許可する方法も考えられます。

①意識を失ったことがあるか

②身体の全部又は一部が一時的に思いどおりに動かせなくなったことがあるか

③活動している最中に眠り込んでしまったことがあるか

④以上のような症状はなかった

　また，更新時や許可期間の途中で，運転に支障がありそうな持病等が判明した場合，公共交通機関での通勤が可能かどうかを再検討する，運転に支障がない旨の診断書を確認するなどして，総合的に判断することになるでしょう。

【欠格事由・許可取消の例】

(1)飲酒運転など悪質な違反の事実が判明したとき

(2)正常な運転を維持できない健康状態にあると認められるとき

(3)禁止事項（酒気帯びや過労運転等）や規程に違反する行為があったとき

(4)（以下略）

業務命令・就業規則・人事異動　123

❸ 許可申請手続きの流れ

（1） 許可申請

　マイカー通勤を希望する職員には，次のような提出書類を求め，下記の②〜④はコピーを保存しておきます。

①マイカー通勤許可申請書

　　※使用理由・通勤経路・距離・所要時間・車種等・運転に不適切な症状の有無についての確認項目

②運転免許証

③通勤に利用するマイカーの車検証

④自賠責および任意保険の保険証券

⑤本人自署の誓約書

　　※交通法規の遵守，飲酒運転をしない等の誓約事項

（2） 許可証の発行

　基準に合致していると認められる職員に対して，許可証を発行します。許可期間は，自動車保険の更新に合わせて1年間としますが，車の買い替え等，登録の内容が変更した場合には，許可期間の途中であっても再度手続をしなければならない旨を明記します。また，駐車場の利用を認めている場合，マイカー駐車時は「許可証」を車内掲示することとします。

（3） 毎年の更新手続き

　自動車保険の更新時期が来たら，毎年，保険証券等の提出書類により，許可基準に合致しているかどうかを確認します。このとき，欠格事由や許可の取消要件に該当した場合は，規程によりマイカー通勤を禁止します。

❹ その他の注意事項

　使用者は，普段から安全運転に努めるよう指導や教育をする必要があります。また，体調不良や過労状態，睡眠不足の状態で車の運転をしていないか，チェックや声掛けを行い，時には運転禁止の判断をしなければならないこともあり得ます。

　マイカー通勤規程に運転禁止の項目や，万が一交通事故が起こった際の対応や手順，職場への事故の報告や違反者の処分等についても記載し，厳格な管理をお勧めします。

第 **5** 章

職場のコンプライアンス, ハラスメント

56 SNS を使っている職員への指導 … 126

57 患者情報の漏えい（USB 紛失）…… 128

58 患者情報の漏えい（会話）……… 130

59 職場のパソコンの内容確認 …… 132

60 職員の持ち物検査 ……………… 134

61 法人クレジットカードの
　　私的利用 …………………… 136

62 社有車による事故（防止策）…… 138

63 社有車による事故（修理費）…… 140

64 外部労働組合との交渉 ………… 142

65 「労働施策総合推進法」と
　　ハラスメント対策 …………… 144

66 セクハラ（防止策）…………… 146

67 セクハラ（対応策）…………… 148

68 マタハラの起きる原因と防止策 … 150

69 パワハラを恐れ萎縮する上司 …… 153

SNSを使っている職員への指導

Q056 職員がブログやSNSで病院の悪口や患者さんのことを発信していないか気がかりです。SNS利用の注意点として，どのようなことを求めるとよいでしょうか？

いまや，SNS（ソーシャルネットワーキングサービス）は人と人とのコミュニケーションツールとしてなくてはならないものになっていると言っても過言ではありません。最近ではビジネスでの利用も進み，広報戦略の一環として，一般企業はもちろん，医療機関でもSNSを活用するところが増えてきています。しかし，便利なツールである反面，誰でも匿名で気軽にコメントが残せるため，使い方を間違えてしまうと，誹謗中傷の的になったり，インターネット上でのトラブルにつながったりすることも少なくありません。

組織としての公式アカウントをもっていない場合でも，職員が個人的に利用するアカウントで不用意な発言をしてしまった場合，所属する組織にまで影響がおよび，職員教育の欠如やコンプライアンス違反などを理由に，**組織が社会的責任を追求され，信用や評判を落としてしまうリスク**があります。そのため，たとえ個人的な発言であっても，各職員には十分注意してもらう必要があります。

1 ソーシャルメディアポリシー

こうした事態を未然に防ぐためには，内部である程度明確なルールを定めておくことが重要になります。これはいわゆる「**ソーシャルメディアポリシー**」と呼ばれるもので，企業がソーシャルメディア（SNSはソーシャルメディアの一種です）を利用するに当たって取り決めた利用に対するガイドラインです。一部の大企業はこの「ソーシャルメディアポリシー」を策定して，インターネット上に公開しているところもあります。

小規模の組織であればそこまでする必要はないと思いますが，たとえ組織としての公式アカウントをもっていなかったとしても，職員の個人アカウントもSNSトラブルのリスクとなり得ますので，職員がSNS個人利用する際の最低限のルールは決めておき，職員の理解と遵守を求める必要があるでしょう。

以下に，決めることが望ましいルールを列挙します。

⑴SNS上で発信してはいけないものを明確にしておく

　個人情報，個人が特定されるような情報，職務上知り得た情報，特定の個人や団体に対する攻撃的・差別的発言，真偽不明な情報などが該当します。SNS上で発信してはいけないものという認識をもってもらいましょう。

⑵一度発言した内容は取り消せないことを知っておく

　友人間のコミュニケーションを目的としたSNS利用であったとしても，プライバシー設定が不十分であったり，悪意はなくても他人に引用されたりして，思わぬかたちで書き込んだ情報が拡散されてしまう可能性は十分にあります。そのため，「SNSを利用する＝インターネット上に情報を公開する」ことであるということを常に念頭に置いて，書き込む内容には細心の注意を払うように促しましょう。

※個人の投稿やコメントは，すべて本人に最終的な責任があることを明記しましょう。

2 時間が経っても形骸化させない工夫

　ルールを決めたら，書面を配布する，朝礼で説明する，わかりやすい場所に掲示するなどして，全員に周知しましょう。説明会を開催することも望ましいでしょう。全員で共有することによって，「みんなでルールを遵守していこう」という雰囲気も出てくるでしょうし，意識の向上にも役立ちます。場合によっては誓約書を提出してもらってもよいかもしれません。

　このようにして決めたルールを守ることも大切ですが，せっかく決めたルールを形骸化させないことも，同じくらい大切なことです。**誓約書は毎年提出してもらう**ようにすると，ルールを思い出すいい機会になります。また，一度決めたルールについても，**定期的に見直していく**のが理想的です。日々進化するSNSのサービス内容や，現時点での職員の利用実態に合ったものに改定していくことによって，形骸化を防ぐことができます。全員がSNS利用ルールに関心をもち続けることによって，トラブルを未然に回避することができるでしょう。

　SNSの仕組みや特性を十分に理解し，組織としてどのように向き合っていくのかという方向性を全員で共有することが重要です。SNSは，節度をもって使いこなせばとても便利なツールです。うまく付き合っていきましょう。

職場のコンプライアンス，ハラスメント　127

患者情報の漏えい（USB 紛失）

Q 057 患者情報の入ったUSBメモリをどうやら紛失したようです。勝手に持ち出したものであるため，解雇しても問題ないのでしょうか？

最近は，SDカードやUSBメモリなどデジタルデータの記憶媒体が安価になっており，しかも大容量のデータが簡単に持ち出せる環境となっていますので，ご質問のように職員が勝手に持ち出したUSBメモリ等を紛失する事態は，医療機関や福祉施設において少なからず発生しているようです。

患者の症状などが詳細に記録されているデータが入っていた場合は，そのデータの紛失によって，患者・家族から損害賠償請求される等のリスクを背負うことになりますので，看過できない経営上の大きな問題となります。

 データ紛失による解雇

解雇について，労働契約法第16条は「客観的な合理性を欠き，社会通念上相当であると認められない場合は，権利を濫用したものとして解雇を無効とする」と定めています。

今回のデータ紛失がどういった内容のデータであり，さらには対象者数や流出時の影響はどうなのか，といった問題もありますので，一概に解雇可否の判断はむずかしいところですが，**社会的な影響度が高いといったような問題であれば，解雇とする合意性が高まるでしょう。**

特に，最近は情報管理の徹底が多くの医療機関において当然となっており，情報管理責任者を設置したり，プライバシーマークの認証取得を行っているところも少なくありませんが，そういった管理下で許可なく勝手にデータを持ち出した結果，紛失させてしまったのであれば，解雇とする合理性はさらに高まることでしょう。

もっとも，**誰もがデータを無断で自由に持ち出せる環境にあるような場合，たまたま特定の職員のみが紛失したことを理由に解雇することは，客観的な合理性や社会通念上の相当性を否定される可能性**があり，また紛失したデータの社会的影響度が低いのであれば，さらに解雇はむずかしくなることもあります。

2 解雇と損害賠償は別問題

データの紛失や情報流出を理由に解雇としても問題ないかという点については，前述のとおりですが，一方で損害賠償問題は残ります。これは，解雇されれば免れるというものではなく，**解雇されない場合であっても同様に賠償責任は負う**ことになります。

その金額に上限はなく，データ量が多かったり機密な内容であればあるほど，非常に多額になる可能性はあり，本人のみでその賠償責任を負うことができない場合には身元保証人も連帯して対応することがあります。

3 事実は速やかに報告をする

解雇されるリスクを恐れて報告しない，ということはあってはならず，そうした行為は言語道断と考えなければなりません。社会人として，また医療人としての倫理観に欠く行為であり，情報の伝播の早さを考えると，速やかに勤務先に対して報告を行い，速やかに対策を講じる必要があります。

報告が遅れると，情報保護対策が遅れ，被害が拡大することは容易に想像できます。そういった対応をとらず，漠然と被害を拡大させてしまった場合には，なおさら解雇の合意性は高まることでしょう。

4 管理者の管理方法にも問題はなかったか

徹底した情報管理対策が講じられていない場合，データの紛失は医療機関側にも問題があります。

本来であれば，許可されたUSBメモリ以外は職場に持ち込ませてはならず，ファイルには常にパスワードを掛けるなどの対策を講じることが当然ながら必要となりますが，そういった管理をしていない，あるいは教育もしていないのであれば，本人のみならず医療機関側にも責任が生じ，紛失した本人を制裁として解雇することだけでは，許されないでしょう。

なお最近はデータをネットワーク上に保管しIDとパスワードによって外部からもアクセスして管理するケースが増えていますが，こうしたIDやパスワードの管理もデータ流出の一因となるため管理者を中心にルールを決めてしっかりとした管理をすべきでしょう。

職場のコンプライアンス，ハラスメント　129

患者情報の漏えい（会話）

Q058 患者の症状を第三者に話す職員がいたので懲戒処分をしたいと思います。どの程度の処分をすべきでしょうか？

医療機関および福祉施設においては，職員は日々多くの患者や利用者と接することになり，業務を通じて様々な個人情報を得ることになります。

こうした情報は，家族関係を含めたその方の属性から，病気の症状に至るまで，実に様々な情報に触れますので，情報管理には当然ながら大変な気を使うことになります。

❶ 医療機関・福祉施設の個人情報は厳格管理が必要

そもそも，医療機関や福祉施設において，患者や利用者の個人情報は，どのくらい重要な位置付けがなされているのでしょうか。

厚生労働省が2017（平成29）年に発表した「医療・介護関係事業者における個人情報の適切な取り扱いのためのガイダンス」では，個人情報保護法の規定による遵守すべき事項等のうち，「しなければならない」等と記載された事項については，法の規定により厳格に遵守することが求められるとされています。

❷ 懲戒処分には，就業規則の定めが必要

患者や利用者の症状を知人や友人等の第三者に話したことに対する懲戒処分の検討は，内容や程度にもよりますが，前述のように情報管理を厳格にしなければならない業種特性を考えると，必然でしょう。この場合，懲戒処分を有効にさせるため，2つのポイントに注意しなければなりません。

(1) 懲戒事項と処分のバランスに注意する

実際に懲戒処分を行う際には，職員の行為とそれに対する処分の内容が，バランスのとれた合理的なものかどうかが重要となります。これを「**相当性の原則**」といいます。

例えば，遅刻を1回したら懲戒解雇というように，軽微な行為に対して必要以上に重い処分を科すといった取扱いは，たとえ就業規則に記載があった

図表58-1 ■ 人事院「懲戒処分の指針」（職職―68「別紙」）（一部抜粋）

秘密漏えい	職務上知ることのできた秘密を故意に漏らし，公務の運営に重大な支障を生じさせた場合	免職または停職
	上記の場合において，自己の不正な利益を図る目的で秘密を漏らした場合	免職
	具体的に命令され，または注意喚起された情報セキュリティ対策を怠ったことにより，職務上の秘密が漏えいし，公務の運営に重大な支障を生じさせた場合	停職，減給または戒告

としても，この相当性の原則に反することになります。

(2) 懲戒処分にあたって恣意的な判断がなされないよう注意する

懲戒処分を行うにあたっては，まず関係者から事実関係を確認し，さらには感情による主観的な判断が行われないよう，懲戒委員会を開催するなど，判断の客観性を高める必要があります。

3 情報漏洩と処分の妥当性

処分の程度を判断するにあたっては人事院の「懲戒処分の指針」が大変参考になります（図表58-1）。

もっとも，何度注意をしても改めないといった場合には，当然ながら，さらに重い処分の検討が必要となります。

4 今後の対応策

医療機関や福祉施設においては，患者や利用者の情報管理を徹底すべきことは言うまでもありませんが，残念ながらそういった意識が希薄であるところも少なくありません。例えば，患者情報の入ったパソコンやタブレット端末，USBメモリが比較的自由に持ち出せたり，メモ用紙の裏には患者情報が入っていたりといった光景は，多くの医療機関や福祉施設でみられます。

ご質問のケースでも，こういった環境が遠因となって漏洩を引き起こした可能性もあることから，改めて**内部で情報保護管理の勉強会を開催**したり，行政機関等が開催している**個人情報保護の研修を受講する**などの対策も考えていく必要があります。

職場のコンプライアンス，ハラスメント　131

職場のパソコンの内容確認

Q059 自分が不在中に，病院から貸与されているパソコンの中身を勝手に見られました。プライバシーの侵害となるのでしょうか？

インターネットを活用して情報を調べたり，電子メールによって関係者とやりとりをすることが一般的となり，医療機関や福祉施設においても，職員に対してパソコンやタブレット端末を貸与しなければ業務が遂行できない環境となってきました。

しかしながら，パソコン等によって業務の効率化や合理化が推進される一方，貸与されたパソコン等を用いて就業時間中に私的なメールを送受信したり，業務とは関係のないインターネットサイトを閲覧するなど様々な問題が職場で発生しており，従来にはなかった新たな労務トラブルの火種が生じるようになってきました。

1 業務監督や指揮命令権の範囲内であれば，原則として認められる

ご質問のように，医療機関側が本人の承諾を得ることなく職員に貸与したパソコン等の中身を勝手に見た場合に，プライバシーの侵害になるかどうかが問題となります。

そもそも，医療機関・福祉施設も含め，すべての事業所において言えることですが，職員にパソコン等を貸与することは業務を遂行するという目的のためであり，職員は就業時間中は職務に専念しなければならない職務専念義務を負っています。また，パソコン等の所有権も医療機関側にあり，職員にあるわけでもありません。そのため，**貸与されたパソコン等を私用に使うことは許されず，医療機関側は，インターネットの閲覧状況やメールのモニタリング（閲覧・チェック），さらにはパソコン等の私用履歴などを確認する権限をもっている**ことになります。

したがって，**医療機関側がパソコンの中身を見ることはプライバシーの侵害には該当しない**と考えることがで

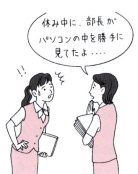

休み中に，部長がパソコンの中を勝手に見てたよ……

き，昨今の機密情報漏洩防止の観点から，それはますます強化されなければ
ならないことは，言うまでもありません。

2　裁判例で見るプライバシーの侵害となるケース

　しかしながら，すべてのケースでいかなる場合も許されるかと言えば，そ
うでもありません。労働裁判例を紐解くと，E-mail閲覧訴訟事件（東京地判・
平13.12.3）において，プライバシーの侵害行為と言えるかどうかという点に
ついて，以下の場合にはプライバシーの侵害行為に当たるとしています。
① 　職務上従業員の電子メールの私的使用を監視するような責任ある立場に
　ない者が監視した場合
② 　責任ある立場の者でも，これらを監視する職務上の合理的な必要性がま
　ったくないのに専ら好奇心から監視した場合
③ 　社内の管理部署その他の社内の第三者に対して監視の事実を秘匿したま
　ま個人の恣意に基づく手段方法により監視した場合
　この裁判では，従業員が社内コンピューターネットワークシステムを用い
て送受信した私的なメールを，会社が従業員らの許可なしに閲覧したこと等
を理由として，不法行為に基づく損害賠償を従業員側が求めたものでした。
　しかし判決では「監視の目的，手段及びその態様等を総合考慮し，監視さ
れる側に生じた不利益を比較衡量の上，社会通念上相当な範囲を逸脱した監
視がなされた場合に限り，プライバシー権の侵害となる」と結論づけ，会社
が行った私的メールの送受信の調査はプライバシー権の侵害にはならないと
判断しました。

3　医療機関側に求められる対策と対応

　本来，職員が職務に専念しており，貸与されたパソコン等を業務にのみ使
用していれば，プライバシーといった問題が生じることはありません。
　現在は，1人1台貸与されているケースが多くなっていますが，高価なパ
ソコンが部門に数台しか配置されていなかった時代は，プライバシーといっ
た問題が生じることはありませんでした。事業所側としては，改めて職員に
対して，貸与されているパソコン等は医療機関所有のものであり，業務にし
か使用してはならない旨を徹底教育し，併せて必要に応じて業務管理の目的
で許可なく管理者がモニタリングを行うことがある旨も周知しておく必要が
あります。

職場のコンプライアンス，ハラスメント　133

職員の持ち物検査

入院患者の金品を盗取したと思われる時間帯に勤務していた職員全員のかばんや財布等を強制的に確認したいのですが，問題ないでしょうか。

医療機関内において入院患者の金品が紛失するということは，医療機関の対外的な信用を失墜させることであり，あってはならないことです。

そのため多くの医療機関では，まず患者に対して金品等の**貴重品管理**を徹底するように周知しており，専用金庫を備え付けているところも少なくありません。しかし，シャワーやお風呂の時間，見舞い客を医療機関の玄関まで見送りに行っている時間，医療機関内の購買施設で時間を費やしている際などに，しっかり保管していたはずの金品が何者かに盗取され，トラブルとなったケースは，残念ながら様々な医療機関からよく耳にするのが現状です。

1　一定の条件を満たせば所持品検査はできる

そうした際に，外部からの侵入の形跡がなく，他室の患者も完全に寝静まっている状態で，廊下等に設置された防犯カメラには職員しか映っていなかったというような場合には，やむなく職員を疑わざるを得ず，証拠隠滅をさせないようその場で職員に対してかばんの中身等の所持品を検査したいという気持ちは，よくわかります。

ただし，職員の所持品検査については，職員の私用の持ち物を強制的に確認することになるため，**プライバシーの侵害のみならず，人権の侵害行為に**もつながりかねません。よって，慎重な対応が求められますが，こうした所持品検査はいかなる場合も認められないということではなく，**一定の条件下ではできる**ということが実際の労働裁判例で示されています。「西日本鉄道事件」（最高裁二小判・昭43.8.2）においては，従業員の所持品検査を行うにあたって以下の４つを満たせば，その行為自体は適法となる，としています。
① 所持品検査を行う合理的理由があること
② 一般的妥当な方法と程度で行われること
③ 制度として画一的に実施されていること
④ 就業規則等による明示の根拠に基づいて行われていること

まず①については，盗取されたと思われる時間帯において，外部からの侵

図表60-1 ■ 就業規則への定め方の例

第○○条（所持品検査）
1. 職員は，法人内に日常携帯品以外の私品を持ち込んではならない。
2. 職員が前項以外の私品を持ち込みないし法人の物品を法人外に持ち出すおそれがある場合，法人は職員に対して所持品の点検を求めることがある。職員はこの点検を拒否してはならない。

入者の形跡がなく，また他室の患者の侵入もなく，職員しか部屋に入ることができなかったと推量される場合には，合理性はあると考えられます。特に，患者の金品の盗取事件がたびたび発生し，特定の職員が勤務をする曜日や時間帯に集中している，といった場合であれば，より合理性は高まります。

②については，勝手にかばんや財布等を確認するという方法ではなく，職員立会いのもとで職員自身にかばんや財布を広げてもらうなどといった方法が考えられます。なかには制服等の中に隠しているのではないか，ということで，女性管理職立会いのもと制服を脱ぐことを強要するケースもあるようですが，そうした行為は一般的妥当な方法であるとは言えません。

③については，患者の金品等の紛失時に外部侵入者がいなかったと思われる場合，その時間帯に勤務していた職員全員に対して所持品検査を行うといったことが病院のルールとして予め定められ，特定の職員に屈辱を与えるために行うのではないということが周知されていることが重要となります。

そして，③のルール化を周知させるために，④として，就業規則等でそのルールが明確に定められていることも併せて求められます。就業規則とは，職場のルールであると同時に労働条件を画一的に定めたものですから，具体的な根拠を文章化しておくことが必要となります（図表60-1）。

② 所持品検査では精神的な苦痛を与えないような配慮が必要

職員の所持品検査を行うにあたっては，上記①～④のすべてを満たすことが求められますが，患者の金品等を盗取していない職員に対しても行うことになるため，精神的に大きな苦痛を与えないよう，目的を明確にすると同時に，徹底した配慮が必要となることは言うまでもありません。

なお，患者金品の紛失という事件が発生した際に迅速かつ誠実な対応をしなければ，たちまち医療機関に対する不信感が高まり，近隣で悪評が立つこともあるため，現場の主任などに任せるのではなく，事務長や院長が直接対応されているケースが多いようです。

職場のコンプライアンス，ハラスメント　135

法人クレジットカードの私的利用

Q 061 接待交際費として法人クレジットカードを使う管理職がいます。何らかの対策を講じたいのですが、どのような方法が考えられるでしょうか？

医師職の確保や地域との連携等といった名目で、法人のクレジットカードを自由に使う管理者は、多くの医療機関・福祉施設においてみられます。

その使途にあたっての税法上の問題も別途生じますが、何よりも部下に対しての示しがつかず、さらには結果が伴わなければ、多大な無駄遣いとなることもあります。こうしたことへの対策としては、**具体的なルールを定め、そのルールを厳守して運用することが重要**です。

1 ルールの決め方

(1) 交際費支出基準の作成と報告による情報の共有

例えば、図表61-1のように、まず交際費の支出基準を決めるとよいでしょう。こうした基準があるだけでも、接待交際費を使う目的が明確になります。この基準を管理者全員に周知し、交際費の有効活用を図るとともに、管理者相互に内部牽制ができる体制構築を考えていかなければなりません。

(2) 経理基準に合致した運用方法の検討

クレジットカードの支払いにおいて、後日カード会社から届いた請求明細書だけでは内容がよくわからず、経費としての要件を満たさないことがあります。特に経理処理という点においても不正等を防止するために、相手方か

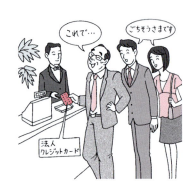

図表61-1 ■ 交際費の支出基準の事例

1. 交際費を次の7区分に分類し，支出金額の上限を次のとおりとする。

支出区分	支出内容	1回につき上限金額
祝儀	祝賀会等祝い金	3万円
会費	総会費，意見交換会，懇親会等会費	2万円
弔意	香典・生花代	2万円
接遇	懇談経費	2万円
見舞い	病気等見舞金	1万円
記念品	表彰，表彰に係る記念品，花束	5千円
雑費	その他交際上必要な経費	5千円

2. 「支出区分，支出年月日，金額，支出内容」を取りまとめ，毎月20日までに，前月分をまとめて課長以上の管理者に回覧する。

3. 相手方氏名は原則公開とする。ただし病気見舞い等一定の場合は記載しないことがある。

ら領収書などをもらえない一部の接待交際費は，**「支払報告書（仮称）」**を作成し（図表61-2），事業所内の承認を受ける仕組みを設けてもよいでしょう。

（3） 就業規則上での明示

就業規則には，通常，職員の服務規律について様々なルールが定められていますが，具体的にクレジットカードの私的流用の禁止およびそれに伴う罰則についても明記しておいてもよいでしょう。また，実際に無駄な支出や不正が行われた場合には，全額返金といったことも考える必要があります。

図表61-2 ■ 支払報告書の例

支払報告書（仮称）

1. 支払日
2. 支払先
3. 支払先住所
4. 金額
5. 内容及び理由
6. 会議等の場合は参加者

　　　　　　　　　　　　　　年　　月　　日

氏名　　　　　　　　印

承認　　　　　　　　印

❷ 運用上の留意事項

実際の運用にあたっては，必要に応じて**公開基準を設け，事業所内での閲覧**に供してもよいでしょう。こうした取組みを行うことで相互牽制が効き，不正や無駄が発見できることがあります。

職場のコンプライアンス，ハラスメント　137

社有車による事故（防止策）

Q062 患者送迎車など社有車の事故が多くて困っています。減少させるためには，どのような対策を講じたらよいでしょうか？

患者や利用者の送迎を行っている医療機関・福祉施設では，社有車の運転は日常業務となるため，いつ起こるかわからない事故対策は，非常に重要な経営課題です。

特に，ご質問のように，事故が多発しているという現状は，施設の評判を落とすのみならず，事故発生時の損害賠償リスクを抱えるため，早急な対策の構築が求められます。

❶「適性検査」や「安全運転教育」の実施

労務管理上の対策としてまず考えられることは，**現在の運転手に対する「適性検査」と「安全運転教育」の実施**です。

「適性検査」という言葉を聞くと重く感じられるかもしれませんが，検査を行い各々の注意点を発見し，改善の努力を促すことで，事故の減少につなげようとするものです。具体的には，各地域の財団法人交通安全協会や民間の損害保険会社等が行っている運転適性検査を受けてもらうといった対策が考えられます。

また，「安全運転教育」については，事業場内で担当者を決めて3～6カ月に1回以上行うなど年間計画を立て，必要に応じて警察関係者などの外部講師を招き，安全運転教育を実施すればより効果的です。

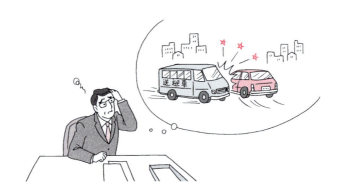

こうしたことは，道路交通法第74条の3で定められている「安全運転管理者」（乗車定員が11人以上の自動車の場合は1台，その他の自動車については5台以上を使用している事業所では安全運転管理者を選任し，公安委員会に届け出なければならない）が中心になって行うとよいでしょう。

2 社有車管理規程の整備

　社有車の事故については，事故発生時のルールを厳格化すると大幅に事故等が減少することがありますので，**併行して社有車管理規程の策定や見直しも検討**しなければなりません。特に，実際の損害額について職員に損害賠償を求めることは法律上禁止されておらず（Q063参照），ルール化の導入は必要不可欠ですが，現実的にはすべての損害額を賠償できるわけではありませんので，注意が必要です。なぜならば，事故に至るまでに使用者が十分な安全教育を行っていたか，車両の整備状況については徹底されていたか，無理な勤務体制で働かせていなかったのか等，使用者側の管理体制が不十分であることも少なくないからです。

　こうした請求にあたっては，茨城石炭商事事件（最高裁一小判・昭51.7.8）という裁判例が参考になります。この判決では，従業員に対しての損害賠償は，故意によるものでない限り，信義則上相当と認められる限度において請求は可能とされたものの，損害額の4分の1が限度とされました。

3 運転者への配慮

　社有車の事故を減らすため，社有車管理規程を定め厳格な管理をすれば，その一方で，事故発生時の損害賠償をおそれて社有車の運転を嫌がる職員が発生する可能性も考えられます。その結果，一部の職員のみに特定の負荷がかかり，さらに事故発生率が上昇するといった悪循環につながりかねないため，運転する職員への何らかの配慮も求められます。

　こうした配慮としては，例えば，「**運転手当**」としていくらか支給するといった方法が考えられ，パートタイマー等が運転するのであれば，毎月一定額ではなく，1日単位で支給したり，1回や1往復あたりの金額を定めて支給してもよいでしょう。また，1年間無事故無違反であった場合には，手当支給とは別に表彰を行うなどの**報奨制度**を設けることも検討してみるとよいでしょう。

トラブル
ハラスメント

職場のコンプライアンス，ハラスメント　139

社有車による事故（修理費）

職員が送迎車両を運転中，不注意によって破損事故を起こしたため，修理費用全額を病院から請求しました。問題があるのでしょうか？

業務遂行中に，労働者が故意または過失により使用者に損害を与えた場合，民法の定め（第415条，第709条）に基づき，当該労働者には損害賠償責任が生じます。

したがって，実際の損害に対して，事業主が本人に賠償請求すること自体には，違法性はありません。

1 全額賠償額を支払う義務はない

しかしながら，通常は，その損害に対する責任のすべてを労働者が負うことにはなりません。

労働裁判例として，茨城石炭商事事件（最高裁一小判・昭51.7.8）では，「使用者が，その事業の執行につきなされた被用者の加害行為により，直接損害を被り又は使用者としての損害賠償責任を負担したことに基づき損害を被った場合には，使用者は，その事業の性格，規模，施設の状況，被害者の業務内容，労働条件，勤務態度，加害行為の態様，加害行為の予防若しくは損失の分散についての使用者の配慮の程度その他諸般の事情に照らし，損害の公平な分担という見地から信義則上相当と認められる限度において，被用者に対し右損害の賠償又は求償の請求をすることができるものと解すべきである」とされ，**会社が従業員に対して行う損害賠償請求や求償の限度は，損害額の4分の1が限度である**と示されました。

もちろん，ケースによって様々な背景があるため，この裁判例と同視することはできませんが，いずれにせよ，減算すべき事由の程度によって全額賠償は行き過ぎとなります。

様々な労働裁判例をみると，労働者の損害賠償責任の範囲については，労働者側・使用者側双方の事情を総合的に考慮したうえで実際の損害額が決定される点がポイントとなります（図表63-1）。

図表63-1 ■ 損害賠償責任の範囲を定めるうえでの判断要素

	判断要素	補足
労働者側	業務の内容	臨時の業務や，本来と異なる業務を命じられた際に発生したものか否か
	労働条件	事故前の労務の過重性，賃金水準（低廉）
	勤務態度	通常の勤務態度
	加害行為の態様	過失の程度など
使用者側	事業の性格	事故や損害の発生確率が高い業種（業務）か否か
	事業の規模	
	施設の状況	車両整備の不十分さ，業務に必要な設備の欠如など
	加害行為の予防への配慮	指導・監督の杜撰さ，事業体制・事業組織の不適切さ，指示・規則等の違反を誘発する使用者の方針・人事体制（ノルマ等）
	損失の分散についての配慮	任意自動車保険への加入など

(『労働判例百選 第8版』有斐閣・2009年 「30. 労働者に対する損害賠償請求　細谷越史」の内容を基に筆者作成)

2 状況等を立証のうえ，負担割合を話し合う

　不注意によって事故を発生させたこと自体は，そもそも本人に非があることですので，損害賠償を免れることはできません。もっとも，前述のとおり全額を負担させることは行き過ぎであり，労務の過重性や事故予防の配慮が行われていたか否か等について改めて確認が必要でしょう。
　こういったステップを踏み，負担割合について話し合うことが望まれます。

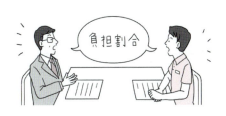

外部労働組合との交渉

Q064 職員が外部の労働組合（ユニオン）に駆け込み，団体交渉を申し出てきました。当院としては，第三者と交渉するつもりはないため，断ろうと思いますが，問題ありませんか？

　賃金や労働条件等について，労使間でトラブルとなる場合，その解決の糸口を見つけるために職員は最寄りの労働基準監督署や外部の合同労働組合（ユニオン）に駆け込むことがあります。

　その場合，労働基準監督署であれば，実態調査がヒアリングや資料確認等によって行われます。外部の合同労働組合（ユニオン）の場合には，その職員がユニオンに個人で加入し，ユニオンを通じて団体交渉が求められることがあります。

❶ 団体交渉に応じなければ，不当労働行為となる

　日本国憲法は第28条において，「勤労者の団結する権利及び団体交渉その他の団体行動をする権利は，これを保障する」と定めており，労働基本権の中心となる労働三権である団結権・団体交渉権・団体行動権を労働者に保障しています。

　また，そうした権利は，具体的には労働組合法によって定められ，労働者は労働組合を通じて団体交渉を求める権利を有しています。この団体交渉にあたっては，必ずしも自社内の労働組合である必要はなく，**職員が単独でも加入できるような外部の合同労働組合（ユニオン）**といった労働組合であっても，その事業所に支部や分会ができることになりますので，**使用者側は団体交渉を求められた場合には対応する義務があります**。

　こうした団体交渉に応じない場合，さらには労働組合を結成したり加入をしたことによって不利益な取扱いを行う場合，労働組合の自由な活動を妨げるということで，労働組合法第7条に定める不当労働行為に該当し，法違反ということになります（図表64-1）。

❷ 団体交渉を断った場合はあっせん申請が行われることがある

　万が一，使用者側である医療機関や福祉施設が団体交渉を断った場合，労働組合は，都道府県労働委員会に対して団体交渉の実施についてのあっせん

図表64-1 ■ 労働組合法　第7条（不当労働行為）

第7条　使用者は，次の各号に掲げる行為をしてはならない。
1　労働者が労働組合の組合員であること，労働組合に加入し，若しくはこれを結成しようとしたこと若しくは労働組合の正当な行為をしたことの故をもつて，その労働者を解雇し，その他これに対して不利益な取扱いをすること又は労働者が労働組合に加入せず，若しくは労働組合から脱退することを雇用条件とすること。
2　使用者が雇用する労働者の代表者と団体交渉をすることを正当な理由がなくて拒むこと。
3　労働者が労働組合を結成し，若しくは運営することを支配し，若しくはこれに介入すること，又は労働組合の運営のための経費の支払につき経理上の援助を与えること。（後略）

を申請することができます。

　あっせんとは，労働組合と使用者との間で労働トラブルに関する話し合いがまとまらず，自主的に解決することが困難な場合に，申請によって，公平かつ中立な機関でトラブルを早期に解決できるよう援助する制度で，弁護士等の第三者であるあっせん委員が双方の言い分を聞きながら話し合いの解決を図ります。

　このあっせんを拒否すれば，裁判等の強制力のある手段を講じることも少なくなく，円満な解決を図る場として，外部の合同労働組合（ユニオン）からあっせんを求められれば，基本的にはそれに応じなければなりません。

③ 団体交渉を求められた場合の初期対応は慎重に行う

　外部の合同労働組合（ユニオン）が団体交渉を申し入れてきた場合，当該組合は，労働組合法をはじめとした労働関連法規を熟知し，団体交渉でも様々な駆け引きを駆使してくることが多々あります。使用者側である医療機関や福祉施設等においても，十分に構えて対策を講じていなければ，たちまち交渉においても不利になりかねません。また，併せて不十分な対応は，労働組合の存在を排斥しているということで不当労働行為としてあっせん申請に持ち込まれるなど弱り目に祟り目です。

　したがって，職員が外部の合同労働組合（ユニオン）等に駆け込んだ場合には，労働問題に詳しい弁護士や社会保険労務士に相談しながら対応を検討することが，結果として傷口を小さくするものと思われます。

職場のコンプライアンス，ハラスメント　143

「労働施策総合推進法」とハラスメント対策

Q065 「労働施策総合推進法」の改正が2019年5月成立しました。ハラスメントへの対策として，医療機関でやっておくべきことを教えてください。

A 労働施策総合推進法の改正が，2019年5月29日の参議院本会議で，可決，成立し，6月5日に公布されました。

本法の改正によって，パワーハラスメントを受けた従業員が相談することや，それに協力した従業員に対して，それらを理由に企業は解雇その他の不利益処分をしてはならないと明記され，パワーハラスメント防止のための雇用管理上の措置を講じることが事業主に義務づけられたほか，パワーハラスメント（パワハラ）に関する紛争が生じた場合，調停など個別紛争解決援助の申出を行うことができるようになりました。

医療機関でも，管理上の体制整備が必要です。

1 パワーハラスメントの定義と，事業主が講ずべき措置

「労働施策総合推進法」の2019年5月の改正によって，**パワーハラスメント防止のための雇用管理上の措置を講じることが事業主に義務づけられる**ことになりました。

セクシャルハラスメント（セクハラ）については，1999年の「改正・男女雇用機会均等法」において，事業主の防止措置が義務化されていますが，パワーハラスメントについては，これまで明確に規制する法律が存在しなかったため，今回が初めての法規制となります。

まず，**「パワーハラスメント」という言葉の定義**から整理しておきましょう。

改正法では，以下の3つの要素をすべて満たすものを，職場におけるパワーハラスメントとしています。

① 優越的な関係を背景とした，
② 業務上必要かつ相当な範囲を超えた言動により，
③ 就業環境を害すること（身体的若しくは精神的な苦痛を与えること）

「雇用管理上の措置」の具体的な内容としては，以下が想定されています。

① 事業主によるパワーハラスメント防止の社内方針の明確化と周知・啓発
② 苦情などに対する相談体制の整備

③　被害を受けた労働者へのケアや再発防止

　また，「**優越的な関係**」というと，職務上の地位が上の上司による行為というイメージが強いですが，「業務上必要な知識や豊富な経験を有しており，当該者の協力を得なければ業務が円滑に遂行できない場合を指すので，部下や同僚によるパワハラも含まれます。

2　義務化される時期と，義務違反に対する指導

　パワーハラスメントの措置義務については，企業規模によって義務化の時期が異なり，大企業は，公布後 1 年以内の政令で定める日から課され，中小企業の場合，公布後 3 年以内の政令で定める日から課されることとなり，それまでの間は，努力義務となります。

　適切な措置が講じられない場合は是正指導の対象となりますが，現段階では，罰則を伴う禁止規定は設けられていません。ただし，厚労省が改善を求めても，それに従わない場合，企業名が公表される場合があります。

3　セクシャルハラスメント防止対策の実効性の向上

　同法の改正では，**セクハラ等の防止に関する国・事業主・労働者の責務も明確化**されました。

　セクハラ被害を申告した労働者の不利益な処分が禁止され，自社の労働者が社外でセクハラを行った場合，被害者側の事業主が行う管理上の措置への協力を求められた場合，これに応じるように努めることなどが定められました。

　また，調停制度において，紛争調整委員会が必要を認めた場合には，関係当事者の同意の有無によらず，職場の同僚等も参考人として出頭の求めや意見聴取が行えるようになります。

4　ハラスメントに関する政界的な基準

　国際労働機関（ILO）では，2017年 6 月に，パワハラ・セクハラを禁じる初めての国際条約が採択され，批准する国は，条約に沿った国内法の整備が必要となりました。日本は，条約の採択には賛成したものの，慎重に議論するとしていまだ批准しておらず（2019年 8 月時点），先進諸国から遅れをとっている状況です。

セクハラ（防止策）

Q066 セクハラ防止のために，医療機関や福祉施設側として，どのような対策を講じたらよいでしょうか？

　　職場におけるセクシャルハラスメント被害は，その性質上，表面化するのに時間がかかることが多く，発覚した時には，職場の雰囲気を悪化させることはもとより，職員が次々に離職する場合もあり，厄介な事態になりやすい問題です。実際に職員から相談があっても，プライバシーや個人の感じ方の問題があり，事実関係の把握が困難を極めることも少なくありません。このように，セクシャルハラスメント（以下，セクハラ）は，その困難な対応によって関係者全員が疲弊してしまうこともありますので，可能な限り事前に予防しておきたいところです。

　そのため，男女雇用機会均等法では第11条において，**事業主に対して「雇用管理上の措置」**を求めており，（「事業主が職場における性的な言動に起因する問題に関して雇用管理上講ずべき事項についての指針」平成18年厚生労働省告示第615号）において，具体的な予防策が定められています。

1 男女雇用機会均等法に定められたセクハラに対する「雇用管理上の措置」

　指針で定める「雇用管理上講ずべき措置」とは，以下の事項です。
① 事業主によるセクハラに関する方針の明確化とその周知・啓発
② 相談（苦情を含む）に応じ，適切に対応するために必要な体制の整備
③ 職場におけるセクハラに係る事後の迅速かつ適切な対応
④ 相談者のプライバシーの保護，不利益扱いの禁止

　まず，①については，事業主が，職場におけるセクハラは断じて許さないということや，その行為を行った職員に対して懲戒を含む処分内容について明確にしておく必要があります。そして，それらの内容を就業規則や諸規程において具体的に定めるとともに，職員研修等を通じて周知・啓発することが求められます。

　②については，医療機関や福祉施設において，セクハラの相談に対応する窓口や担当者を設けることが大きなポイントとなります。相談や苦情の内容は，多岐にわたるでしょうが，内容も複雑であると予想されるため，窓口担

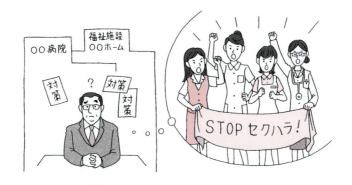

当者は，職場で予め作成されたマニュアルなどに基づき適切な対応をすることが望まれます。職場の内部に相談窓口が設置できない場合は，外部機関に相談対応を委託することも一つの方法です。

③の「事後の迅速かつ適切な対応」が可能な体制を整備するということは，セクハラ防止に取り組むうえで重要なことです。実際には，事実確認に困難を伴う場合がありますが，迅速な対応を行うことで多くの職員が安心感を抱くこともできることは，言うまでもありません。

④については，セクハラの事実を相談したことで相談者のプライバシーが職場に漏れてしまったり，他の職員から不愉快な目でみられたりすることがないよう十分配慮する必要があります。特に男性管理職が興味本位に聞いたり噂を広めたりすれば，被害者となった女性職員が出社できなくなるということも想定され，徹底した管理下で対応しなければなりません。また，セクハラの申告をしたことで，意図的に異動や降格をさせたりするなどの行為もないよう，注意を払わなければなりません。

2 セクハラに毅然とした対応を

以上のように，まずは，法律や指針などにおいて決められている対応策について，一つひとつしっかりと対応していくことで多くの場合は防止できるものと考えられます。

また，加害者が仮に管理職であったとしても，降格や悪質な場合には解雇の検討も行うなどの対応を行っていかなければ，職員は安心して働くことができず，人材がなかなか定着しないという事態に陥ることも十分に想定されます。したがって，万が一セクハラが職場内で発生したら，毅然とした態度で迅速かつ適切な対応を行うことが必要となります。

セクハラ（対応策）

Q 067 女性職員に対してセクハラを行った職員に，組織としてどのような対応をしたら，よいのでしょうか？

セクシャルハラスメント（以下，セクハラ）を，被害者と行為者との当事者間の個人的な問題として取り扱うことで問題が長期化し，被害が深刻化するケースが後を絶ちません。

結果として，人材の流出の加速や職場の雰囲気の悪化，さらには被害者からの民事上の損害賠償請求など様々な問題が生じることも少なくなく，リスク回避の観点からも迅速かつ適切な対応が必要となってきます。

1 事実関係を迅速かつ正確に把握し，公正に判定する

セクハラに対して事業所が採るべき必要な措置については，前項Q066のように規定されています。

まず事実関係を正確に把握する必要がありますが，被害者からの申立てだけでなく，**行為者との面談や第三者からの事情聴取**などを行わなければなりません。当事者からの聴取や提出された証拠だけで正確な状況が判断できない場合は，**委員会を設置して協議**することなどにより，今回の行為がどの程度のセクハラ行為にあたるのか判定することになります。

事実関係の把握や判定などの手続きについては，**社内規程（セクハラ防止規程等）に運用ルール**を定め，これに基づいて進めることが公平性を保つ意味でも重要です。社内規程などのルールがない場合には，行為者に対し一方的に決め付けるといった態度をとらず，可能な限り客観的な証拠を集め，さらには関係者以外に情報が流出しないように記録を管理することなどに注意しながら，手続きを進めなければなりません。

2 処分は事実に基づいて適正に行う

行為者に対する処分は，行為者の立場，行為の内容，被害者の不利益の程度や要求などを勘案して決定することになります。セクハラに対する理解や自覚が足りないことで起きたと考えられ，かつ被害が比較的軽い場合には，問題行動を控えるように注意し，上司による継続的な指導やカウンセリング

図表67-1 ■ 就業規則の規定例

（服務規律としての規定例）
第○条 （セクシャルハラスメントの禁止）
　職員は，他の職員に不利益や不快感を与えたり，職場環境を悪くするような性的言動を行ってはならない。
（懲戒事由としての規定例）
第○条 （諭旨解雇，懲戒解雇）
　職員が次のいずれかに該当する場合は，懲戒解雇とする。ただし，情状により，諭旨退職，またはけん責，減給，出勤停止，降職にとどめることがある。
第○号 相手方の望まない性的言動により，円滑な職務遂行を妨げたり，職場の環境を悪化させ，または相手に不利益を与えるような行為があったとき。

など，再発防止に重点を置いた措置を採ることになります。

　しかし，悪質な場合には，**配置転換によって被害者と行為者を引き離したうえで懲戒処分を行うことを検討**しなければなりません。処分が不十分であれば，行為者に対し，この程度で済んだといった気持ちを生じさせ，被害が継続して深刻化する可能性もあるため，適正かつ厳正な処分が必要です。

　このような対応を速やかに行わない場合には，**被害者から行為者や事業主に対して損害賠償請求が行われる**ことがあります。

　実際，病院が適切な措置をすぐにとらなかったためセクハラが繰り返されたとして，行為者と病院に慰謝料等50万円，弁護士費用５万円が求められた裁判例（三重県厚生農業協同組合連合会病院事件・津地判・平9.11.5）がありました。この判決では，行為者である男性看護師の日常的な猥褻な言動や深夜勤務中の猥褻行為を被害者が繰り返し訴えたにもかかわらず，病院側が行為者に注意をせず，配置換えなどの措置もとらなかったため，セクハラが続いたことについて，働きやすい職場環境を保つ配慮をしていないということで病院に対し慰謝料等の支払いを命じました。

　同様の裁判例は少なくなく，多くの場合に事業主側が慰謝料等の支払いを余儀なくされていますので，看過せず迅速かつ厳正な対処が必要です。

③ 就業規則等の整備も含めた総合的な対策が必要

　懲戒処分を行うには，就業規則等の根拠（図表67-1）が基本的に必要となりますが，併せて職場内においてセクハラ防止にあたっての研修実施やポスター掲示，相談窓口の設置等も併せて検討し，組織としての取組みを考えていく必要があるでしょう。

職場のコンプライアンス，ハラスメント　149

マタハラの起きる原因と防止策

マタハラという言葉を聞きますが，具体的にはどのようなものであり，労務管理上どのような点に注意が必要でしょうか？

　　　　妊娠や出産をしたことや，妊娠・出産・育児のための制度を利用したことなどに関して，上司や同僚が就業環境を害する精神的・肉体的な嫌がらせの言動を行うことを「**マタニティハラスメント（マタハラ）**」といいます。

　事業主は，それらを理由として解雇，減給，降格，不要な配置転換，雇止めなどの不利益な取扱いを行ってはならないほか，職場におけるマタハラ防止措置を講じなければなりません。

❶ マタハラの具体的な内容

　厚生労働省が2015年に25〜44歳の就業経験のある女性を対象に実施した調査では，正社員の21％，派遣社員の48％がマタハラ経験者であるという結果が出ており，就業環境に重大な影響を与える問題であることがわかります。

　厚労省の指針では，マタハラについて，下記の２つの型が示されています。

　１つは，「**制度等の利用への嫌がらせ型**」です。男女雇用機会均等法や育児・介護休業法が対象とする制度または措置の利用に関する言動によって就業環境が害されるもので，具体的には以下のような内容です。

・制度等の利用または利用請求をした職員に対し，上司が解雇その他不利益な取扱いを示唆したり，上司や同僚が制度等の利用請求をしないように言うなどして利用を阻害すること
・制度等を利用したことにより，上司や同僚がその職員に対し，嫌がらせ等をすること

　もう１つは，「**状態への嫌がらせ型**」です。女性職員が妊娠や出産をしたこと等に関する言動によって就業環境が害されるもので，具体的には以下のような内容です。

・女性職員が妊娠等をしたことにより，上司が解雇その他の不利益な取扱いを示唆したり，上司や同僚がその女性職員に対して繰り返し嫌がらせ等をすること

図68-1 ■ 職業安定法　第40条

以下のような事由を理由として	以下のような不利益取扱いを行うことは違法
妊娠中・産後の女性労働者の… ・妊娠，出産 ・妊婦健診などの母性健康管理措置 ・産前・産後休業 ・軽易な業務への転換 ・つわり，切迫流産などで仕事ができない，労働能率が低下 ・育児時間 ・時間外労働，休日労働，深夜業をしない **子どもを持つ労働者の…** ・育児休業 ・短時間勤務 ・子の看護休暇 ・時間外労働，深夜業をしない	**不利益取扱い（例）** ・解雇 ・雇い止め ・契約更新回数の引下げ ・退職や正社員を非正規社員とするような契約内容変更の強要 ・降格 ・減給 ・賞与等における不利益な算定 ・不利益な自宅待機命令 ・昇進・昇格の人事考課で不利益な評価を行う ・仕事をさせない，もっぱら雑務をさせるなど就業環境を害する行為をする

注：妊産婦の坑内業務・危険有害業務の就労制限，変形労働時間制の場合の法定労働時間外労働をしないことも含まれる

出典：厚生労働省　解釈通達の概要「妊娠・出産等を理由とする不利益取扱いに関する解釈通達について」

2　マタハラが起こる原因

　職員が妊娠や出産，育児を機に，産前産後休業や育児休業の取得，短時間勤務をすると，一般の職員とは異なる働き方になるため，他の職員や職場に負担をかけることになります。マタハラは，周囲がそれを受け入れることができないために起こります。つまり，妊娠や出産への理解が不足しており，職員間で協力し助け合うという考えが欠如しているのが大きな原因と言えます。

　同時に，妊婦や産後に復帰した女性を支援する制度が整っていない，もしくは十分に運用されていないという事業所がまだまだ多いことがあります。

　妊娠や出産，育児のための制度は，要件を満たせば法的には利用する権利が認められています。ただ，休業や短時間勤務をすることにより，上司や同僚の仕事に影響を及ぼす場合があることも忘れてはならず，利用する職員の側も，日頃から自分の状況をこまめに知らせるなど上司や同僚とコミュニケーションを図るとともに，職場への感謝の気持ちを忘れないことが大切です。

3　妊娠・出産・育児休業等を理由とした不利益取扱い

　妊娠・出産・育児休業等を理由とする不利益取扱いは禁止されており，図表68-1の事由を理由として不利益取扱いを行うことは，原則違法となります。

職場のコンプライアンス，ハラスメント　151

この妊娠・出産・育児休業等を理由とした不利益取扱いとは，妊娠・出産・育児休業等を契機に不利益取扱いが行われた場合を言います。この契機とは，妊娠・出産・育児休業等の終了から1年以内に不利益取扱いが行われた場合を指します。また，1年を超えた場合であっても，職場復帰直後に不要な配置転換，不利益な評価や降格，雇止めなどが行われた場合は同様に判断されます。

　ただし，**経営状態の悪化や妊娠する前から本人の能力不足が問題となっていた場合や本人の同意があった場合は例外**となり，不利益取り扱いに当たりません。

 事業主が取り組むべきマタハラ防止策

　男女雇用機会均等法及び育児・介護休業法では，事業主に以下のようなマタハラ防止策が義務付けられています。

(1) 事業主がマタハラ防止策の方針を明確にし，妊娠や出産，育児休業等の制度が利用できる旨を就業規則等や文書等に定めて周知・啓発すること
(2) 被害を受けた者や目撃した者などが相談しやすい相談窓口（相談担当者）を職場に設けること
(3) ハラスメントの相談があったときは，速やかに事実確認し，被害者への配慮や行為者への処分等を迅速かつ適切に行い，再発防止のための措置を行うこと
(4) マタハラの原因や背景となる要因を解消するため，業務体制の整備など，事業主や妊娠等をした職員やその他の職員の実情に応じ，必要な措置を講じること
(5) 行為者や相談内容等のプライバシー保護のための措置を講じ，相談したこと，事実関係の確認に協力したこと等を理由として不利益な取扱いを行ってはならない旨を定め，周知・啓発すること

　今後は，職場の各々が多様な働き方を認めて，個々の働き方の違いを受け入れることによって，誰もが働きやすい職場環境が作られていくことになると思われます。
　そのためには，職員それぞれが職場からマタハラを含めハラスメントをなくすという意識をもつことが求められます。

パワハラを恐れ萎縮する上司

Q069 職員からパワハラと言われることを心配し，役職者が注意・指導が行えていない状況です。役職者への説明やパワハラの防止策は，どのように行うとよいでしょうか？

A 役職者が気後れせずに指導を行えるようになるには，役職者にパワハラと指導の違いを理解してもらい，適切かつ効果的な指導方法を身に付けてもらうことが必要です。また，職員への指導は役職者の重要な役割の一つであるため，その必要性を認識させることも求められます。さらに，役職者に限らず，一般職員にパワハラの正しい知識をもってもらうことも，パワハラ防止策として有効です。

1 パワハラの判断要素

　パワハラという言葉の認知が高まる一方で，言葉の意味が独り歩きし，適切な指導であっても，人によって「パワハラではないか」と受け止められるケースが増えています。役職者からすると，それがプレッシャーとなり，注意や指導をためらってしまうことも少なくありません。そうしたなかで，役職者が自信をもって注意や指導を行えるようにするためには，そもそも**何がパワハラにあたるのか，正しく理解しておく必要があります**。

　2019年5月にパワハラの防止義務を定めた労働施策総合推進法の改正案が成立しましたが，この法律のなかでパワハラの定義が示されており，次の3つの要素をすべて満たしたものがパワハラであるとされています。

①優越的な関係を背景として行われること
②業務上必要かつ相当な範囲を超えた言動が行われること
③身体的若しくは精神的な苦痛を与えること，又は就業環境を害すること

　このなかで特筆すべきは，「②業務上必要かつ相当な範囲を超えた言動が行われること」という要素です。つまり，役職者の行為が業務に必要で妥当な範囲内であれば指導であり，それを超えるとパワハラにあたる可能性があるということになります。ここでいう業務での必要性や妥当な範囲というのは，目的や方法，程度によって総合的に評価されるため，一概に線引きをすることはできませんが，具体的には，次のいずれかに該当すれば妥当な範囲

職場のコンプライアンス，ハラスメント　153

を超えていると判断されます。

・業務上明らかに必要性のない行為
・業務の目的を大きく逸脱した行為
・業務を遂行するための手段として不適当な行為
・当該行為の回数，行為者の数等，その態様や手段が社会通念に照らして
　許容される範囲を超える行為

　なお，パワハラの判断については，客観性が重視されます。よって，注意
や指導がパワハラにあたるか否かは，自分のものさしではなく，**第三者の視
点から判断**することが求められます。
　また，パワハラはその行為によって6つに分類されていますが，前述の①
〜③の要素をすべて満たさなければ，パワハラには該当しません。図表
69-1はその一例です。こうしたことをあらかじめ知っておくことで，迷い
なく指導を行うことができます。

2 役職者の役割と適切な指導方法

　職員を指導し成長を促すことは，役職者に与えられた重要な役割の一つで
す。たとえ，指導に消極的にならざるを得ない環境であったとしても，役職

図表69-1

類型	行為	パワハラに該当しない例
身体的な攻撃	暴行・傷害	業務上関係のない同僚間の喧嘩
精神的な攻撃	脅迫・名誉棄損・侮辱・ひどい暴言	ルールやマナーを欠いた言動が見られ，再三注意しても改善されない部下に対して上司が強く注意する
人間関係からの切り離し	隔離・仲間外し・無視	新人職員を育成するために，短期間集中的に個室での研修等の教育を実施する
過大な要求	業務上明らかに不要なことや遂行不可能なことの強制，仕事の妨害	職員を育成するために現状よりも少し高いレベルの業務を任せる
過小な要求	業務上の合理性なく，能力や経験とかけ離れた程度の低い仕事を命じることや仕事を与えないこと	経営上の理由により，一時的に，能力に見合わない簡易な業務に就かせる
個の侵害	私的なことに過度に立ち入ること	職員への配慮を目的として，社員の家族の状況等についてヒアリングを行う

154

者であればその役割を避けて通ることはできません。そうした状況のなかで職員との接し方に悩む役職者に対しては，適切な指導方法をアドバイスしたり，職員との関係性構築を促したりするとよいでしょう。

●パワハラと言われないための指導方法のポイント

①行動に焦点を当てて指導する

精神論・抽象論ではなく，何が問題なのかを理解できるように，一つひとつのミスに焦点を当てて指導しましょう。

②人格否定をしない

「お前はダメだ」「小学生レベルだ」などの，人格を否定するような発言は慎みましょう。

③指導の伝わり方を確認する

相手が自分の指導をどう受け止めたのか確認するようにしましょう。特に相手の表情が見えないメールや電話での指導は注意が必要です。また，精神的に追い打ちをかけるような指導は避けましょう。

④感情的にならない

反射的に言葉を発しないようにしましょう。また，ねちねちと指導を繰り返すことも避けるべきです。

⑤一人ひとりに合った指導をする

画一的な指導ではなく，相手の性格や経験年数などによって指導方法を変えましょう。この人にはどのような伝え方をしたら最も効果的かという視点が大切です。

⑥普段のしぐさや言動に注意する

無用な圧力につながるような，ため息・舌打ち・物にあたる・貧乏ゆすりなどの行為は避けましょう。

●職員との関係性構築のためのポイント

①公平に接する

好き嫌いやひいきなどで，態度や接し方に差が出ないようにしましょう。

②自分の言動にミスや間違いがあったら素直に認める

他者のミスを注意する前に，自らの言動を真摯に顧みるようにしましょう。

③職員のよいところを見つけ，積極的に褒める

職員を成長させるためには指導だけではなく褒めることも重要です。

④日頃のコミュニケーションを通じて一人ひとりの価値観を知る

相手に合わせた指導を行うための第一歩として，相手の性格や価値観を把

職場のコンプライアンス，ハラスメント　155

握しておきましょう。

⑤話しやすい，相談しやすい環境をつくる

　自分の業務が忙しくても，職員に話しかけられたら顔を合わせて接するようにしましょう。

3　一般職員に対する周知・啓発

　パワハラの防止策は，役職者だけに行えばよいというわけではありません。職員からの訴えのなかには，個人の思い込みや拡大解釈に基づくものも一定数存在します。そのため，役職者だけではなく一般職員に対しても，パワハラについての正しい知識を周知・啓発することが求められます。

　具体的には，入職時のオリエンテーションなどのタイミングで，パワハラをはじめとするハラスメントの基本的な知識や，働くうえで守らなければいけないルールを伝えるようにします。特に就業経験のない新卒の職員に対しては，自分の思い通りにいかないときの対応や注意・指導を受けたときの対応についても，丁寧にレクチャーしておくとよいでしょう。

第 6 章

職場の活力, コミュニケーション

70 コミュニケーションの充実 ‥‥‥‥ 158

71 意見が出ない会議の活性化 ‥‥‥‥ 160

72 時間が守られず,
　　物事が決まらない会議 ‥‥‥‥‥ 162

73 ダラダラとした長時間残業 ‥‥‥‥ 164

74 看護師同士の派閥争い ‥‥‥‥‥‥ 166

75 低迷する外部研修への出席率 ‥‥‥ 168

76 資格取得のための奨励制度 ‥‥‥‥ 170

77 資格取得のための
　　奨学資金援助制度 ‥‥‥‥‥‥‥ 172

78 教育係(OJTトレーナー)の育成 ‥‥ 174

コミュニケーションの充実

Q070 組織内のコミュニケーションを充実させるために，職員としては何をしたらよいのでしょうか？

組織内のコミュニケーションの悪化は，情報の不伝達によって業務面で混乱をもたらし，患者や利用者も混乱させてしまう場合があります。患者や利用者からの苦情を分析してみると，原因がコミュニケーション不足にあることも少なくなく，組織内のコミュニケーションの充実は喫緊の課題となっています。

1 組織体制の問題

組織内のコミュニケーションの悪化を招く根本的な要因を探ってみると，組織内の体制に問題があることが少なくありません。実際，多くの医療機関や福祉施設においては，看護職や事務職等，職種によって一つのグループが形成されており，部門間によるセクショナリズムがみられます。その結果，情報が部門内に留まり，他部門に行き渡らないといった問題が生じることもあり，さらに部門間の溝が生じるといった悪循環につながることになります。

こうした問題を解消するには，**部門間に横串を刺す場を設けること**が有効です。すでに，委員会等のように他部門が参加する場もあると思いますが，業務のやり取りに終始することが多く，本質的な課題に至らないことが少なくありません。そのため，入職1年未満の職員のみが各部門から5名参加を

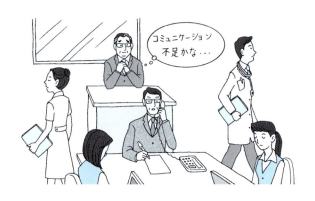

するなどといったようなルールを設定して，「新人業務改善会議」などの名目で具体的なゴール水準を設定して話を進めていくと，深いコミュニケーションになることがあります。同様に，入職3年目の職員のみが集まる会議や，5年目のみ，あるいは3年目から5年目の職員のみ，といったような勤務年数に応じて運用していってもよいでしょう。

こうしたことは，最終的には患者や利用者のためになりますので，管理者からの指示を待つのではなく，職員が自主的に「勉強会」と称して開催していくことも考えていく必要があります。

② 不要な文書等の廃止

現在では，業務報告等もパソコンで行われることが増えたため，直接的なコミュニケーションが減っていると言えます。文書として記録をすることは重要ですが，それによって行間を読むことが得意ではない職員が増加していることも事実であり，それは多くの現場において実感しているところでしょう。

したがって，例えば職員の研修参加の報告にあたっては，報告文書作成を禁止し，朝礼の際などに口頭で報告するなど，コミュニケーションの阻害要因となっている文書連絡方法を徹底的に見直していくことも重要です。このような取組みは，管理者から発案するケースは少ないと思われるため，業務改善提案の一つとして職員から問題提起をし，不要文書の廃止に向けて組織に働きかけをしていく必要があるのではないでしょうか。

③ サークル活動の創設

業務上のコミュニケーションを充実させるには，業務外における職員間の関係強化も必然的に求められます。こうしたことを確実にするためには，サークル活動が有効です。もっとも，サークルを組織内に結成して欲しいと組織に働きかけたとしても，小規模サークルが林立し，かえって組織の統制がとれなくなる可能性もあります。また，実際に活動実績のないサークルに対し，組織が何らかの補助を行うということは通常ありませんので，他の医療機関や福祉施設と対抗試合を行うなどの活動実績を作ったうえで組織に働きかける必要はあるでしょう。

そういった取組みをすることで，管理者側がサークル活動を積極的に推奨することが期待でき，職員間のコミュニケーションが業務外の場においても充実し，職場全体が活性化することは十分に考えられます。

職場の活力，コミュニケーション　159

意見が出ない会議の活性化

071 職員会議で積極的な提案などがまったくなされません。風土改善のため何らかの対策を講じたいのですが、どうしたらよいでしょうか？

自然界では、風（気候）と土（土壌）に合った植物しか育たないように、職場にも風土があり、時間を経て定着した「ものの考え方」が、職員の行動や仕事のやり方を左右しています。

「患者や利用者の立場」で物事を考える習慣が浸透している事業所では、以下のような積極的な取組みが行われています。

1 提案のテーマを絞る

具体的な改善策の一つとして考えられるのが、**職員ミーティングの工夫**です。通常は、「（患者や利用者から見た）サービスの品質」がテーマになるでしょうが、「喜ばれた事例」のみならず、「問題のある対応」や「失敗事例」を職員間で共有し、解決に向けて話し合う場としてもよいでしょう。

そもそも、職員から積極的な提案が出ない背景には、職員自身がどのような提案をすればよいのかといったイメージが沸いていないこともあります。特に、「どのような提案でもよいので出してほしい」というような言い方では、職員も提案しにくいものです。もっと**テーマを絞った**ほうが提案が出てくる可能性があります。

例えば「患者サービスの向上」という抽象的なテーマではなく「患者に伝

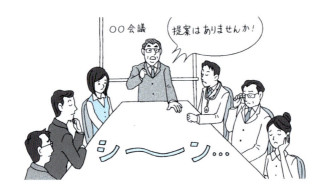

わりやすい薬の説明の仕方は？」「待ち時間を快適に過ごしてもらうには？」といったように，テーマを小さく絞ることがポイントです。

2 提案の源は現状への不満

「あらゆる提案の源は現状への不満にある」と言われます。実際に，世の中のヒット商品の多くは，この不満や困りごとを集めたうえで，その解消策を商品というかたちで実現しています。こうしたことは，医療機関や福祉施設でも同様に考えることができます。

例えば，患者や利用者から寄せられる不満や困りごとを集め，そうした問題を一つひとつ解決へと結び付けていくと，その過程において様々な提案が行われるでしょう。

3 風土改善のためのワークショップ

上記のような取組みは，職場の仲間が集まって自発的に行うことが本来望ましいものですが，管理者が入って話し合いをリードしなければならないケースもあり得ます。その場合，「**ワークショップ**」〔講義など一方的な知識伝達のスタイルではなく，参加者が自ら参加・体験して共同で何かを学びあったり創り出したりする学びと創造のスタイル（中野民夫著『ワークショップ』岩波新書，p. 11より）〕の形式で進めてみてもよいでしょう。

ワークショップでは，テーマに沿った各自の自由な発想を基に，アイデアをホワイトボードに書いたり，付せんに書いて壁に貼るなどして，一人が考えたアイデアを全員で共有しながら，さらに別のアイデアを出し合う等の方法によって進め，最終的には自分たちのありたい姿にまとめていきます。肩書きや立場を離れて話し合う，個人批判はしない，などのルールを設定すれば，参加者全員からの活発な意見が出ることも期待でき，職場の風土改善という点からも有効な方法です。

4 他の医療機関等を見学に行かせる

職員が，文字どおり，井の中の蛙になってしまっているのであれば，他の医療機関や福祉施設に見学に行ってもらうという方法も有効です。

外部の施設のやり方等を見学することによって，自分たちのやり方がこのままで良いのだろうかといった気付きを得ることも期待できるでしょう。

職場の活力，コミュニケーション　161

時間が守られず，物事が決まらない会議

Q072 医師など多職種が参加する会議や委員会がいつもダラダラとなってしまいます。効率的に開催・運営するには，どうしたらよいでしょうか？

多くの医療機関・福祉施設では，会議や委員会活動が日常的に開催されています。そうした会議や委員会は，通常の業務時間中に行われることもあれば，業務終了後に行われることもあり，それぞれの事業所内における業務進捗状況や参加職員の都合等を勘案して実施されています。

ところが現実的には，開催時刻になってもなかなか職員が集まらず，仮に開始したとしても前回と同じような話を繰り返したり，参加者が好き勝手なことを発言するだけで何もまとまらなかったりといった場合も少なくありません。結果として，終始ダラダラとした進行となり，終了した頃には，会議や委員会の時間が無駄であったと嘆く参加者も多いのではないでしょうか。

もっとも，このように半ば強制的に参加させている会議や委員会の時間は，任意参加ではない限り労働時間として扱う必要があり，法定労働時間を超えて参加しているのであれば，別途時間外労働に対する割増賃金の支給が求められるため，可能な限り効率的に行う必要があります。そのため，無駄なく効率的に会議や委員会をどのように進めるのかが多くの医療機関・福祉施設において課題となっています。

1 会議や委員会の進め方

会議や委員会は予め日程が決まっていることが多いため，進め方しだいでは，最小の努力で最大の効果を生ませることは十分に可能です。ところが，実際には非常に非効率となっていることが多く，それは，進行ルールが何も定められていないという原因によることも少なくありません。

(1) 終了時間を予め決める

予め会議や委員会の終了時間を定め，○時になったら強制的にその開催部屋から退出しなければならない，といったルールを設定することで，切迫感をもって進行することができる場合があります。つまり，延長させないことで時間の面において逃げ道を防ぎ，時間との戦いのなかで迅速に決定してもらうという点に狙いがあります。

(2)　資料は予め配付して目を通してもらう

　参加者が集まってから資料を配付していると，目を通す時間や思いついた意見の応酬といった時間が必然的に生じます。建設的な意見が頻繁に出るようであればよいのですが，現実的にはそうでもなく，単なる意見を言い合うだけにしか過ぎないことも多く，この時間は結果として無駄になる場合があります。

　こうしたことを防止するには，思いつきの意見や無責任な発言を抑制するため，予め資料を配付しておき，自分なりの意見や反対案であれば代替案をまとめてもらっておくと，効率的に進めることができます。

(3)　参加者を最小限に抑制する

　参加者が多ければ，全員が集まるまで時間が掛かったり，なかなか意見がまとまらなかったりします。基本的には発言に責任をもてる方のみを参加対象とし，その他の方には議事録等で伝達するといった方法に切り替えたほうが，会議や委員会での決定が早くなります。

(4)　議事録はその場で作成する

　参加者の理解や同意を得るため，ノートパソコンとプロジェクターを持ち込み，その場で投影をしながら議事録を作成すると，決定事項の伝達漏れ等を防ぐことができます。併せて，事後に書記が改めてまとめるといった手間が省けるため，日常業務に支障をきたすことはありません。最近は，性能がよく軽くて安価なプロジェクターも多く販売されていますので，購入して活用されてもよいでしょう。

(5)　次回までの宿題を与える

　会議や委員会における一番無駄な時間は，その時間中にそれぞれが議題に対して考える時間ではないかと思います。その場で考えてもらう必要性も薄いため，予め次回の会議や委員会までに自分なりの意見としてまとめてもらう時間を与えておけば，開催時間を圧縮できます。

②　会議や委員会は決定の場である

　そもそも，どういった目的で会議や委員会は開催されるのかということを，参加者は意識しなければなりません。

　会議や委員会は本来，決定の場であるべきであり，議論の場としていることが進行的に非効率を招いていることを認識しておく必要があります。予め進行ルールを定めておいて実施すれば，間違いなくダラダラとした会議や委員会はなくなることでしょう。

職場の活力，コミュニケーション　163

ダラダラとした長時間残業

Q073 夜遅くまでダラダラと残業をする職場風土となっています。無駄に残業代を支払うことにもならないよう，どう改善したらよいでしょうか？

職員が懸命に業務を遂行することは望ましいのですが，夜遅くまでダラダラと残業することは非効率で，好ましくありません。
ご質問の職場においては，職員の所定労働時間内の労働生産性が低く，職員各自が自己裁量に近い状態で残業を行うことで，生産性の不足分を補っているように見受けられます。このような状態が続くと，次の3つのリスクが発生する可能性があります。
(1) 残業代の増加による経営圧迫
(2) 帰属意識の低下
(3) 過重労働問題の発生

特に(2)帰属意識の低下については，所定労働時間内に集中して仕事に取り組む職員が，ダラダラと残業する職員やそれを放置している組織に嫌気をさし，退職するというケースにつながるため，速やかな改善が求められます。

1 リスク低減のための改善策

まず何よりも考えなければならないのが，本当に遅くまで残って行わなければならない仕事であるか，という点です。確かに少数精鋭で業務を遂行している職場においては，そうした環境にならざるを得ないこともありますが，業務内容を一つずつみてみると，その担当者でなくてもできる仕事やその日でなくても処理できる仕事も少なくなく，業務遂行の必要性をゼロから考えていく必要があります。

そのためには，**管理者が部下に対する労務管理を今まで以上に徹底**することが求められ，所定労働時間を超えて業務を行うのであれば，具体的な業務内容や終了予定時刻について，日ごとに上司の承認を得るといった方法を採ることも検討しなければなりません。この場合，残業を行うにあたって「残業申請書」のようなものを用意し，申請にあたっては具体的で詳細な業務内容についても書いてもらう必要もあるでしょう。

こうした方法を採り入れることで，上司が部下の業務を日々管理でき，ダ

図表73-1 ■ 就業規則への記載例

第○○条（残業の事前申請・承認）
　職員が所定労働時間を超えて勤務する場合には，事前に時間外労働の事由および時間外労働時間について所属長に申請し，所属長から承認を得なければならない。但し，突発業務や急患対応などやむを得ない事由がある場合には，事後申請・承認を認めるものとする。

ラダラとなってしまう環境を改善することができます。以上の運用を行うにあたっては，**ルールとして就業規則にその管理方法も明記しておくとよい**でしょう。具体的には，図表73-1のような記載が考えられます。

2 黙示の残業命令という落とし穴

　残業の申請制度を採り入れたとしても，その管理がしっかりと行われなければ，結局は状況が変わらないこともあります。

　実際，申請はしないもののダラダラといった状況が続いていれば，そうした時間に対して仮に管理記録が不十分な場合であっても残業代の支給を命じられたケース（ゴムノイナキ事件・大阪高判・平17.12.1）もありますので，厳格な運用が求められます。この裁判例では，残業を常態とする実態を使用者側が知っていながらも放置していたことで，黙示の残業指示命令がなされた，と解釈された労働裁判例です。つまり，残業が行われていたことを知っていながら対策を講じることなく，残業代も支給しなかったことの違法性が認められ，過去に遡及して残業代の支給を余儀なくされました。残念ながら，この裁判例に類似した運用を行っている医療機関・福祉施設が少なくないのが現状です。

3 物理的な対策を講じる

　ダラダラと残業をすることが職場風土となっている状態では，管理者の取組みだけでは限界もあります。この場合，終業時刻に合わせて終了ベルを鳴らしたり，強制的に残業が行われている部屋のエアコンの電源を切る等の物理的な対策を講じることが有効になることがあります。

　いずれの方法にしろ，最後は管理者の意識によって状況が左右されることがありますので，ダラダラと残ることの弊害を**職場全体で考え，その職場に合った改善策を採り入れる**ことを考えていかなければなりません。

職場の活力，コミュニケーション　165

看護師同士の派閥争い

Q074 看護師などが職員間の派閥を作っており，職場風土が悪くなっています。こうしたことを解消させる方法は何かあるのでしょうか？

大勢の看護師が働く医療機関では，看護師同士あるいは職種間で派閥を結成することによって事業所全体のコミュニケーションが悪くなることは，決してめずらしいことではありません。

これは，一定規模以上の医療機関に特有の問題ではなく，小規模の診療所においてもみられる光景です。派閥間の対立によって，業務情報を意図的に流さない等といったことで現場が混乱する場合もあるようなので放置できない問題です。

結果として，さらに組織内の風土が悪化するという悪循環につながるようになり，派閥のリーダーの退職によって仲間も一斉に退職をしてしまうというケースも残念ながら見受けられます。

1 派閥はベクトルの向きが違うだけである

職員による派閥というのは，その構成をみてみると同じ考えをした職員同士が固まっていることが少なくありません。例えば，派閥間の対立を分析してみると，患者や利用者に対してのサービスの考え方がそれぞれの派閥で異なっていたり，仕事の進め方やスピード等の意識が派閥間によって違うという場合はよくあることであり，こうした**考え等の違いが派閥を派生させている**と考えることもできます。

したがって，**初心に帰り，それぞれが違った方向に向いているベクトルを合わせることが派閥解消には有効**ではないかと思います。

そのため，例えばミーティングのなかで「入職した当時の目標」と「今の自分」を書き出してもらい，その差は何であるかを明確にしてもらい

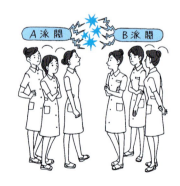

166

ます。そのうえで今後何が必要かを書き出してもらうと，方向性のズレ等を確認でき，ベクトルの向きを合わせる過程で，患者や利用者に対するサービスのあり方や仕事の進め方等を指導したり，すり合わせができ，派閥を弱体化させることは十分に可能ではないかと思います。

② 派閥ではなくチームをつくる

　患者や利用者に対して高いサービスを提供しようと意気揚々と入職してきたものの，そうした意気込みがいつの間にか消え失せてしまうことはよくあることですが，その背景を考えてみると，実は組織にも問題があることがあります。

　例えば，患者等へのサービスにあたっての基本理念すらなかったり，仮にあったとしても基本理念に基づく行動基準の明確化がなされていなかったり等，職員を然るべき方向に向ける指針がない場合には，それぞれが結果的に勝手な方向に向いてしまうことになります。

　こうしたことを防止するには，まずはどういったサービスを心がけるのか等といった基本理念を明確にし，全体を一つの方向に向かわせる必要があります。そして，その**理念を達成するためにリーダーを中心としたチームという単位をつくり，サービスの質等を確認し合う**といったことを考えていってもよいでしょう。

　具体的には，「待ち時間を短縮させるチーム」「スムーズな検査を行うチーム」等を様々な部門のメンバーが横断してチームを結成し，わかりやすく明確な目標を設定し，取り組めば，組織内の風通しも良くなり，全体で一体感を生みながら同じ方向性に向かって邁進するということは十分に期待することができます。

③ 好ましくない行動等の明確化

　一方で，組織内の派閥解消にあたっては，**好ましくない行動の明確化も不可欠**です。特に，派閥が形成されている場合，陰湿な嫌がらせを行うようなこともありますので，組織内の禁止事項として，例えば「連絡や情報を意図的に流さないようなことをしてはならない」といったようなことを具体的かつ明確に定めていくことも重要です。こうした好ましくない行動が明確にされれば，お互いに注意をする根拠にもなりますので，風土改善には有効であり，最終的に派閥を解体させることも決して不可能ではないでしょう。

職場の活力，コミュニケーション　167

低迷する外部研修への出席率

職員が外部の研修に行きたがりません。参加率を高めていきたいのですが，どのようにすればよいでしょうか？

職員のレベルアップを目的に外部研修への参加を積極的に促しても，なかなか参加したがらない職員が増えているということを，このところ多くの施設関係者から耳にします。

なぜ，外部の研修に行きたがらないのか，それは様々な理由が考えられますが，以下のように大別することができます。

〈医療機関や福祉施設において職員が外部研修に行きたがらない主な理由〉
① 職場のトップたる院長や施設長の「人材育成」に関する方針が，全員に徹底されていない。
② 研修へ参加しても，管理者から頑張っていると評価される仕組みがない。
③ そもそも仕事に対するモチベーションも低く，研修が管理者側からの押し付けになっている。
④ 業務が忙しく，そもそも行きたくても参加できない。
⑤ 研修参加後の報告書やレポートが面倒である。

❶ 具体的な対応策①　トップ自身が人材育成方針等を明確化する

具体的にどのような施設にしていきたいのか，職員にはどうあってもらいたいのか，といったことを明確にしなければ，研修そのものが場当たり的になるほか，研修参加自体が億劫に思われてしまいます。

短期的な視野でなく，**中長期的に職員を育成するという視点に立ち，研修の目的を明確にしなければなりません。**

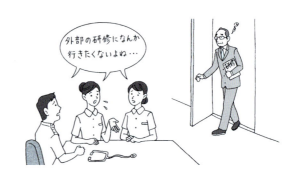

2 具体的な対応策② 研修参加後，成果があった職員を表彰する

　医療機関や福祉施設に勤務する職員の多くは，他の職種に比べて仕事に対する情熱があり，向上心も高いように思われます。研修参加に意欲的な方も多いのですが，一方で燃え尽きてしまう方も少なくありません。

　この原因としては，いくら外部の研修に参加して知識やノウハウを得ても，現場でなかなか評価されないといったこと等があります。そのため，定期的に研修参加成果発表会のような制度を採り入れて，成果があった方に対しては全員の前で表彰するといったことも考えてもよいでしょう。

3 具体的な対応策③ 研修目的を明確に伝える

　研修参加が管理者の押し付けになっている場合は，研修の参加時間が無駄であると思ってしまう職員が多いのも現状です。そのため，「なぜ研修に参加してほしいのか」「その研修で何を学んでほしいのか」ということを，管理者は十分に職員へ伝える努力が必要です。

4 具体的な対応策④ 予め勤務体制に組み込み余裕のある勤務体制を目指す

　人材確保難により研修参加ができないというケースも少なくありません。こうした状況を変えるには，予め勤務体制に研修参加を組み込み，さらにはその職員が外部研修に参加することで勤務に余裕がないということが生じないよう，その時間帯には多少手厚くパートタイマーを配置するなどの配慮も必要ではないかと思います。

5 具体的な対応策⑤ 報告書やレポートは本当に必要な場合のみ書かせる

　研修参加後のレポートが大きな精神的負担となっているケースもあります。そもそも本当に報告書やレポートが必要かということを改めて検証し，不必要であればこれまでの慣例を見直すことも考えていく必要があります。

　以上のほか，全体でレベルアップに取り組んでいるという姿勢を管理者が示すために，管理者自身が外部の研修に参加したときに得たことなどを，全職員に報告するなどの取組みも考えてもよいでしょう。

職場の活力，コミュニケーション　169

資格取得のための奨励制度

職員のキャリアアップのために資格取得を奨励しようと思います。管理や運用上の問題点等があれば，教えてください。

職員の資格取得の奨励策としては，資格を取得した職員に対する経済的な処遇，資格取得の費用補助，資格取得の際の就労上の配慮などが考えられます。特に，資格を取得することによって経済面で便宜を図ってもらえるとなれば，職員の資格取得に対する関心は高まります。

しかし，**経営面を考えると人件費増にもつながる可能性があることから，費用対効果をよく考えて行う必要があります。**

1 資格取得を促すための手当支給

資格を取得すること自体を職員に促すためには，資格手当を毎月支給する方法が効果的です。これは，難易度や施設における必要性を勘案して，金額を設定する必要があります。

もっとも，こうした資格手当の支給にあたっては，実務的には以下のような問題が発生する場合がありますので，事前に具体的な対応策を考えておかなければなりません。

〈資格手当創設によって想定される問題例〉
① 介護福祉士と社会福祉士というように複数の資格を取得している場合は各資格手当を合算して支給するのか？ それとも金額が最上位の資格手当のみを支給対象とするのか？
② 調理員が社会福祉主事を取得するなど，実際にその資格に関係する職務を担当していなくても資格を取得すれば支給するのか？ それとも担当職務に関係した資格でなければ支給しないのか？ 等

一方で考えなければならないのが，手当支給に付随して発生する人件費増の問題です。仮に1カ月5,000円を支給していても1年間で60,000円，5年間働くと300,000円という金額になります。

その手当支給に見合った業務を遂行してくれることができるのであれば，

そうした金額は惜しくはないでしょう。しかし，実際の業務をみてみると，資格を有している職員よりも有していない職員のほうがよく頑張って働いているものの，給料が有資格者よりも低いということに不満を抱いている，という場合も考えられなくもありません。

　そのため，資格によっては，毎月の手当支給ではなく，一時金として合格祝金を支給するといった方法も考えてもよいかもしれません。

2 資格取得の費用補助と就労上の配慮

　資格を取得しようとする場合，テキスト代や受験料などの費用の自己負担額が大きいと，職員が積極的に資格取得を行わない可能性もあります。そのため費用補助についても検討しておく必要があります。

　この場合，**どこまでの費用を補助するかという範囲を明確化**しておかなければなりません。なぜならば，費用の多くを補助すれば，職員によっては，自分の懐を痛めていないので本気になって勉強等をしないことも十分に想定されるからです。

　結果として，受験者数は多いものの，合格者数は非常に少ないということにもなりかねず，当初の目的が果たせない可能性もあります。

　また，**受験日直前の期間や受験日当日について就労上の配慮**を考えておくことも必要でしょう。

　例えば，受験日当日に万全の状態で臨むことができるよう，受験日から1週間程度前の期間については時間外労働の免除や夜勤シフトから外すといった配慮や，受験日当日が休日でない場合は，特別休暇を与えるといった配慮が考えられます。

3 職員のキャリアアップはビジョンをもって

　職員のキャリアアップは確かに大切であり，個々のレベルアップにはつながるでしょうが，各職員が個人の考えを元にキャリアアップを目指していたのでは，人事制度全体の整合性がとれなくなります。したがって，まずは，職員にどのようなキャリアアップを目指してもらいたいのか，という点を熟考し，費用対効果を考えながら資格取得にあたっての奨励策を考える必要があります。

資格取得のための奨学資金援助制度

看護師に対して、助産師資格を取得してもらうため修学資金を援助しようと思います。注意すべき点があれば、教えてください。

看護師資格を有している職員が、助産師資格を取得することは、職員本人の資質を向上させるのはもちろんのこと、医療機関・福祉施設側の業務の幅も広がるので、修学に際しては様々な援助を考えたいところです。

助産師資格を取得するためには、助産師の養成学校へ一定期間通い、国家試験を受ける必要がありますので、学校へ通う間は現在のように働くことはできず、高い学費も必要となってきます。

1 修学援助について考慮すべきこと

まず、最初に考えなければならないのが、**修学期間中の職員の処遇をどうするのか**ということです。修学期間が終了したら新たな資格も活かせる職場に復帰してもらいたいと考えているでしょうから、一時的な短時間勤務のみをお願いするのであれば、アルバイトやパートタイマーとして勤務してもらうか、ほとんどまったく勤務することができないのであれば、休職として取り扱ってもよいでしょう。

次に、修学資金の援助について、その具体的な運用等を考える必要がありますが、少なくとも図表77-1の点を考慮する必要があります。

2 修学資金の返還を求める際に注意すべき点

修学資金を給付するのでなく**貸し付ける制度を採用した場合は、その返還ルールが非常に重要**となります。修学後に一定期間勤務した場合には、修学資金の返還を免除するといった定めを多くの医療機関等でみかけますが、これは労働基準法第16条に定める「労働契約の不履行について違約金を定めてはいけない」という規定に抵触する可能性があるため、注意しなければなりません。

また、修学資金の貸付にあたっては、その職員が一定期間働く前に退職する場合の取扱いでトラブルになるケースも少なくありません。

図表77-1 ■修学資金の援助における検討事項

①資金援助する職員の範囲	⑤資金援助の手続きの方法
②貸与するのか給付するのか	⑥修学資金支給を休止させる場合の条件
③金額	⑦貸与する場合，返還に対する定め
④資金援助する期間	

　実際，労働裁判例（野村證券事件・東京地判・平14.4.16）では，海外留学の費用は「5年以内に退職したときは弁済しなければいけない」と定められており，渡航前に「誓約書」を提出しているにもかかわらず2年で退職してしまった従業員の留学費用については，全額本人に対して請求することが認められました。ただし，修学後に一定期間勤務する制限が，憲法で定める職業選択の自由を奪っているということで問題視される場合もあるため，注意が必要です。

　このように，修学資金の貸付にあたってのトラブルを回避するには，以下のポイントで運用する必要があります。

- 助産師の資格取得および修学支援は，職員の自由な意思で希望するものであること
- 返済免除の期間をあまり長くとらないこと
- 貸付条件等を記載した書面を職員と交わすこと

3 よりよい修学援助のために

　修学援助は，以上の点に注意すれば非常によい制度であり，**優秀な人材を確保できたり，職員の定着率が高まる**ことも十分に考えられます。**しかし，反面でトラブルも少なくないため，リスク回避のために様々な角度から対策を講じる必要性はあります。**そのため資金の返還を求める可能性がある場合は，必ず書面を交わし，わかりやすく説明することが求められます。

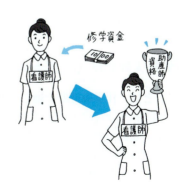

教育係（OJTトレーナー）の育成

当院は離職率が高いため，新入職員定着への第一歩として，教育係（OJTトレーナー）の質を高めたいのですが，効果的な方法はありますか。

　　　　育成は教育ではなく環境によって行われます。環境とは「職場」です。そして職場を構成するのは「仕事」と一緒に働く「メンバー」です。なかでも**日々の接触が多い教育係（OJTトレーナー）は**，新人に対して特に大きな影響力をもちます。したがって，新人職員の定着率や成長度は，教育係によって差が出てくることは否めません。そう考えると，**教育係の育成や教育体制の整備がいかに重要であるか**がわかるかと思います。

1　新人指導の現場で起こっていること

　まずは，新人職員が置かれている現状の職場環境を認識するところから始めましょう。あなたの組織では以下のようなことはないでしょうか。
　① 業務チェックリストや教育係制度がなく，新人が孤独を感じている。
　② ベテランが各々のやり方をしており，訊く人によって答えが違う。
　③ 集合研修で学んだ内容と実際の現場で行われている内容が違う。
　④ 教育係と新人職員との相性が悪い。
　⑤ 教育係が新人職員に対して組織や上司の悪口を言う。
　⑥ 教育係が体育会系のノリで教え，ハラスメントと新人は感じている。
　⑦ 他部署の同期の成長ぶりに羨ましさと妬みを感じ，不満を募らせている。
　⑧ 教育係が指導に慣れておらず，言うべきことも指摘できない。
　⑨ 新人職員のほうが知識やスキルがあり，教育係が自信を失っている。
　⑩ 所属長がたびたび口を出し，教育係の職員がやる気を失っている。

2　新人教育係（OJTトレーナー）に関する基本知識

　OJTとは，仕事の経験を通じて業務を習得し，仕事力の上達を促すもので，企業内で行われる職業指導手法の一つです。OJTは，「意図的」「計画的」「継続的」な関わりができているかどうかがポイントです。「成り行き」で行う新人教育は，「名ばかりOJT」と言わざるを得ません。
　新人教育を効果的に実践するため，まず，図表78-1を準備しましょう。

「業務スキルチェックリスト」は，「入職1年後にどんな業務をこなしてほしいのか」を想定した簡便なリストです。

新人教育担当者のミッション（使命）は，新人職員の「やる気」と「能力」を引き出すことです。新人職員が期待どおり成長しないのは，「新人側にやる気もなく能力も低いからだ」と一刀両断せず，教育する側のアプローチにも問題があるかもしれない，というマインドで臨むことが大切です。

また，新人職員の成長は教育係としての喜びのはずです。**人の育成に関わることは，実は教育担当者自身の成長する機会**でもあることを，教育係に伝え，やる気を引き出しましょう。

なお，新人指導の進捗や達成度は，定期的に評価する必要があります。

3 OJTの効果的な実践への手引きと不安解消

新人教育係は，以下のような壁にぶつかりがちです。新人教育は担当者に丸投げするのではなく，組織として体制を組み，バックアップしましょう。

図表78-1 ■ 新人教育担当者の評価表

			チェック内容
新人との関わり	1	作成	教育計画書は作成したか
	2	説明理解	教育計画書を対象者に説明し理解を得たか
	3	進捗面談	1カ月ごとに面談し振返りしたか
	4	傾聴	指導時は聴くことを意識して対応したか
	5	業務指示	目的や流れ等全体像を示したうえで指示を伝えたか
職場のフォロー	6	指導	上司等から新人育成について事前指導があったか
	7	相談	新人指導について困ったときは相談したか
	8	情報共有	新人の育成に必要な情報は部署内で共有したか
成果	9	新人成長	あなたの目から見て新人は期待どおり成長したか
	10	自己成長	教育係経験を通じて自己成長を感じたか

図表78-2 ■ 効果的な新人教育のための準備

①ツール類

OJT計画書
業務スキルチェックリスト
面談記録表
振返りシート（新人用）
振返りシート（教育係用）

②体制作り

新人教育担当
育成責任者
育成委員会

③教育係研修

指導開始時
6カ月フォロー
1年フォロー

職場の活力，コミュニケーション　175

①今の新人の特性がよくわからない

いつの時代も，新人は理解しづらい対象です。しかし，「今の若い子は」と一括りにせず，その人の持ち味や個性を見なくてはいけません。そのために必要なのはコミュニケーションです。まずは，「医療業界で働く」ことなどをテーマに，以下のような方法で対話してみるとよいでしょう。

- 教育映像会社が販売しているDVDを見て，働く意味について対話する。
- 医療関係の書籍を課題図書として読んでもらい感想を共有する。
- 業務上のトピックを取り上げて，新人と教育係の視点の違いを話し合う。

②指導内容が，新人職員に伝わっていない

コミュニケーションにおいて，「伝える」と「伝わる」には大きな違いがあります。相手の思考パターンに合わせて，比喩を用いながらゆっくりとした口調で，わかりやすい言葉を選択して伝えるのがベスト。まずは「伝える」こと以上に「聴く」ことや「質問する」ことを意識することが重要です。

③教育係が務まるのか自信がもてない

教育係を任された職員は不安を感じます。教育係が意欲をもって指導にあたれるよう，教育係自身の業務スキルや指導スキルを高めるための時間を設け，組織のフォローを約束し，安心感をもってもらうようにしてください。

④パワハラと誤解されないか心配

部下の成長を願う上司や先輩の言動が通常の指導の範囲である限り，パワハラと認定されることはありません。伝えたことを素直に受け取る信頼関係が新人職員との間で構築できれば，ハラスメントが疑われるような行為はしないでしょうし，誤解を受けることもありません。指導とパワハラの違いを学び，適切な指導ができる指導者の育成が必要です。

「人材育成は教育以上に環境によって行われる」と冒頭でお伝えしました。それを裏付けるように，アメリカの調査機関が人材育成の影響について示したデータが以下になります。

経験70%	関わり20%	研修10%

新人職員だからといって単純で簡単な仕事しか与えないと，成長が停滞してしまいます。効果的な新人育成の点から，所属長は新人職員のスキル習得状況を把握し，**必要なタイミングでチャレンジングな仕事を与えましょう**。

また，新人職員も，それを指導する教育係の職員も，**仕事を遂行する「経験」を通じて，内省すると学びが深まり，気付きが生まれ，新たな活動目標が設定**されます。組織にはそうした環境を作る役割が求められているのです。

第7章

傷病，メンタルヘルス

79 患者からの暴力による怪我 ……… 178

80 針刺し事故は労災対象か ………… 180

81 職員のＣ型肝炎等への感染 ……… 182

82 介護職員の腰痛は労災対象か …… 184

83 パワハラによるうつ病は
　　　労災対象か …………………… 186

84 「試し出勤」をしている間の賃金 … 190

85 うつ病が
　　　完治していない状態での転職 … 192

86 退職を避けるための
　　　無理をした復職 ……………… 195

87 介護を行う職員の
　　　就労との両立支援 …………… 198

88 がん患者の治療と
　　　就労の両立支援 ……………… 200

患者からの暴力による怪我

Q079 患者から暴力を受け，前歯が折れました。業務上であることから労災と考えてよいでしょうか？

A 労災とは，労働災害の略であり，労働者災害補償保険法によって様々な補償を受けることができます。同法の目的は，職員が業務上または通勤途上に負傷をしたり，病気にかかったり障害が残ったりした場合などに，必要な給付がなされることで生活の援助や社会復帰を促すこととされています。

そして，業務上の労災か否かは，「業務遂行性」と「業務起因性」という2つの基準に基づいて判断されることになります。

ご質問のケースは第三者によって引き起こされたものの，この要件2つを満たすのであれば，労災と考えられる可能性があるでしょう。

1 労災を判断する2つの基準「業務遂行性」と「業務起因性」

労災であるか否かは，「業務遂行性」「業務起因性」の有無によって判断されます。

「業務遂行性」とは，業務から離れることなく業務を遂行しているなかで被害に遭ったことを指し，例えば，休憩時間中に職員同士がふざけてけがをした，といった場合には業務遂行性がないと考えられることになります。一方，「業務起因性」とは，業務との関連性が存在するのかということであり，例えば，勤務時間中ではあるものの私用で業務を抜け出したときにけがをした，というような場合には業務との関連がありませんので，業務起因性は認められないことになります。

今回のケースをみてみますと，患者から暴力を受けて前歯が折れた，ということですから，業務を遂行しているなかで引き起こされたのであれば，理由にかかわらず，業務遂行性があると考えられます。また，患者に何らかの不快な思いをさせたか否かにかかわらず，業務との関連で暴力を受けたのであれば，業務起因性も併せて認められることになり，双方を満たせば労災と考えることができます。もっとも，業務が終了し帰宅をしようとしていたときに駐車場でいきなり暴力を受けた，といったような場合は業務遂行性も業務起因性も認められませんので，労災ではないということになります。

図表79-1 ■ 労働者災害補償保険法　第12条の4

第12条の4　政府は，保険給付の原因である事故が第三者の行為によつて生じた場合において，保険給付をしたときは，その給付の価額の限度で，保険給付を受けた者が第三者に対して有する損害賠償の請求権を取得する。

2　前項の場合において，保険給付を受けるべき者が当該第三者から同一の事由について損害賠償を受けたときは，政府は，その価額の限度で保険給付をしないことができる。

なお，業務遂行性については，必ずしも就業時間中である必要はなく，休憩時間や残業時間中であってもそれが業務上必要な行為であれば，幅広く認められます。

② 最終的な判断は労働基準監督署長が行う

労災であるか否かの判断基準である業務遂行性と業務起因性については，最終的には労働基準監督署長が必要に応じて実態等を確認のうえ，判断することになります。したがって，労働基準監督署への報告は，具体的にわかりやすく行う必要があります。

③ 第三者による行為も労災として扱われることがある

ご質問のケースは，患者による暴力が原因であり，本来の業務を遂行するにあたっては，通常は発生しません。しかし，労災では，こうしたケースも幅広く認めており，これは第三者行為災害と言われています。もっとも，こうした第三者行為災害が意図的に悪用されてしまうと，労災保険料と給付との全体的なバランスを保つことができないことになりますので，その第三者は，その給付額等について労災保険の保険者である政府等に対して賠償責任を負うことになります。

つまり，今回のケースで考えてみれば，**業務遂行性と業務起因性が認められた場合，本人に対して労災保険の適用で治療等の給付が行われる**ことになりますが，その**給付に掛かる費用は，第三者行為災害の当事者である，暴力をふるった患者に請求される**ことになります。これは，労働者災害補償保険法第12条の4にその根拠を求めることができます（図表79-1）。もっとも，このような調整が行われるのは労災保険の給付範囲であり，慰謝料が別に生じたとしても，それは対象外として扱われます。

傷病，メンタルヘルス　179

針刺し事故は労災対象か

Q080 業務中にC型肝炎患者に刺した注射針を，誤って自分にも刺してしまいましたが，これは労災として扱われますか？

看護師が，患者に刺した注射針を誤って自分にも刺してしまう事故（針刺し事故）は，医療現場ではしばしばあるようです。こうしたケースは業務上の事故であるため，通常は労災として扱われます。

1 業務中の事故であるため労災として扱われる

労災の認定を受けるにあたっては，前述のとおり (Q079)，その事故に「業務遂行性」と「業務起因性」が認められるか否かが重要となります。「業務遂行性」とは，事業主の支配下（以下，指揮監督下）にある状態で業務を遂行するなかで発生していることであり，「業務起因性」とは，そのけが等が業務に起因して生じていることを言います。

ご質問のケースは業務中に起こった事故であり，事業主の指揮監督下であることから業務遂行性はあったものと思われます。また，業務起因性についてですが，原則として次の要件すべてを満たす場合には，業務に起因するものとして判断されます（「C型肝炎，エイズ及びMRSA感染症に係る労災保険における取扱いについて」平成5年10月29日・基発第619号）。

① C型急性肝炎の症状を呈していること。
② HCVに汚染された血液等を取り扱う業務に従事し，かつ当該血液等に接触した事実が認められること。
③ HCVに感染したと推定される時期からC型急性肝炎の発症までの時間的間隔がC型急性肝炎の潜伏期間と一致すること。
④ C型急性肝炎の発症以後においてHCV抗体，またはHCV-RNAが陽性と診断されていること。
⑤ 業務以外の原因によるものでないこと。

2 肝炎患者の針刺し事故における労災認定の療養の範囲

ご質問のケースは，労災として認定される可能性は高いと考えられますが，

図表80-1 ■ 針刺し事故を起こした場合の対処方法

> 被汚染者（針刺し事故を起こした本人）は，まず，できるだけすみやかに，流水中で血液を絞り出し（汚染血液の血中への侵入量を最小限にとどめ）た後に，傷口を消毒します。
> なお，針刺し部位から血液を口で吸い出すことは，口腔粘膜を介した感染を起こす危険があることから禁忌です。事故後の検査は，以下の手順で行います。
> ☑ 汚染直後の被汚染者のHCV抗体検査
> ☑ HCV抗体が陽性の場合には，HCV-RNA検査（被汚染者がキャリアであるかどうかの確認）
> ☑ 1週間後，2週間後の2回を目安としたHCV-RNA検査

（公益財団法人ウイルス肝炎研究財団「C型肝炎について（一般的なQ&A）改訂第8版」より）

いかなる場合も保険の給付対象になるわけではなく，前掲の通達によれば，以下のように取り扱われることになります。

① 今回の事故以後，当該負傷等に対しての当初の処置（洗浄，消毒，および基本診療に含まれる程度のもの）については，療養の範囲に含まれる。
② HCV抗体検査等（負傷等の直後に行われる検査も含まれる）が行われ，その結果が業務上外の認定のための基礎資料として必要な場合もあることから，当該検査も業務上負傷に対する治療上必要な検査として療養の範囲に含まれる。ただし，医師が必要性を認めた場合のみ。
③ 肝炎等を発症した場合，当初の針刺し事故等との因果関係を医学的に立証（業務起因性）させることができた場合には，療養の範囲に含まれる。

③ 今後の対策の検討が必要

今回の針刺し事故のような場合には，すぐに処置を行い検査等を行っていれば，労災としての認定は比較的受けやすいのですが，**事故当時の処置や抗体検査等を行わずに相当の時間が経った場合には，医学的にその関連性を立証することが困難**となりますので，労災の認定を受けることは非常に困難となると考える必要があります。

こういったことを防止するためには，針刺し事故があった際にすぐに上司に報告し，図表80-1のような対処を行うことが非常に重要です。そのため，事故対策マニュアルの作成，内部勉強会や訓練などを行っていることが組織的な対策として重要となります。

傷病，メンタルヘルス　181

職員のC型肝炎等への感染

081 職員がC型肝炎やHIV等に感染していることがわかりました。どう対応したらよいですか？

A 医療機関・福祉施設の職員は，患者や利用者から感染症に感染する可能性がある一方，自分自身が感染源あるいは媒介者となることがあります。特に，職員が患者や利用者に対してC型肝炎やHIV等に感染させてしまった場合には，損害賠償を請求されたり地域内にも悪評が拡がるといったリスクを抱えることになり，施設の存続問題にも発展する可能性があり，配置転換を検討したり，差別を与えない教育を行うなどの対応が必要です。

1 通常の業務では感染可能性は低い

C型感染やHIV等の感染者が，意図的に感染させることがないのであれば，通常の業務を遂行するにあたっては，第三者に対する感染率は低いと言われています。C型肝炎については，公益財団法人ウイルス肝炎研究財団の「C型肝炎について（一般的なQ＆A）」（平成26年7月改訂）において，「感染している保健医療従事者が，仕事上の制限を受けることはありません」ということが明記されており，そうした資料がその根拠となります。

また，HIVについても，厚生労働省の「職場におけるエイズ問題に関するガイドラインについて」（平成22年4月30日・基発0430第2号・職発0430第7号）のなかで，「HIVに感染していても健康状態が良好である労働者については，その処遇において他の健康な労働者と同様に扱うこと」と示していることから，基本的には通常どおり業務遂行ができるものと考えることができます。

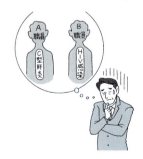

2 感染を理由に解雇することはできない

C型肝炎やHIVに感染していることに対して過剰に反応し，勢いから解雇してしまうような場合には，注意が必要です。

労働裁判例を紐解いてみると，HIV感染者解雇事件（東京地判・平7.3.30）では，派遣先企業の健康診断でHIV感染が確認された派遣労働者が，派遣元企業から感染の告知を受けたうえで解雇されたことについて争われましたが，感染だけを理由として職員を解雇することは解雇権の濫用となり，違法であるとの判決が下されました。

同様に，解雇ではありませんが，HIV感染を理由に警察官に対する退職勧奨につき慰謝料の支払いを求める判決もありました（警視庁HIV検査事件・東京地判・平15.5.28）。本人に対する不利益な取扱いを行うと，かえって医療機関・福祉施設側が非常に不利になりやすいと考えられます。

3 感染可能性のある部署である場合は配置転換を検討する

医療機関においては，注射を日常的に扱ったり，手術室の配属となることが現実的に十分考えられます。

その場合，通常の勤務をしているよりもはるかに高い確率で患者に感染させてしまう可能性がありますので，万が一のことを考え配置転換を行うことも検討しなければなりません。

4 差別や偏見を与えない教育の徹底

残念ながら，C型肝炎やHIV感染に対する差別は多くの職場において依然みられます。

特に，職員間でそういった差別等があった場合には，業務遂行にあたっての情報を十分提供されないことで混乱が生じたりする場合もあり，結果として患者や利用者に対しても迷惑をかけてしまうことになります。また，職員間で差別や偏見がみられる場合には，患者や利用者が容易に雰囲気を察し，職員が感染をしているという情報が瞬く間に拡がることも十分に考えられます。**まずは，職員間で差別や偏見が生じないよう，職場内において十分な教育を行う**必要があります。

傷病，メンタルヘルス　183

介護職員の腰痛は労災対象か

Q082 介護職員から,「腰痛がひどくて満足に業務ができない。この腰痛は労災だと思うので,労災として申請できるか」と相談がありました。申請できるのでしょうか?

介護施設においては,その業務の特性上,腰をはじめとして身体の不調が生じやすく,そういったことを理由に残念ながら退職せざるを得ないケースは少なくありません。

今回のご質問は,腰痛とのことですが,腰痛を労災として扱うか否かは,非常にむずかしい問題です。

1 腰痛の要因は様々である

腰痛を労災として扱うかどうかについては,労災の認定基準に照らし合わせて考えるとわかりやすいでしょう。

労災では,そのけが等が労災であるか否かを判断するにあたっては,「業務遂行性」と「業務起因性」を求めます。

今回の事例でこれらについて考察してみると,腰痛が業務遂行中の行為か否かの判断は非常にむずかしいと言わざるを得ません。なぜならば,腰痛の原因は,実は加齢によるものであったり,肥満のためであったり,さらには運動不足で筋力が弱くなったなど,日常生活上(仕事上ではない)のことが腰痛の原因となっていることもあるためです。

2 腰痛を労災で扱う認定基準

以上から,**腰痛を労災として扱うことは,判断がむずかしく容易に認められるものではありません**。

ただし,現実的には業務に起因して腰痛になることも少なくないため,業務上の疾病としての取扱いの認定基準として,1976(昭和51)年10月16日に行政通達が出されています(基発第750号)。この通達では,「災害性の原因による腰痛」と「災害性の原因によらない腰痛」の2つに区分されており,具体的には図表82-1のとおりとなります。

図表82-1 ■「業務上腰痛の認定基準等について」の主な要点

（昭和51年10月16日・基発第750号）

1．災害性の原因[※1]による腰痛

　業務上の負傷（急激な力の作用による内部組織の損傷を含む。以下同じ）に起因して労働者に腰痛が発症した場合で，次の二つの要件のいずれをも満たし，かつ，医学上療養を必要とするときは，当該腰痛は労働基準法施行規則（以下「労基則」という）別表第1の2第1号に該当する疾病として取り扱う。

（1）　腰部の負傷又は腰部の負傷を生ぜしめたと考えられる通常の動作と異なる動作による腰部に対する急激な力の作用が業務遂行中に突発的なできごととして生じたと明らかに認められるものであること。

（2）　腰部に作用した力が腰痛を発症させ，又は腰痛の既往症若しくは基礎疾患を著しく増悪させたと医学的に認めるに足りるものであること。

[※1]　「災害性の原因」とは，通常一般にいう負傷のほか，突発的なできごとで急激な力の作用により内部組織（特に筋，筋膜，靭帯等の軟部組織）の損傷を引き起こすに足りる程度のものが認められることをいう。

2．災害性の原因によらない腰痛

　重量物を取り扱う業務[※2]等腰部に過度の負担のかかる業務に従事する労働者に腰痛が発症した場合で当該労働者の作業態様，従事期間及び身体的条件からみて，当該腰痛が業務に起因して発症したものと認められ，かつ，医学上療養を必要とするものについては，労基則別表第1の2第3号2に該当する疾病として取り扱う。

[※2]　「重量物を取り扱う業務」の目安
- **「女性労働基準規則」**：満18歳以上の女性は，断続作業30kg，継続作業20kg以上の重量物取扱い禁止
- **「腰痛予防対策指針」**：満18歳以上の男子労働者が人力のみにより取り扱う物の重量は，体重のおおむね40％以下となるように努めること。満18歳以上の女子労働者では，さらに男性が取り扱うことのできる重量の60％位までとすること。
- **「業務上腰痛の認定基準等について」**（昭和51年10月16日 基発第750号）：重量物を取り扱う業務とは，おおむね30kg以上の重量物を労働時間の3分の1程度以上取り扱う業務及びおおむね20kg以上の重量物を労働時間の半分程度以上取り扱う業務をいう。

3　通常，腰痛が認められるのはギックリ腰

　この行政通達に照らし合わせて考えてみても，それらの因果関係を本人や事業所が立証しなければなりませんので，非常に困難を極めます。実際に腰痛が労災として認められるのは，変わった姿勢で仕事をしたことで突然ギックリ腰になったというようなケースに限られています。

　長期間に渡った仕事が原因で腰痛になったというのであれば，医学的な見地など様々な角度からそれを検証しなければならないことになります。

傷病，メンタルヘルス　185

パワハラによるうつ病は労災対象か

Q083 上司から吐かれた暴言などのため，うつ病になってしまったようです。パワーハラスメントによる労災と認められるのでしょうか？

 近年，職員がうつ病を発症するケースが多くの医療機関や福祉施設において聞かれますが，その原因を分析してみると，上司からの暴言や冷徹な態度等，パワーハラスメントに起因している場合も少なからずあるようです。ケースによっては，労災認定となることもあります。

1 パワーハラスメントとは何か

ご質問のケースでは，**上司の暴言の態様がどの程度のもので，うつ病の発症原因がその暴言だけによるものなのか，それとも上司の暴言以外に発症原因があるのか—等を，客観的な事実に基づき総合的に判断する必要があります**。仮に上司に起因した事実があるのであれば，それはパワーハラスメントと考えることができます。

なお，パワーハラスメントとは，「同じ職場で働く者に対して，職務上の地位や人間関係などの職場内での優位性を背景に，業務の適正な範囲を超えて，精神的・身体的苦痛を与える又は職場環境を悪化させる行為」と定義されており，叱責・指導の名目であっても，大声で怒鳴りつけたり，多数の職員を前にして罵倒したりする行為などは，受忍限度を超えたものとして，パワーハラスメントと判断される可能性があります。

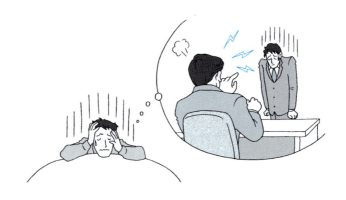

2 パワーハラスメントと労災認定

パワーハラスメントによってうつ病を発症した場合，それが労災に該当するか否かは，平成23年12月に「心理的負荷による精神障害の認定基準」が新たに定められ，労災認定のための要件は次のとおりです。

① 認定基準の対象となる精神障害を発症している

② 認定基準の対象となる精神障害の発症前おおむね6カ月の間に，業務による強い心理的負荷が認められる

③ 業務以外の心理的負荷や個体側要因により発症したとは認められない

まず，①は，いわゆる「**うつ病**」は厚生労働省が定めている労災分類表の「気分〔感情〕障害」に当てはまるので，要件は満たすことになります。

②については，**心理的負荷の強度**が大きなポイントとなりますが，これは，厚生労働省の定める「業務による心理的負荷評価表」（図表83-1）の「（ひどい）嫌がらせ，いじめ，又は暴行を受けた（強）」の項目に該当する場合，労災の対象となる可能性があります。この場合，上司による暴言の態様が，客観的に捉えて業務指導の範囲を超え，人格・人間性を否定するような個人を侮辱する場合には，「ひどい嫌がらせ，いじめ」と評価されることになりますが，上司・部下との単なるトラブルであれば"中"となりますので，その事実をもってすぐに労災適用ということはむずかしいと思います。

そして③については，**業務以外の心理的負荷**（例えば離婚・別居，家族の病気・死亡，その他金銭関係等）がないことが前提となりますが，労働基準監督署が既往歴・生活史・アルコール等依存状況・性格傾向等を本人や他の職員に対するヒアリング等を通じて確認し，①から③までのすべてを満たすかどうか，最終的に労働基準監督署が判断することになります。

3 労災の可能性はあるが，確実ではない

上記から，暴言がパワーハラスメントに該当するかどうかはいくつかの判断材料すべてを満たす必要があります。ただし，現実的には，労使双方の認識の違いによることもありますから，必ずしも労災として認定されるわけではありません。特に，注意や指導とパワーハラスメントの境界線は曖昧であり，またうつ病の多くは，様々な要因が重なって発症することが多いことから，認定までにはある程度の時間が掛かり，不確実性のあるものだということを理解しておいたほうがよいでしょう。

傷病，メンタルヘルス　187

図表83-1 ■職場における心理的負荷評価表 (一部)

平均的な心理的負荷の強度		心理的負荷の総合評価の視点	心理的負荷の強度を「弱」「中」「強」と判断する具体例		
具体的な出来事	心理的負荷の強度		弱	中	強
出来事の類型：②仕事の失敗、過重な責任の発生等					
達成困難なノルマが課された	Ⅱ	・ノルマの内容、困難性、強制の程度、達成できなかった場合の影響、ペナルティの有無等 ・その後の業務内容、業務の量の程度、職場の人間関係等	【「弱」になる例】 ・同種の経験等を有する労働者であれば達成可能なノルマを課されたが、ノルマではない業績目標が示された（当該目標が、達成を強く求められるものではなかった）	○達成困難なノルマが課された 【「中」である例】 ・達成は容易ではないものの、努力すれば達成も可能であるノルマが課され、この達成に向けた業務を行った	【「強」になる例】 ・客観的に、相当な努力があっても達成困難なノルマが課され、達成できない場合には重いペナルティがあると予告された
出来事の類型：③仕事の量・質					
1カ月に80時間以上の時間外労働を行った	Ⅱ	・業務の困難性 ・長時間労働の継続期間 （注）この項目の「時間外労働」は、すべて休日労働時間を含む。	【「弱」になる例】 ・1カ月に80時間未満の時間外労働を行った （注）他の項目で評価されない場合のみ評価する。	○1カ月に80時間以上の時間外労働を行った （注）他の項目で評価されない場合のみ評価する。	【「強」になる例】 ・発病直前の連続した2カ月間に、1月当たりおおむね120時間以上の時間外労働を行い、その業務内容が通常その程度の労働時間を要するものであった ・発病直前の連続した3カ月間に、1月当たりおおむね100時間以上の時間外労働を行い、その業務内容が通常その程度の労働時間を要するものであった
出来事の類型：④役割・地位の変化等					
退職を強要された	Ⅲ	・解雇又は退職強要の経過、強要の程度、職場の人間関係等 （注）ここでいう「解雇又は退職強要」には、労働契約の形式上期間を定めて雇用されている者であっても、当該契約が期間の定めのない契約と実質的に異ならない状態となっている場合の雇止めの通知を含む。	【解説】 退職勧奨が行われたが、その方法、頻度等からして強要とはいえない場合には、その方法等から「弱」又は「中」と評価		○退職を強要された 【「強」である例】 ・退職の意思のないことを表明しているにもかかわらず、執拗に退職を求められた ・恐怖感を抱かせる方法を用いて退職勧奨された ・突然解雇の通告を受け、何ら理由なく、説明されることもなく、撤回されることもなかった

出来事の類型：⑥対人関係

出来事の類型	平均的な心理的負荷の強度	心理的負荷の総合評価の視点	心理的負荷の強度を「弱」「中」「強」と判断する具体例
（ひどい）嫌がらせ、いじめ、又は暴行を受けた	Ⅲ	・嫌がらせ、いじめ、暴行の内容、程度等 ・その継続する状況 （注）上司から業務指導の範囲内の叱責等を受けた場合、上司等における対立が生じた場合等は、項目30等で評価する。	【解説】 ・部下に対する上司の言動が業務指導の範囲を逸脱し、又は同僚等による多人数が結託しての言動が、それぞれ右の程度に至らない場合が、その程度、経過と業務指導からの逸脱の程度により「弱」又は「中」と評価 【「弱」になる例】 ・複数の同僚等の発言により不快感を覚えた（客観的には嫌がらせ、いじめとはいえない又はその程度が軽い） 【「中」になる例】 ・上司の叱責等の過程で業務指導の範囲を逸脱した発言があったが、それが継続していない ・同僚等から結託して嫌がらせ等が行われたが、これが継続していない ○ひどい嫌がらせ、いじめ、又は暴行を受けた 【「強」である例】 ・部下に対する上司の言動が業務指導の範囲を逸脱しており、その中に人格や人間性を否定するような言動が含まれ、かつ、これが執拗に行われた ・同僚等による多人数が結託してその人の人格や人間性を否定するような言動が執拗に行われた ・治療を要する程度の暴行を受けた
上司とのトラブルがあった	Ⅱ	・トラブルの内容、程度等 ・その後の業務への支障等	【「弱」になる例】 ・業務をめぐる方針等において、上司との考えの相違が生じた（客観的にはトラブルとはいえないものを含む） ○上司とのトラブルがあった 【「中」である例】 ・上司から、業務指導の範囲内である指導・叱責を受けた ・業務をめぐる方針等において、上司との考えの相違が生じた（客観的にはトラブルとはいえないものを含む） 【「強」になる例】 ・業務をめぐる方針等において、周囲からも客観的に認識されるような大きな対立が上司との間に生じ、その後の業務に大きな支障を来した
同僚とのトラブルがあった	Ⅱ	・トラブルの内容、程度、同僚との職務上の関係等 ・その後の業務への支障等	【「弱」になる例】 ・業務をめぐる方針等において、同僚との考えの相違が生じた（客観的にはトラブルとはいえないものを含む） ○同僚とのトラブルがあった 【「中」である例】 ・業務をめぐる方針等において、同僚との考えの相違が生じた（客観的にはトラブルとはいえないものを含む） 【「強」になる例】 ・業務をめぐる方針等において、周囲からも客観的に認識されるような大きな対立が多数の同僚との間に生じ、その後の業務に大きな支障を来した
部下とのトラブルがあった	Ⅱ	・トラブルの内容、程度等 ・その後の業務への支障等	【「弱」になる例】 ・業務をめぐる方針等において、部下との考えの相違が生じた（客観的にはトラブルとはいえないものを含む） ○部下とのトラブルがあった 【「中」である例】 ・業務をめぐる方針等において、部下との考えの相違が生じた（客観的にはトラブルとはいえないものを含む） 【「強」になる例】 ・業務をめぐる方針等において、周囲からも客観的に認識されるような大きな対立が多数の部下との間に生じ、その後の業務に大きな支障を来した
理解してくれていた人の異動があった	Ⅰ		○理解してくれていた人の異動があった
上司が替わった	Ⅰ		○上司が替わった （注）上司が替わったことにより、当該上司との関係に問題が生じた場合には、項目30で評価する。
同僚等の昇進・昇格があり、昇進で先を越された	Ⅰ		○同僚等の昇進・昇格があり、昇進で先を越された

「試し出勤」をしている間の賃金

精神疾患で休職していた職員に，リハビリのため軽作業から復帰してもらおうと考えています。この場合も，従来と同様の賃金を支払わなければならないでしょうか？

　　　　精神疾患で休職していた職員が，リハビリのため出勤を開始する場合，業務に慣れてもらうために補助的業務や軽作業から行ってもらうことが少なくありません。

　この場合，原則的には契約どおり，従来と同様の賃金を支払わなければなりませんが，当該職員と賃金の引下げに関する契約変更の同意がある場合や，ご質問のようなケースに対応した賃金引下げに関する定めが就業規則にある場合は，例外的に賃金引下げを行うことができます。

1 賃金の引下げにあたっての基本的な考え方

　ご質問のケースでは，**労使双方の合意によって改めて雇用契約を締結する**という運用が望ましいと考えます。

　そもそも労働契約については，労使が対等の立場に立って締結するものであり，合意することによって新たな雇用契約が締結されたと考えることができます。これは，労働契約法第3条において確認できます（図表84-1）。

　一方，これまで役職者であった方が，役職に就かないことを理由に役職手当を付与しないことを目的として役職や職位を引き下げる場合がありますが，これについては人事権の濫用と捉えられないよう注意が必要です。労働裁判例では，医療法人財団東京厚生会事件（東京地判・平9.11.18）において，以下の基準を総合的に考慮して権利の濫用の有無を判断すると示しています。

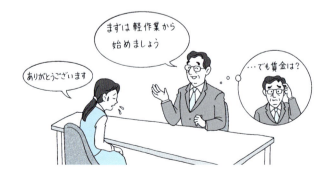

図表84-1 ■ 労働契約法 第3条（労働契約の原則）

第3条 労働契約は，労働者及び使用者が対等の立場における合意に基づいて締結し，又は変更すべきものとする。

2 労働契約は，労働者及び使用者が，就業の実態に応じて，均衡を考慮しつつ締結し，又は変更すべきものとする。

3 労働契約は，労働者及び使用者が仕事と生活の調和にも配慮しつつ締結し，又は変更すべきものとする。

4 労働者及び使用者は，労働契約を遵守するとともに，信義に従い誠実に，権利を行使し，及び義務を履行しなければならない。

5 労働者及び使用者は，労働契約に基づく権利の行使に当たっては，それを濫用することがあってはならない。

図表84-2 ■ 試し出勤制度等の例

① **模擬出勤**：勤務時間と同様の時間帯にデイケアなどで模擬的な軽作業を行ったり，図書館などで時間を過ごす。

② **通勤訓練**：自宅から勤務職場の近くまで通勤経路で移動し，職場付近で一定時間過ごした後に帰宅する。

③ **試し出勤**：職場復帰の判断等を目的として，本来の職場などに試験的に一定期間継続して出勤する。

（厚生労働省「心の健康問題により休業した労働者の職場復帰支援の手引き」p. 6）

① 業務上・組織上の必要性の有無およびその程度

② 能力・適性の欠如等の労働者側における帰責性の有無およびその程度

③ 労働者の被る不利益の性質およびその程度

2 今後の対応策

　具体的な対応は，休職者が発生するつど，運用等を考えていくことになります。「試し出勤」という制度を採り入れる場合，業務命令は行わない代わりに賃金も支給しない，といったような考え方に基づき，具体的には図表84-2のように運用することになります。

　実際，精神疾患から回復するプロセスは個人差が大きいため，人によっては，出勤しても眠気のために集中力が続かないとか，遅刻を繰り返すということがありますから，こうした制度は職員にとっても非常に有効で，焦ることなく職場復帰が実現できる可能性があります。

傷病，メンタルヘルス　191

うつ病が完治していない状態での転職

085 新入職員がうつ病で休み始め，本人に確認したところ，以前うつ病に罹患して完治していない状態で転職をしてきたことが発覚。どのように対応すればよいでしょうか？

A うつ病であることを隠して入職した職員に対し，**病気を隠していたことのみをもって解雇することはできません**。出勤できない状況が続くならば，休職の適用を検討します。休職とは，通常勤務ができるようになるために，仕事を休んで療養に専念することで傷病の回復を待つ期間のことです。**休職期間を満了してもなお復帰できない場合には，休職期間満了による退職として手続きを行うことになります。**

1 病気の隠蔽のみの理由では解雇できない

採用時にうつ病であることを申告せず，入職後に病気であることが発覚した場合でも，労働契約どおりの勤務ができている場合には，病気を隠していたことを理由として解雇はできません。

職員は，入職時に締結した労働契約の内容により働く義務が生じます。フルタイム契約であるならば，フルタイムとしての勤務日すべてを勤務しなければなりません。今回はうつ病で休み始めているということですので，本来の出勤日に勤務できておらず，職員による労働契約の不履行が生じていることになります。うつ病による欠勤が長期間にわたるのであれば，原則として解雇事由に該当します。その場合，**欠勤の継続期間等により，解雇事由に該当するかどうかを判断**していくこととなります。

今回うつ病が発覚した職員は，3カ前に入職していますので，事業所の試用期間が3カ月である場合には，すでに本採用されたあとということになります。本採用後に職員を解雇する場合には，相応の理由が伴わない限り，解雇の有効性は認められません。解雇しようとする場合は，より慎重な判断が求められます。就業規則に休職の定めがある場合には，解雇よりも休職の適用を検討することが 現実的です。

なお，試用期間中にうつ病で休み始め，試用期間満了時点で今後も勤務ができないようであれば，本採用を見送ること（解雇）も可能と考えられます。試用期間とは，本採用基準を満たさない場合には本採用を拒否できる解約権留保付労働契約と解釈されており，本採用後の解雇事由より広い範囲で解雇

事由が認められています。

② 休職を適用し病気の回復を待つ

　私傷病等で欠勤が続いた場合，本来は債務不履行で解雇となります。しかしそのような場合であっても，いきなり解雇するのではなく，まずは休職を適用して回復を待つのが一般的です。

　休職制度は，法律の定めではなく事業主が任意で定めるものとなり，休職制度を設ける場合には，就業規則でその内容を明確にしておく必要があります。

　例えば，私傷病による欠勤の場合に，最長1年間の休職期間を設けた場合，職員は1年間療養に専念することが認められますが，1年経過してもなお病気が治らず復帰できない場合には，休職期間満了時に退職となるというものです。これは解雇とは異なり，その休職期間満了時をもって自動退職となることから，解雇の有効性で争うリスクは発生しません。休職期間満了の退職を適用するためには，あらかじめ就業規則にその旨が規定されている必要があります。

　休職の適用を判断する場合には，主治医に休業の必要の有無，必要である場合にはどのぐらいの期間が必要か等の意見を求めます。そして休職が必要と判断した場合には，休職に入る前に，休職期間，休職中の賃金の取扱い，そして休職期間満了時に復帰できない場合には退職となることなどを記載した書面を作成したうえで本人に説明を行い，誤解が生じないようにしておくことが重要です。

③ 休職の適用を拒否する場合は

　うつ病であることを隠し入職した職員が，体調が悪く休み始めた場合であっても，自分は働くことができるといって，休職の適用を拒むケースも考えられます。しかし，体調が悪いことを知りながら勤務をさせその症状が悪化した場合は，事業主は安全配慮義務違反として，その責任を問われることになります。

　このような場合に備え，就業規則に「休職となる事由」の1つとして，「業務外の傷病により職務遂行能力が著しく低下する等で，完全な労務提供ができず，その回復に一定の期間を要するとき」といった規定を定めておくことで，それを根拠に休職命令を出すことも可能と考えられます。

傷病，メンタルヘルス　193

実際には，家族や身元保証人等と連携を取りながら休職を適用していくことになります。
　このように，就業規則の規定は**重要な根拠**になりますので，休職事由の種類，期間，復帰後に再発した場合の対応，複数回適用となる場合の上限規定等，様々なことを考慮，検討する必要があります。

4　採用時の健康状況の確認

　今回のように入職後に持病が発覚することを避けるため，**採用の段階で，応募者の健康状況の確認を**しっかり行いたいものです。
　労働安全衛生規則第43条では，雇入時の健康診断の実施を事業主に義務付けていますが，この雇入時の健康診断について，厚生労働省は，「職員を雇入れた後における適正配置，健康管理に役立てるものであり，採用選考時の採用の可否を決定するためのものではない（労働省職業安定局業務調整課長補佐及び雇用促進室長補佐から各都道府県職業安定主管課長宛て　平成5年5月10日付事務連絡）」との見解を示しています。
　しかし，事業主には採用の自由が認められており，働くためにその職員が健康であるかを確認することは重要な要素でもあります。そこで，採用の面接時には，健康状況を確認する書面を作成し，必要な事項を記入してもらう方法が考えられます。具体的な項目としては，直近の病歴，現在通院中か否か，契約となる勤務時間を全うできるか，配慮してほしい事由などが挙げられます。この健康状況の書面については，通常の労務の提供が可能かどうかの確認である目的を明示し，本人の同意を得たうえで記載してもらうとよいでしょう。プライバシーの侵害とならないよう，取扱いには十分注意する必要があります。

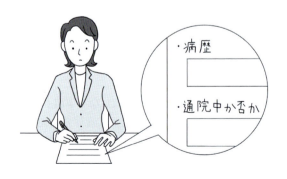

退職を避けるための無理をした復職

Q086 現行の就業規則では6カ月間の休職期間満了によって退職という扱いのため，無理に途中で出勤をして返って悪化してしまうケースが続いています。ルールの見直しが必要でしょうか？

A 休職理由が精神疾患の場合は特に，本人が持参した主治医の診断書のみをもって復職の可否を判断せず，本人の同意を得て上司が主治医と面談する，さらに必要に応じて事業主が指定した別の医師（以下「指定医」という）にも意見を聞くなどして，**総合的に復職の是非を判断することが重要**です。

後々のトラブルを避けるためにも，これらの**復職の手順を就業規則等に詳細に明記**しておくことが必要です。

1 ルール見直しの手順と考え方

現状の問題点を洗い出し，その上で就業規則に規定することが重要です。

まず，休職を命ずる場合の手順，試用期間中も適用されるのか，休職の回数は無制限でよいのかなど，休職前の問題点を確認します。次に，復職時のリハビリ出勤や正職員のまま短時間勤務ができる短時間正職員制度の導入の可否，休職期間の長さ，勤務年数に応じて細分化するかどうか，休職期間の延長を許容するか否かなどを検討し，不利益変更に該当しないよう，必要な手順に沿って就業規則を変更します。

復職時のトラブルを避けるには，以下のようなルールが必要です。

(1) 原則は元の職場への復帰。これが不適当な場合は，他の職務に就かせる場合があること。この場合は，本人との協議のうえ，労働条件の変更もあり得ること。

(2) 休職前に行っていた通常の業務を遂行できる程度に回復していること。または，復職後ほどなく同様の程度に回復すると事業主が認めた場合とすること。

(3) 復職の判断について，上司等が主治医に意見聴取を求めた場合，職員は協力すること。必要に応じて事業主の指定する医療機関を受診させ，復職の是非を判断する場合があること。

(4) 休職した者が復職後〇カ月以内に同一の傷病（同一系統の疾病を含む）により欠勤するときは，復職前の休職期間と通算すること。

また，実際に運用する際に，担当する職員によって取扱いが違うとトラブルに発展しますので，休職についてのマニュアルを作成し，手順に沿って運用することも検討するとよいでしょう。

② 休職中の職員への対応

休職に入る職員には，まず，経済的にも安心して療養に専念できるよう，休業期間中の賃金の取扱い，傷病手当金の申請，休職が可能な期間，有給休暇の残日数についてなど，職場復帰までの一連の説明をします。その時点で職場の担当者と主治医との情報交換のために，本人の同意を得ておきます。

休職中の職員とは定期的に連絡を取ることが必要です。連絡方法としては，面談やメール，療養経過報告書の提出が考えられます。定期的な面談などのなかで復職の意思表示があった際には，主治医に相談のうえ，4週間程度の生活記録表を記入してもらいます。

生活記録表は，生活リズムが整っているか，不眠はないか，食欲は十分あるかなど，復職を判断するうえで重要な資料となります。

③ 復職の判断と手順

復職判断の手順としては，正式に復職願や就労可能の診断書等が提出される前に，本人を通じて主治医に対し，業務内容や業務上必要とされる業務遂行能力，職場の制度等に関する情報を提供します。これにより，復職に際し，業務負荷の制限，例えば残業や出張，車の運転等について制限が必要かどうか意見を聞き，本人と面談して復職の意思の確認をします。

その後，必要であれば産業医や指定医の意見も聞き，復職の是非を復職判定委員会等で総合的に判断・決定します。

復職が決まったら，個人に合った支援プランを作成します。これは復職日，治療上の必要な配慮，具体的なサポート等，適宜，評価と見直しを重ねながら，フォローアップまで継続します。

精神疾患に限らず，がんや心臓疾患，脳疾患等の重い疾病の場合は，復職後も主治医の指導に従い，通院と治療を継続しながら勤務する場合があります。必要に応じて業務負荷の制限をするなど，体調が悪化しないように留意することが必要です。

復職の際には，プライバシーが厳格に保護されるよう，慎重な取扱いが重要です。情報を取り扱う職員を限定し，病名などの個人情報を守秘すること

を徹底しなければなりません。

　また，本人に対する配慮だけでなく，同僚や上司へ過度な負担が集中しないように注意することも大切です。

【復職を判断する基準の例】
・労働者が十分な意欲を示している
・通勤時間帯に一人で安全に通勤ができる
・決まった勤務日，時間に就労が継続して可能である
・業務に必要な作業ができる
・作業による疲労が翌日までに十分回復する
・適切な睡眠覚醒リズムが整っている，昼間に眠気がない
・業務遂行に必要な注意力・集中力が回復している　　など
（「改訂・心の健康問題により休業した労働者の職場復帰支援の手引き」より）

4 リハビリ勤務

　復職後すぐにフルタイムの通常業務に戻ると，心身ともに負荷がかかります。そのため，主治医からリハビリ勤務の提案があり，職場で対応が可能であれば，短時間勤務や隔日勤務等をする場合も考えられます。

　また，業務は行わず通勤の訓練から始める場合もあるでしょう。この場合は，復職前に行うのかどうかや通勤手当の支給，通勤災害時の対応，傷病手当金の取扱いについてなど，あらかじめルールを定めておきます。

　短時間勤務や隔日勤務の場合の給与については，就業規則や給与規程に沿って，実際に勤務した時間分の賃金を支払います。

5 復職後のフォローアップ

　復職の手順に沿って，無事に復職できたとしても，周りが気付かないうちに体調が悪化していることもあり得ます。

　そのようなことがないように上司などが気を配るのはもちろんですが，復職後も定期的に主治医や指定医等の面談を受けさせ，再発の有無や業務負荷が適当であるかどうかの確認を行うことが望まれます。

　主治医や指定医等から通常の業務に耐えうる安定した状態であると判断されれば，フォローアップは終了となります。

傷病，メンタルヘルス　197

介護を行う職員の就労との両立支援

Q087 親の介護が必要になり，今後仕事を続けることができるのか不安だ，という相談がありました。どのように取り扱っていけばよいでしょうか？

　　　　介護の問題は決して他人事ではありません。介護は育児とは違い，期間や方法もケースによって様々であり，仕事との両立が困難になることも考えられますが，継続的な介護にはお金がかかるので，しっかりとした経済的基盤が必要です。

　介護者は働き盛りの世代であることが多いため，管理職や職責の重い業務に携わる方も少なくありません。使用者側の立場としては，**業務の中核を担う人材が「介護離職」**をしてしまうことは大きな痛手となります。このようなことを防ぐためにも，介護と仕事の両立を支援する取組みの導入は不可欠です。

① 介護離職後の実態

　「仕事と介護の両立に関する労働者アンケート調査」（平成24年度厚生労働省委託調査）を見てみると，「介護と仕事の両立は大変だから介護に専念したい」と仕事を辞めても，実際はそんな単純な問題ではないことが伺えます。

　介護離職後の負担に関する質問に対し，「非常に負担が増した」または「負担が増した」と回答した人は，「精神面」については64.9％，「肉体面」については56.6％，「経済面」については74.9％となっています。いずれも負担が減るのではなく，むしろ増したとの回答割合が高くなっています。

　このことから，「仕事をやめて介護に専念したとしても，必ずしも介護者が感じる負担が軽くなるとは限らない」と言えそうです。

　また，**介護離職後に正社員として再就職できた人は49.8％**とほぼ半数で，正社員としての再就職がかなう人は少ないことがわかります。

② 介護と仕事を両立するために

　介護をプライベートな問題と捉えるのではなく，介護することになったという事実を職員が報告しやすい環境を作ることが組織全体で支え合っていくためにも重要です。

　介護離職を少しでも減らすために，政府も様々な方策を推進しています。

介護のために一定期間仕事を休まなければならない場合や，フルタイム勤務がむずかしくなる場合には，以下のような制度があります。

(1)介護休業

　介護休業とは職員が要介護状態の対象家族（配偶者・父母・子・配偶者の父母・祖父母・兄弟姉妹・孫）を介護するための休業です。対象家族１人につき通算93日まで取得できます。2017年１月の改正育児・介護休業法施行により，３回を上限として分割して取得できるようになりました。なお，介護休業中は基本的に無給です。

(2)介護休暇

　介護休暇とは，要介護状態の対象家族の介護その他の世話を行う職員が１年に５日（対象家族が２人以上の場合は10日）まで，介護その他の世話を行うために取得できる休暇です。2017年１月より，半日（所定労働時間の２分の１）単位での取得が可能になりました。介護休暇中も基本的に無給です。

(3)介護のための所定労働時間の短縮措置等

　介護をする職員に対し，使用者は次のうちいずれかの措置を選択して講じなければならないとされています。

　a. 所定労働時間の短縮措置
　b. フレックスタイム制度
　c. 始業・終業時刻の繰上げ・繰下げ
　d. 労働者が利用する介護サービス費の助成その他これに準じる制度

　なお，a〜cの措置については，介護休業とは別に，利用開始から３年の間に２回以上の利用ができる措置を講じなければなりません。

(4)介護のための所定外労働の制限（残業の免除）

　対象家族１人につき，介護の必要がなくなるまで，残業の免除が受けられる制度です。このほか，時間外労働の制限や深夜業の制限という制度もあります。

　このような制度を職員が利用しやすくするためにも，周囲の理解は必要不可欠です。日頃から職員同士のコミュニケーションを取り，お互いに助け合えるような職場にしていければ理想的です。

　「あなたは組織にとって大切な存在です。介護と仕事を両立できるように配慮をするから辞めないでほしい，たとえ休んでも必ず戻ってきてほしい」という気持ちを伝え，相談しやすい環境を整えておくことが大切です。どうしたら介護と仕事の両立が可能なのか，まずは当人とよく話し合うことから始めましょう。

がん患者の治療と就労の両立支援

Q088 優秀なベテラン職員が初期の乳癌と診断されました。就労を継続できるようにするため，どのような支援や配慮をしていけばよいでしょうか。

仕事と治療の両立支援を行うには，まず，本人の意向と治療に関する情報を聞いたうえで，働きながら治療を行うのか，いったん仕事を休んで治療に専念するのかを判断します。働きながら治療を行うのであれば**業務内容や労働時間などの配慮**を，休業するのであれば**職場復帰に向けた支援**をそれぞれ行うことになります。

両立支援の第一歩となる情報共有

癌と診断されたとき，多くの人は精神的ショックを受け，不安定な心理状態に陥ります。たとえ初期の段階であっても，今後の治療に向けた不安や家庭への影響など，様々なことが頭をよぎり，仕事のことまで考えが及ばないことも少なくありません。

厚生労働省の研究班がまとめた調査（厚生労働省「がん患者の就労支援＜現状と課題＞」）によると，癌になって退職した人のうち，約4割が癌の診断確定時や診断後最初の治療が始まるまでといった，比較的早い段階に職場を辞めています。退職理由として多いのは「仕事と治療を両立させる自信がない」「職場に迷惑をかける」などで，漠然とした不安を前に気持ちの整理がつかず，働き続けることを諦めてしまう人が多いのが現実です。

そのような精神状態の職員に対し，事業所がまず行うべきなのは，情報の共有と整理です。不安を緩和し，治療に専念してもらうために，治療の見通しが立ち本人の気持ちが落ち着いて話せるようになった段階で，今後について話し合う場をもちます。そこで，**本人の就労意思の確認と治療方針などの情報を把握**し，事業所としても治療と仕事の両立をサポートしていく意思があることを伝えるのがよいでしょう。

●職員と共有しておくべき情報
　ア．症状，治療の状況
　　・現在の症状
　　・入院や通院治療の必要性とその期間

・治療の内容，スケジュール
・通勤や業務遂行に影響を及ぼしうる症状や副作用の有無とその内容
・家族などのサポート体制
イ．本人の意向
・就労継続の意思
・必要とする配慮
ウ．主治医による意見
・求められる就業上の措置（避けるべき作業，時間外労働の可否等）
・その他配慮が必要な事項（通院時間の確保や休憩場所の確保等）

2 働きながら治療を行う場合の配慮

　癌の進行が初期の段階では，検査入院などを除くと，通院による治療が中心となる場合があります。こうしたケースでは，本人の就労意欲を尊重しつつ，体調面への配慮と業務の調整を行うことが求められます。

　一般的に，癌患者の継続的な就労を妨げる最も大きな要因は，治療に伴う体力低下と言われています。出勤できたとしても，治療の副作用による食欲不振や吐き気，あるいは不安感による睡眠不足やメンタル不調といった身体的・精神的ダメージにより，満足に仕事ができなくなることもあります。そのため，通院のための休みを取りやすいように配慮することはもちろんですが，休憩時間を柔軟に取れるようにしたり，残業を制限したりすることで継続的な就労につなげることができます。もし就業規則等にルールがあれば，**出退勤時間をずらす時差出勤制度や短時間勤務制度を適用**することも考えられるでしょう。

　同時に，業務に支障がでないようにすることも重要なポイントです。休みを取ったり，短時間勤務制度を利用した場合に，そのフォローを誰がどこまで担うかを決めておかなければなりません。人員を補充せず，既存の職員でカバーするのであれば，特定の職員に過度な負担が掛かりすぎていないか，注意深く目を配ることも必要です。

3 休職して治療に専念する場合の配慮

　抗癌剤治療や切除手術を行う場合には，長期間の入院が必要となります。休職制度があればその制度を適用しますが，休職期間や処遇については事業所ごとに異なるため，あらかじめ制度の内容を本人に説明しておくことが求

められます。また，金銭面での不安に対しては，**傷病手当金や高額療養費**の利用ができることも伝えておくとよいでしょう。

さらに，休職期間が長期にわたると，「自分の戻る場所がないのではないか」「ブランクを取り戻せるのか」といった懸念が生まれてきます。そうした孤独感や不安感を緩和するためにも，会議の議事録や入退職の情報を定期的に送るなど，療養中もコミュニケーションをとっておくと，その後のスムーズな復職につながります。

図表88-1 ■ 職場復帰の可否について主治医の意見を求める際の様式例

出典：厚生労働省　事業場における治療と職業生活の両立支援のためのガイドライン
http://www.mhlw.go.jp/stf/seisakunitsuite/bunya/0000115267.html

 復職時に求められる配慮

治療が進み，体調が安定してきた段階で職場復帰に向けた検討を行います。職場復帰には本人の就労意思が大前提となりますが，医学的な見地から復職が可能であるかを判断するためには，主治医の意見が欠かせません。復職の可否や必要な配慮について主治医に意見を求める際には，図表88-1のような様式を用いるのがよいでしょう。

なお，休職前の条件で復帰することがむずかしいケースは，本人と相談のうえで，**出勤日数や時間数を減らして業務に体を慣らしていくリハビリ期間**を設けてもよいでしょう。

また，こうした支援は他の職員の理解なしには行えません。そのため本人のプライバシーに配慮しつつも，必要な支援を職員間で共有したうえで，職場全体でサポートする環境を作っていくことが求められます。

第 **8** 章

雇用契約，採用

89	性別を限定した募集	204
90	採用面接での留意点	206
91	正社員募集時の パートタイマー採用	208
92	採用決定後の提出書類	210
93	短時間正職員制度の導入	212
94	定年後の個人請負契約	214
95	外国人労働者の雇用	216
96	パートタイマーの社会保険加入	218
97	マイカー通勤時の雇用者の責任	220
98	職員による人材紹介制度	222

性別を限定した募集

Q 089 産婦人科で患者のことを考えて，女性医師に限定した募集広告を行いたいのですが，問題ないでしょうか？

産婦人科では，他の診療科と異なり患者は女性ばかりですから，安心感をもってもらうために女性の医師が対応したほうがよいのではないか，というお気持ちはよく理解できます。

しかし，結論を先に述べますと，**性別を限定して採用活動を行うことは男女雇用機会均等法第5条に違反する**こととなりますので，注意が必要です。

1 男女雇用機会均等法における規定

男女雇用機会均等法は，第5条において「事業主は，労働者の募集及び採用について，その性別にかかわりなく均等な機会を与えなければならない」と定めています。また，人材の募集・採用を行う際の具体的な禁止事項が，厚生労働省の指針で図表89-1のように示されています。

募集を行う際に，「男性歓迎」「女性向けの職種」という表現を用いたり，「正職員は男性」「パートは女性」「男性は転勤が可能であること」「女性は未婚であること」等といった条件を付すことはできません。

2 男女雇用機会均等法上における産婦人科医の位置付け

もっとも，ある特定の職種においては性別を限定することが好ましい場合もあり，それは，前述の厚生労働省指針においても明記されています。

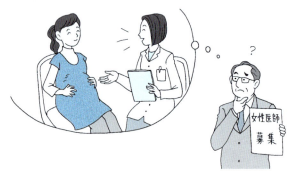

図表89-1 ■ 労働者に対する性別を理由とする差別の禁止等に関する
規定に定める事項に関し，事業主が適切に対処するための指針

> 人材の募集・採用を行う際の具体的な禁止事項（一部抜粋）
> ① 募集・採用の対象から男女のいずれかを排除すること
> ② 募集・採用の条件を男女で異なるものとすること
> ③ 募集・採用に当たって男女のいずれかを優先すること

（平成18年10月11日 厚生労働省告示第614号）

　そこでは，「次に掲げる場合において，（中略）性別にかかわりなく均等な機会を与えていない（中略）とは解されず，法第5条および第6条の規定に違反することとはならない」と定めており，具体的に男女雇用機会均等法に違反しない仕事を，下記イロハと限定的に挙げています。

イ　次に掲げる職務に従事する労働者に係る場合
　① 芸術・芸能の分野における表現の真実性等の要請から男女のいずれかのみに従事させることが必要である職務
　② 守衛・警備員等のうち防犯上の要請から男性に従事させることが必要である職務
　③ ①および②に掲げるもののほか，宗教上，風紀上，スポーツにおける競技の性質上，男女のいずれかのみに従事させる（中略）必要性があると認められる職務
ロ　労働基準法（中略）の規定により女性を就業させることができず，又は保健師助産師看護師法第3条の規定により男性を就業させることができないことから，（中略）均等な取扱いをすることが困難であると認められる場合
ハ　（前略）その他特別の事情により，労働者の性別にかかわりなく均等な機会を与え又は均等な取扱いをすることが困難であると認められる場合

　しかしながら，産婦人科医は上記のいずれにも該当することはなく，現実的に男性の産婦人科医が相当数存在する状況を考えると，産婦人科医は「性別を限定すると，違反の対象となる職業」であるものと考えられます。
　以上から，女性に限定して産婦人科医を確保することはむずかしいと言わざるを得ませんが，応募者のなかから優先的に男性を確保しなければならないということを意味するわけでもありません。
　あくまでも採用面接の結果，確保したいと思う人材がたまたま女性であることには何ら問題なく，そういったことを理由に男女雇用機会均等法違反として行政機関等から指導を受けることはまずないと考えてよいでしょう。

雇用契約，採用　205

採用面接での留意点

 新たな職員募集において、特に採用面接で何か注意すべき点があれば、教えてください。

 多くの医療機関や福祉施設は、人材の採用にあたって面接試験を実施します。この面接を通じて、履歴書や職務経歴書だけではわからない人間性や勤務意欲等を把握することができるため、様々な角度で事務長等が質問を投げかけるとよいのですが、確認してはいけないような質問もありますので、注意が必要です。

期待水準を明確にし、確認をすること

採用面接を行うにあたっては、前職の退職理由やこれまでの経歴等を聞くことが一般的です。そして、特に問題がないと判断した場合に、内定通知を出し、指定日から勤務開始となりますが、こうした非常にシンプルな採用方法が実は後々トラブルに発展する場合があることに注意しなければなりません。

実際に職員を採用してから「採用するのではなかった」と後悔するケースは現実的には非常に多く、その根本的理由を辿ってみると、実は採用面接時に、期待水準等を明確にすることなく採用していたり、そうした水準を見抜くための試用期間が事実上、ほとんど機能していないことが少なくないためです。

したがって、**求める期待水準を明確にする**と同時に、その水準に応えてもらうことを確認する必要があることは当然であり、**試用期間の考え方や試用期間満了時の取扱いについても併せて伝える**必要があります。そういった運用をすることで、将来に渡ってのトラブルは十分に抑制させることが可能となります。

2 厚生労働省が定める公正な採用選考基準

まず採用選考にあたっては、以下の2点が基本的な考え方として実施すべきとされています。
① 応募者の基本的人権を尊重すること

図表90-1 ■ 差別につながる質問例

① 本籍などに関すること
・あなたの本籍（出身地）はどこですか。
・生まれてから，ずっと現住所に住んでいるのですか。
② 家族状況に関すること
・あなたのお父さんの職業は何ですか，勤務先，役職を教えてください。
・あなたの両親の学歴を教えてください。
③ 家庭環境に関すること
・あなたの家は，持ち家ですか，借家ですか。
・あなたは，自分の部屋をもっていますか
④ 思想，信教などに関すること
・あなたには，支持する政党がありますか。
・あなたの家の宗教は，何ですか。　等

（東京都産業労働局・冊子「採用と人権」第4章抜粋）

② 応募者の適性・能力のみを基準として行うこと

具体的には，家族状況や生活環境といった応募者の適性・能力とは関係のない事柄によって採否を決定しないことが求められています。そのため，これらの事柄を応募用紙に記入させない，採用面接で質問しないといったことが重要になります。差別につながる質問例としては，図表90-1のような質問は認められていません。

3 女性に対しての差別的な内容も禁止

採用面接では，女性に対する差別的な質問も禁止されています。これは，男女雇用機会均等法において定められており，第5条において「募集及び採用について，その性別に関わりなく均等な機会を与えなければならない」と明示していることがそれを裏付けています。そのため，結婚の予定，妊娠，出産に関わることを女性に対してのみ質問するようなことは，控えなければなりません。

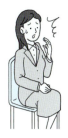
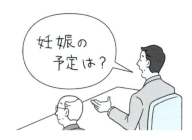

正社員募集時のパートタイマー採用

091 正職員を募集したところ応募多数であったため，一部の方々をパートタイマーとして雇用しようと思います。問題はありませんか？

A　人材確保難で募集広告を出してもなかなか人材が集まらない医療機関や福祉施設がある一方で，働きやすさ等を理由に人材が比較的集まりやすい医療機関や福祉施設も現実的には少なからずあるようです。そのため，1名確保する予定で人材募集を行ったところ，実際に面接をすると，優秀と思われる人材が複数名おり，それらの方々を手放したくないということはよくみられます。

結果，組織全体の人件費を考え，正職員の人材を確保する一方で，残った選考者をパートタイマーとしてとりあえず働いてもらおうと取り扱うことは，実際に多くの医療機関や福祉施設でよく行われています。

1 本人の同意を得れば可能

正職員の募集としていながらも，実際にはパートタイマーとして働いてもらうことについては，虚偽や誇大な募集広告を行ったと捉えられ対外的に問題になる可能性は否定できません。

特に，求人誌を発行している媒体によっては，募集広告の信用性を落とさないためにも，虚偽の募集広告を行った事業者には一定期間取引を停止することがよくあります。

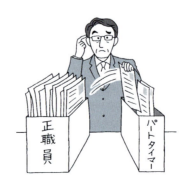

しかしながら，実際には正職員募集を行ったことに対しては問題なく正職員として内定を出しているため，必ずしも虚偽の広告とは言えず，最終的にはパートタイマーとして働いてもらおうとしている本人に対して，十分な説明を行い同意を得るのであれば，問題はないと考えます。

その根拠として，労働裁判例の千代田工業事件（大阪地判・昭58.10.19）が参考になります。この裁判例では，「新聞や就職情報誌の求人広告に記載した労働条件が直ちに労働契約の内容となるとは言えない。しかし，その後，採用時などに双方の合意でそのような労働条件を変更したと認められるような特段の事情がない限り，その労働条件が双方で成立した労働契約の内容になるものと解されている」と示しており，双方の合意を求めています。

2 職場が混乱しないような配慮も必要

正職員を確保する一方でパートタイマーも確保する場合，ほぼ同時期に双方の職員が入職することになります。

その場合，正職員として採用された方はパートタイマーに対して遠慮をし，逆にパートタイマーで採用された方は正職員に対して劣後しているという認識をもってしまうことがあるため，お互いがぎくしゃくした関係となってしまうことがあります。

結果として，職場の派閥形成につながってしまうことも考えられますので，そうした混乱が将来に渡って生じないよう，正職員を採用する一方で片方をパートタイマーとして採用する場合には，双方に十分な説明を入職前に行っておく必要があります。

3 トラブルを生じさせないために雇用契約書を締結する

正職員の募集を行っておきながら，実際にはパートタイマーとして勤務してもらう場合には，パートタイマーとしての勤務や労働条件を承認してもらうため，採用時に具体的な労働条件を定めた雇用契約書を締結しておく必要があります。

これは，労働基準法第15条第1項において，賃金，労働時間その他労働条件を書面などで明示することが求められていることも理由の一つですが，後々勝手にパートタイマーにさせられた，と言われないようにするためにもお互いが確認をした証左として，十分な説明を行ったうえで雇用契約書を締結することをお勧めします。

雇用契約，採用　209

採用決定後の提出書類

092 採用が決まった職員には，どのような書類を提出してもらう必要がありますか？ それらの注意点も併せて，教えてください。

A　職員の採用にあたっては，労務管理上の基礎資料となる様々な書類を提出してもらうことになります。曖昧な運用や管理で後からトラブルにならないよう，必要書類の提出を義務付けておかなければなりません。

そういった運用を行うことによって，職員には「管理がしっかりした職場」という安心感を与えることができ，同時に「いい加減なことはできない」と戒める効果も期待できます。

具体的な提出書類については通常，就業規則に明記しておくとともに，実際の運用にあたっては，提出書類のみならず提出期限も定めておくとよいでしょう。特に，扶養対象者や住宅環境については手当の対象となることもあり，提出遅れが給料計算ミスにもつながるためです。

1　一般的な提出書類

医療機関や福祉施設においては，一般的には以下の書類を提出してもらうことになります。

①履歴書（提出前3カ月以内の写真貼付），②住民票記載事項証明書，③源泉徴収票（採用された暦年内に前職のある者のみ），④給与所得者の扶養控除等（異動）申告書，⑤健康保険被扶養者（異動）届（健康保険の場合で被扶養者がいる者のみ），⑥年金手帳，雇用保険被保険者証（所持者のみ），⑦健康診断書，⑧マイカー通勤許可申請書（該当者のみ）（運転免許証及び加入任意保険の保険証書の写しを添付），⑨銀行口座振込依頼書，⑩誓約書，⑪身元保証書，⑫資格証明書の写し（有資格者のみ。原本持参），⑬その他医療機関・福祉施設が必要と認めたもの。

2　提出書類の注意点

提出書類は，以下について注意しなければなりません。

210

②住民票記載事項証明書

戸籍謄（抄）本や本籍が記載された住民票の写しの提出を義務付けているケースがありますが，これは基本的に認められません。なぜならば，それらの書類には家族構成や出身地などおよそ職務とは関係ない情報まで表示されており，就職や選考にあたっての差別につながる可能性があるためです。

⑦健康診断書

労働安全衛生法では事業者に対して，検査項目を指定して医師による「雇入時の健康診断」の実施を義務づけています。ただし，職員が自ら受診して3カ月以内に健康診断書を提出すれば，雇入時の健康診断は実施しなくてもよいことになっています（労働安全衛生規則第43条）。

⑧マイカー通勤許可申請書

医療機関や福祉施設によってはマイカー通勤を原則禁止として「許可制度」を採用しているところもあります。この場合，職員が有効な運転免許証を所持していることや任意保険にも加入していることを確認するため，マイカー通勤を希望する職員には申請書に運転免許証や任意保険の保険証書のコピーを添付して提出してもらう必要があります。

⑩誓約書

職員としての守るべき義務を自覚してもらうのが主な目的です。特に職員数10人未満で就業規則の作成義務がない医療機関・福祉施設では，入職の際に「職場規律を守ること」の徹底を図る意味でも誓約書は提出してもらいます。誓約する内容についての法規制はありませんので，形式や表現は自由に決めることができます。

誓約内容は，①就業規則をはじめとする医療機関・福祉施設のルールを遵守すること，②守秘義務を遵守すること——の2つが一般的で，その他の項目は必要に応じて追加します。

⑪資格証明書の写し（有資格者のみ。原本持参）

資格証明書の原本を提示させ，その写しを提出させることによって，無資格者の医療行為等を発生させないようにします。万が一，無資格者による医療行為等が判明すれば，事業所の存続問題に発展することがあるため，必ず原本提示を求める必要があります。

以上が主な提出書類と注意点になりますが，実務としては，本当に必要である書類の提出に留めなければならず，活用されることがなかったり，特に必要性が薄い書類については，提出廃止とすることも検討しなければなりません。

採用 雇用契約

雇用契約，採用　211

短時間正職員制度の導入

人材確保難から短時間正職員制度を導入しようと考えています。この短時間正職員制度導入や活用にあたっての注意点を教えてください。

短時間正職員とは，一般的にフルタイムで勤務する正職員と比べて，所定労働時間（所定労働日数）が短く，次のいずれにも該当する職員をいい，法律による定義付けはなされていません。
① 期間の定めのない労働契約であること
② 時間あたりの基本給および賞与・退職金等の算定方法等が同一事業所に雇用される同種のフルタイム正職員と同等であること

この短時間正職員は，様々な家庭環境を有する職員が増加していることに伴い，多様な働き方の一つとして近年クローズアップされており，導入の検討を進める医療機関・福祉施設が少なくありません。

導入ポイント①　職員ニーズを把握し，制度対象者の範囲を決定する

短時間正職員制度は，法律上のルールがありませんので，事業所が独自に対象職員の職種や活用にあたっての理由（例：育児・自己啓発等）を設定することができます。育児を理由に日勤を希望する者，通学しながら夜間・休日勤務を希望する者など，職員は多様なニーズを抱えていますので，**職員に対してヒアリングを行うなどの調査を実施し，制度対象者の範囲は人員配置への影響を勘案しながら決定するとよい**でしょう。

また，育児・介護休業法により満3歳までの育児短時間勤務制度が義務付けられています。1日の所定労働時間が原則6時間である措置を選択可能とする制度の導入が必要となりますので，こうした方を短時間正職員制度の対象者として定めて運用してもよいかもしれません。

導入ポイント②　フルタイム正職員の負担軽減を検討する

短時間正職員制度の導入にあたっては，フルタイム正職員の負担軽減策の検討も欠かすことができません。具体的には，職員の増員のみならず担当業務の見直しが考えられます。併せて，一つの業務を複数担当制とする等，フルタイム正職員しかできない業務に専念できる環境作りも検討しなければな

図表93-1 ■ 労働条件通知書に盛り込みたい事項（看護師の場合）

患者の情報収集，申し送り，看護計画作成，入院サマリーなど書類作成，リーダー業務，病棟カンファレンス，院内・院外研修，研究活動，患者の状況に応じて発生する時間外勤務（急変対応，指示受け，入退院の対応など），夜勤回数，など。

(社団法人日本看護協会「職場づくりサポートハンドブック2009」より)

りません。

　ある医療機関では実際，病棟の看護師を日勤の短時間正職員とフルタイム正職員の２名体制とし，残業時間の削減に効果があった例もあります。さらに，日勤にベテラン短時間正職員が関与することで，入退院の迅速な対応や患者とのコミュニケーションが増え，患者満足度が向上する副次効果もあったようです。

3 　導入ポイント③　業務内容・責任範囲・所定労働時間等に応じて，処遇を決定する

　短時間正職員の基本給は，フルタイム正職員の基本給を基に，時間按分で設定するのが一般的です。もっとも，短時間正職員にどのような職務をお願いするかといった，責任や役割という要素もあることから，フルタイム正職員やパートタイマーが不満をもたないよう，給料の支給方法や金額の設定を独自に考えていかなければなりません。

　また，医療機関・福祉施設においては中途入職者が多く，フルタイム正職員が翌月から短時間正職員になる場合もあれば，その逆もあるでしょう。明確なルールを定めておかないと，賞与算定対象期間や支給方法を巡って混乱することもあるため，注意をしなければなりません。

4 　導入ポイント④　制度理解を深める活動推進

　多様なライフスタイル等によって今後も様々な働き方が出てくる可能性があることは，言うまでもありませんが，特定の職員に過度の負担が生じないようにするには，短時間正職員制度についての職場全体の理解が不可欠となります。

　夜勤や特殊勤務の多い正職員が不満を感じないように給料の支払い方法にも気を配る必要があり，制度設計と制度への理解の浸透は，併行して進める必要があります。

雇用契約，採用　213

定年後の個人請負契約

送迎の運転手として勤務していましたが，60歳の定年後は個人請負契約となりました。従来と業務等は変わりませんが，問題ないのでしょうか？

　2006（平成18）年4月から，高年齢雇用安定法の改正によって65歳未満の定年の定めをしている事業所は，**高年齢者の65歳までの安定した雇用を確保する措置（高年齢雇用確保措置）を講じなければならない**こととなりました。

　この措置に基づき，事業所は，**従来の60歳定年を65歳まで延長するか，65歳までの継続雇用制度を導入するか，定年制を廃止するかのいずれかを採り入れる必要**が生じています。

　この継続雇用制度では，60歳でいったん定年退職をしたのち，嘱託などと称して再雇用され，1年契約といった有期雇用契約を定めたうえで段階的に65歳まで雇用することが求められていますが，ご質問のように60歳を境に雇用のあり方を見直し，個人請負として働いてもらうケースが時折みられます。

❶ 個人請負は，労働者とどう違うのか？

　請負とは，民法第632条において「当事者の一方がある仕事を完成することを約し，相手方がその仕事の結果に対してその報酬を支払うこと」と定義付けられており，「労働者が使用者に使用されて労働し，使用者がこれに対して賃金を支払うこと」（労働契約法第6条）と定めた労働契約とは異なります。これは，組織で受ける場合であっても個人で受ける場合であっても，考え方には変わりはなく，業務の完遂のためにすべて自己の裁量で業務を行うことができるといった特徴があります。

　一方，使用者に雇用されている場合は，労働基準法第9条において，労働者として「職業の種類を問わず，事業又は事務所に使用される者で，賃金を支払われる者」と定義付けられており，指揮命令を受けながら業務を遂行する点が請負とは大きく異なります。

❷ 指揮命令を受けていれば労働基準法違反

　現実的に送迎業務上，自己の裁量によって患者や利用者の送迎時間を決め

ることはできず，必要に応じて随時業務の報告をしなければならないことを
考えると，指揮命令下のもとで業務を遂行していることになります。そのた
め，いわば「労働者」に該当しますので，**個人請負として扱われることは労
働基準法違反**ということになります。

3 個人請負活用のリスク

　個人請負にて業務を遂行してもらう場合には，業務の完遂を目的に自己の
裁量で業務を行うことができるため，基本的には送迎車両は個人の車両を使
用することになります。各種保険料の支払いや事故発生時には，請負元であ
る個人ですべて対応しなければならず，損害発生時の賠償責任も負うことに
なります。

　また，直接雇用ではないため，業務中のけが等において労働災害という考
えが適用されず，さらには，一定時間数働いたとしても健康保険や厚生年金
保険といった社会保険に加入する必要はありませんから，事業主にとっては
大きな経済的負担減になります。

　しかしながら，**実態が労働基準法で定める労働者でありながら，契約上が
請負であった場合には，実態が優先されることになり，労働行政の指導によ
って，労働者であった時期に遡って社会保険等の保険加入が必要になること**
は言うまでもありません。仮にそういった指導を受けることがない場合でも，
適切に厚生年金に加入しなかったことによって本来受給できる年金額よりも
低額であったことで，その差額分の支払いを本人から裁判等によって請求さ
れるリスクを事業所は抱えていることになります。

　さらには，車両事故発生時にも実態が労働者であれば，民法上の使用者責
任を問われることになるため，個人請負ということですべての賠償責任を負
わなければならないということはありません。

　そのため，このケースでは，**定年前と同様に，労働者として扱ってもらわ
なければなりません。**

雇用契約，採用　215

外国人労働者の雇用

将来的には外国人の確保が不可欠であると考えています。外国人労働者を雇用するにあたり，何か注意すべき点があれば教えてください。

人材確保難という背景を受け，外国人の受入れを将来的に検討しようという医療機関・福祉施設が増加しています。
基本的には日本人と同じような手続きや労務管理が必要ですが，生活習慣の違いなどでトラブルを招きやすいため注意が必要です。

1 誰にとってもわかりやすい行動基準が必要

　外国人労働者を雇用するにあたって意識しなければならないのは，**異なった生活習慣，価値観，文化をもった外国人と日本人が，同じ職場で患者や利用者の満足度を追求する，という点**です。
　特に，日本人の感覚では当たり前のやり方が外国人にとっては不自然に感じられたり，その逆も然りです。そういった感覚の差を最小限に抑制するには，職員が行わなければならない行動，してはならない言動等をわかりやすく明示しておく必要があります。
　具体的には，「患者や利用者への声かけは偏ることなく公平に全員に話しかけること」「患者や利用者の話は，第三者に対していっさい話さないこと」「馴れ馴れしく話しかけないこと」等といった内容が考えられます。こうした行動基準を策定することで，国籍を問わず，すべての職員を同じベクトルに向かわせることができます。

2 生活習慣の相互理解とわかりやすいコミュニケーションを

　外国籍の職員を雇用するにあたって何よりも重要なのは，宗教や生活習慣等についての配慮です。例えば食事に関しては，信仰する宗教によって特定の肉を不浄の食べ物として食すことはないため，職員用の給食や食事介助で不快な思いをさせないようにしなければなりません。
　また，コミュニケーションについても，日本人の会話には言葉の行間を読むといったことがよくありますが，それが誤解を招く要因にもなりますので，必要以上に説明を行い，会話内容から推測させないようにしなければなりま

せん。

3 手続き上の注意点

　医療や介護の現場では，優秀な人材が多いと言われる外国人労働者ですが，手続き面の注意も忘れてはなりません。具体的には，以下の点が重要です。

⑴　適切な在留資格を有する方を雇用する

　外国人が日本で働くには，在留資格を確認する必要があり，この資格がなかったり，認められた期間を超過していれば，不法就労ということになります。これらは，パスポートの上陸許可証印や在留カードから確認することができ，最寄りの地方入国管理局に照会を依頼することもできます。

⑵　雇用保険の届出を行う

　外国人を雇用した場合には，ハローワーク（職業安定所）を通して厚生労働大臣に届出を行うことが義務づけられています。届出の期限は雇い入れた日の属する月の翌月10日で，雇用保険被保険者資格取得届と併せて行い，離職の場合にも，離職した日の翌日から起算して10日以内に，雇用保険喪失届と併せて行わなければなりません。これは，雇用保険の加入義務は問われませんので，すべての方が対象となります。

⑶　社会保険（厚生年金保険・健康保険）は日本人同様に加入する

　正職員として，あるいは一定時間以上の勤務を行うのであれば，日本人同様に社会保険（厚生年金保険・健康保険）の加入が必要となります。仮に数年後に本国に帰国する場合であっても加入は必要となり，掛け捨て防止のために脱退一時金という制度も設けられています。

⑷　賃金格差を設けない

　労働基準法は第3条において「使用者は，労働者の国籍，信条又は社会的身分を理由として，賃金，労働時間その他の労働条件について，差別的取扱をしてはならない」と定めており，外国人であることを理由に低賃金で働かせるようなことがあってはなりません。

　したがって，給料の設定にあたっては日本人同様に考える必要がありますが，ここで差別的取扱いをしてはならないとしているのは，国籍を理由にすることであって，能力という点で差が設けられていることは違法にはなりません。

雇用契約，採用　217

パートタイマーの社会保険加入

パートタイマーでの勤務予定ですが，手取り減となるため社会保険に加入したくありません。同意書を提出することで社会保険未加入としてもらえますか？

　　社会保険（健康保険，厚生年金保険）については，一定の加入基準が定められており，その基準を満たすと強制的に加入しなければなりません。

これは，**仮に本人から未加入の同意書の提出があった場合でも，その同意書の効力はないものとされます**。そして，行政官庁の指導によって事業主側には過去に遡及しての保険料の支払いが求められ，折半負担となっている保険料の本人分を事業主に返還しなければなりませんので，その額が高額であればあるほど労使間のトラブルが発生しやすくなったり，離職へとつながる可能性がありますので注意が必要です。

1 社会保険の加入基準

そもそも社会保険に加入するかどうかについては，パートタイマーが常用的な使用関係にあるかどうかで判断されます。その判断基準は下記の①②の基準を両方とも満たすかどうかです。

① 1週間の所定労働時間が正職員のおよそ4分の3以上である。
② 1カ月の所定労働日数が正職員のおよそ4分の3以上である。

2 社会保険に未加入であった場合のリスク

社会保険の加入基準を満たしているにもかかわらず加入していない場合には，まず事業主に対して行政官庁が過去に遡及して加入することを求めます。この場合，**法律によって2年間遡及されることになりますが，加入に伴い過去遡及分の社会保険料の支払いが必要**となります。この社会保険料は，労使折半である保険料の合計額ですが，当然ながら本人分については事業主が一旦立て替えて支払うことになりますので，立替保険料を事業主に返還しなければならないといったことが生じます。

3 社会保険に加入するメリット

　社会保険の加入にあたっては，収入や手取りを考えると通常はその保険料にばかり目にいきますが，負担に応じた給付はいろいろと用意されており，万が一の際には，安心して活用することができます。

　具体的には以下のようなメリットがありますが，ただし，市町村等が運営している国民健康保険制度には用意されていません。

(1) 健康保険において傷病手当金と出産手当金が支給される

・傷病手当金とは，職員が仕事以外のことが原因の病気やけがなどで仕事を休んだ場合，休業4日目から休んだ日1日につき標準報酬日額（おおよそ1日分の給料）の3分の2が支給される制度です。支給される期間は，同じ原因の病気やけがについて，最初に傷病手当金が支給された日から1年6カ月ですが，休業期間中に傷病手当金の額より多い報酬が支払われた場合，傷病手当金は支給されないことになっています。

・出産手当金とは，出産の日（出産の日が予定日より遅れた場合は出産予定日）以前42日（多胎妊娠の場合は98日）出産の日以後56日までの間で，病院および福祉施設を休んだ日1日について標準報酬日額の3分の2が支給される制度です。ただし，出産手当金の額より多い報酬が支払われた場合，出産手当金が支給されません。

(2) 厚生年金保険の加入によって，老後に受け取る年金額が増加する

　厚生年金保険は，国民年金の上乗せ部分であると言われており，加入期間中は，同時に国民年金にも加入していることになりますから，その分，老後に受け取る年金額が増加することになります。

4 保険料負担で手取り減にはなるが，中長期的にはプラス

　社会保険の加入によって，手取り額の減少にはなりますが，前述のとおり，万が一の際の保険としては有効なものであり，それは将来，年金に加算されることによってその一部が戻ってきます。

　したがって，決して損なものではなく，行政官庁の指導によって，過去2年間に遡って加入が求められた場合のリスクを考えれば，決して得策ではないと思います。

雇用契約，採用　219

マイカー通勤時の雇用者の責任

Q097 マイカー通勤にあたって，病院から免許証の写しと任意保険の写しの提出を求められましたが，そこまで応じる必要があるのでしょうか？

A 　地方の医療機関や福祉施設では，マイカー通勤が不可欠で，採用の条件に「自ら車通勤ができること」と定めているケースもあります。こうした状況下では運転中の事故やトラブルは発生しうるものであり，リスク管理の観点からも免許証の写し等の提出は必然性が高いものです。

1 マイカーを業務で使用する場合の損害賠償責任は事業主が負う

　マイカーを，業務においても使用する場合と，通勤にのみ使用する場合とに分けて考えます。前者の場合，事故発生時には，「ある事業のために他人を使用する者は，被用者がその事業の執行について第三者に加えた損害を賠償する責任を負う」とする民法第715条（使用者等の責任），および自動車損害賠償保障法第3条（自動車損害賠償責任）に基づき，**事業主が損害賠償責任等を負う**ことになります。マイカーにて業務を行う場合，修理代やガソリン代の負担等において労使間でトラブルになりやすく，明確なルールも定め難いことから，業務ではマイカーを使用させないといった取扱いが望ましいところです。

2 マイカー通勤時の使用者責任の範囲

　職員がマイカー通勤の途上で起こした事故は，基本的には本人が自分の責

図表97-1　マイカー通勤に関する裁判判例

> ○　工事請負会社の従業員が，マイカーを運転して作業現場から寮へ帰る途中の交通事故につき，「会社は寮から作業現場への通勤にマイカー使用を黙認しこれにより事実上運行利益を得ており，又会社の寮に居住させ，会社に隣接する駐車場も使用させていることから直接・間接に加害車の運行を指揮監督し得る地位にあり運行支配も有する。」（最高裁・平1.6.6）
> ○　ストライキのため通勤電車が止まったため会社に連絡のうえバイクで出勤した従業員が通勤の途中に起こした交通事故について会社は自賠責法第3条の責任がある。（東京高裁・昭63.6.29）

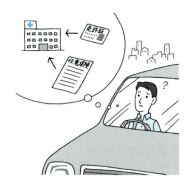

任で対応すべきですが，自賠責法第3条における運行供用者責任では，さらに幅広く責任の範囲を認めています。ここでは，「自己のために自動車を運行の用に供する者は，その運行によって他人の生命又は身体を害したときは，これによって生じた損害を賠償する責に任ずる。ただし，自己及び運転者が自動車の運行に関し注意を怠らなかったこと，被害者又は運転者以外の第三者に故意又は過失があったこと並びに自動車に構造上の欠陥又は機能の障害がなかったことを証明したときは，この限りではない」と定めていますが，裁判例等（図表97-1）をみると，仮にマイカー通勤であったとしても，事業主に対して損害賠償を認めているケースが複数あることがわかります。

この背景には，民法上の報償責任の原則として「**使用者（医療機関・福祉施設）は被用者（職員）を利用することにより，利益を拡大しているのだから，その被用者（職員）から生じた損害も，使用者（医療機関・福祉施設）が損害賠償責任を負うのが相当である**」という考え方があるためです。

したがって，マイカーで通勤している職員がいる以上，仮に無償で駐車場を貸与していれば，マイカー通勤を奨励しており，そういった手段によって通勤する職員によって利益を上げている，ということで自賠責法の運行供用者責任等が幅広く認められることになるのです。

3 経営を行うにあたってはマイカー管理をするのは当然

上記を考えると，万が一の事故発生時に，自賠責法では十分に補償できない事故等において，それを補填する**任意保険の加入はマイカー通勤をする職員の義務**であると考えなければなりません。また，免許証を更新していないといったことは当然ながらあってはならず，**事故発生時に本人および事業所の負担を最小限に抑制するためにも，こうした管理は不可欠**です。

雇用契約，採用　221

職員による人材紹介制度

人材確保策の一つとして，職員紹介制度を設けたいと考えています。どのような点に注意して制度を設計すればよいでしょうか？

人材確保の面で，求人広告費用の削減などの一定のメリットがある反面，**職業安定法に原則として紹介した側に報酬を支払うことを禁止する規定がある**ため，法律に則した制度設計・運用にすることが重要です。

具体的には，支払い条件なども含めてルールを賃金規程に明記しておくことや，賞与や紹介のために要する経費の負担といった，紹介料以外の方法で支払うことを検討したいところです。

1 職員紹介制度のメリット・デメリット

通常，医療機関の求人は，求人誌や求人サイトへの掲載など様々な方法で行いますが，どれも費用や労力を要します。しかし，職員紹介制度であれば広告費などの**コストをかけなくて済む**ようになります。また，既存職員から仕事内容や職場の雰囲気，特色などが伝えられたうえでの選考・入職となるため，不特定多数の応募者を対象とした採用活動よりもお互いの理解を早く深めることができます。また，入職後は紹介した既存職員がほかの職員との間を取りもつことで，職場に早く馴染み，安心して勤務してもらえるほか，既存職員が先輩職員として振る舞うようになることで，意識の向上なども期待できます。

一方，既存職員の知り合いであることから，**採用を断りづらくなる**というデメリットも考えられます。そのため，紹介する既存職員には，公平な選考を行いお断りする場合が十分にありうること，また採用しないこととなった場合にその理由を教えることはできないことをあらかじめ伝えておきましょう。また，職員紹介制度を，紹介料を目当てに悪意をもって利用されるケースもありえます。特に，紹介料が数千円と安価であると気軽に紹介できる一方，紹介する責任を感じず，どんな人でも紹介してくるといったことも考えられます。また，10万円程度のそれなりにインパクトがある金額でないとそもそも紹介しないということも考えられるため，妥当な金額設定を検討したいところです。

図表98-1 ■ 職業安定法 第40条

第40条 労働者の募集を行う者は，その被用者で当該労働者の募集に従事する
もの又は募集受託者に対し，賃金，給料その他これらに準ずるものを支払う
場合，又は第40条第2項の認可に係る報酬を与える場合を除き，報酬を与え
てはならない。

2 法律上の注意点

　職員への紹介料の支払いについては，職業安定法第40条の定めに注意する
必要があります（図表98-1）。

　この法律は，紹介された者の意思や希望を考えずに人身売買のようなこと
が行われたり，紹介する者が優位な立場となって給与のピンハネをしたりす
るようなことを規制するために定められています。

　したがって，既存職員に対して紹介料として金銭や商品券を渡す場合，職
業安定法40条に定められる報酬にあたると解釈されて違法となる可能性があ
り，罰則（6カ月以下の懲役もしくは30万以下の罰金）が適用されることが
考えられます。

　しかし，この法律では例外として，①賃金，給料その他これらに準ずるも
のを支払う場合と，②認可に係る報酬を与える場合が挙げられています。②
の認可とは，職業紹介業を行うことについての行政官庁の認可を指すため，
医療機関・福祉施設では想定されないと思われます。①は，「賃金，給料そ
の他これらに準ずるもの」については**紹介料を支払っても差し支えない**と読
み取ることができます。

　したがって，紹介料を支払う場合には，賃金規程に明確に運用ルールを定
めておくことが現実的な対応となります。賃金規程の定めだけで法的に差し
支えないかどうかは行政機関によっても見解が分かれるため，100％の対策
であると言い切ることはできませんが，賃金規程に何ら記載されていない場
合に比べると，賃金に準ずると解釈される可能性があると思われます。

3 紹介料のルールを規程し，支払う場合

　紹介料のルールを規程に定める場合には，以下のような項目を検討し，定
めておくことが望まれます。

(1) 紹介する職員の範囲

医療機関をよく理解した職員が紹介する者であることが理想的であるため，

雇用契約，採用　223

勤続年数などの制限を定めておくとよいでしょう。

(2) 紹介料の支払い条件

入職してからすぐに退職してしまった場合に備えて，在籍期間を定める，支払い方法を入職時と一定期間経過後に分けて行うなどのケースも見られます。また，同一人物への支払い上限の金額を定める方法も考えられます。

 紹介料以外での支払い方法

紹介料を支払う制度ではなく，医療機関への貢献度を評価するという意味で，**賞与を加算するという方法**も考えられます。こちらであれば，紹介料と解釈されて違法となる可能性を著しく下げることができると思われます。

また，ある一般企業では，この紹介制度の利用の促進を図るため，職員が知人と会食して勧誘するときの費用を負担しているケースがあります。ただし，悪用する職員が出てしまうことも考えられるため，費用や人数，同一人物との利用の上限や請求書とともに報告書を提出してもらうなどの対策も考えておきたいところです。

職員紹介制度は新たな採用方法として注目されていますが，様々なメリットがある反面，職業安定法に抵触する可能性があるため，法に則した制度を整備し，運用することが重要です。

第 9 章

解雇，退職

99	正職員のコンビニアルバイトの副業	226
100	電話での退職願いは有効か	228
101	退職時に業務上の書類を破棄	230
102	退職時の有給休暇のまとめ取得	232
103	近隣への診療所開設は競業避止義務違反か	234
104	出勤しなくなった職員が居留守	236
105	退職する職員への労務管理	238
106	頻繁に遅刻する職員への懲戒処分	241
107	履歴書の経歴詐称があった職員の解雇	244
108	職員間の金銭トラブルを理由とする解雇	246
109	職場風土を乱す職員の解雇	248
110	タトゥ（刺青）を入れた職員の解雇	250
111	医薬品を持ちだした職員の解雇	252
112	免停になったドライバーの解雇	254
113	労働基準監督署に申告した職員の解雇	256
114	外部委託への移行時の職員の解雇	258
115	事業縮小に際しての職員の解雇	260

正職員のコンビニアルバイトの副業

Q099 正職員が，終業時間後の夜間にコンビニでアルバイトしているところをみかけました。副業や兼業を認めなければならないのでしょうか？

A 　自由に副業や兼業を認める必要はありませんが，国は原則，副業・兼業を認めることを基本方針としています。そのため，副業や兼業をいっさい認めないとすることはむずかしく，どのような事由があれば認めていくのか，法人内の考えをまとめ，許可制の上で運用できるようにルールを決めていくことが望まれます。

1 副業や兼業を行うことの是非

　労働契約では就業時間が定められており，その時間以外の時間帯は，職員にとってみれば自由な時間です。したがって，本来の労務提供への支障や経営秩序等への悪影響が実質的に生じていない，あるいは生じるおそれのないものまで含めて全面的に禁止することは，合理性を欠くものと考えられます。

　通常は，業務への支障等を考え，就業規則等で副業や兼業を承諾制とする定めを設け，副業や兼業の職務内容が本来の労務提供に支障を与えるものではないか等について，労働者が使用者にその判断を委ねる形式をとることが多いのですが，こうしたことまで制限されることはないことは，過去の労働裁判例（小川建設事件・東京地判・昭57.11.19）においても確認されています。

2 副業や兼業を行うことの問題

　職員の副業や兼業では，一般的に以下の問題が惹起されると考えられます。

(1) 本来の労務提供への支障が生じるのではないか

　仮に，副業や兼業において長時間労働となった場合，本来の勤務中に眠くなったり，集中力に欠けることがあります。結果的にミスを併発することになり，患者や利用者への満足度を低下させる可能性があります。

(2) 経営秩序を乱されるものであるか否か

　風俗業界での勤務やマルチ商法での副業，さらには違法な副業等について

は，対外的な信用を低下させ，労使間の関係のみならず職員間の関係も悪化させる可能性があります。

(3) 使用者の利益を害するようなことはないか

競業する他事業所での副業等を行えば，患者や利用者リスト流出のみならず，経営ノウハウの流出を伴う可能性があります。

3 労働裁判例でみる副業や兼業の考え方

従業員の副業や兼業とそれに伴う懲戒処分については，労働裁判例も少なくありません。実際に，様々な労働裁判例をみてみると，本来の業務に支障を及ぼしたか否かが判断の分水嶺となっているようです。

(1) 本来の労務提供に対する支障等はないとされた労働裁判例：国際タクシー事件（福岡地判・昭59.1.20）

実質的な経営者である高齢の父親から懇請されて，運転手がやむを得ず始めた新聞販売店での副業について，タクシー会社の始業時間前の約2時間という勤務時間やそれにより得られた月収が6万円と比較的低額であったことから，本来の労務提供に支障がないとされた。

(2) 本来の労務提供に対する支障等を有するとされた労働裁判例：巳タクシー事件（仙台地判・昭64.2.16）

会社の許可なく，運転手が副業として経営していたガス機器販売業について，単なるアルバイトとは言えないほど運転手の生計に不可欠となっており，非番等の日における心身の休養時間が少なくなっているだけでなく，経営上の悩みや心労を伴うことが不可避となっていたことから，本来の業務への影響が大きかったとされた。

4 今後の対応

国は，「働き方改革実行計画」を踏まえ，副業・兼業の促進に関するガイドラインを公開し，このガイドラインでは原則，副業・兼業を認めることを基本方針としています。このような動きもあることから，一部で副業・兼業を認めるが，必ず許可制とするなどして法人内で統制をとる形で運用していくことが望まれます。

解雇，退職　227

電話での退職願いは有効か

退職したいのですが出勤したくないため，電話による申し出や代理の者に退職届を提出してもらうことを考えています。問題ありませんか？

A　このところ，上司とのコミュニケーションを避けるかのように，欠勤の連絡等について本人から直接連絡をすることなく，両親や配偶者が代理人として連絡するといったケースが，多くの医療機関や福祉施設においてみられるようです。

　この場合，一番困るのが退職の申し出であり，本人ではない者からの申し出が果たして効力があるのか否か判断できずに，退職の手続きもできないということで関係者が困惑することも少なからずあるようです。

1　本人の意思が確認できれば有効である

　結論としては，**本人の退職する意思表示さえ確認できれば，労働契約終了の効力が発生**しますので，その意思表示をもって退職と取り扱うことができます。この場合，例えば電話によって本人から直接連絡があった場合には，退職の意思を確認することができますので有効となります。また，本人が自書した退職届を代理人が持参等によって提出した場合であっても，無効とはなりません。

　なお，本人以外の者が本人に代わって電話によって退職する旨を伝えてきた際には，仮にその代理人が母親であったとした場合，その電話の主が本当に母親かどうか確証できず，さらには本人の意思によるものか否かということの判別も困難であるため，そうした申し出は効力を有しないことになります。

　これは，例えば，本人はその勤務先で働くことを強く望んでいるにもかかわらず，親がそこの勤務先で働くことに反対しており，本人の意思にかかわらず母親が勝手に勤務先に退職する旨の連絡をして

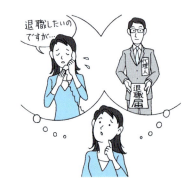

きた場合には効力は生じない，といった考え方をご理解いただくと，わかりやすいのではないかと思います。

　同様に，本人の代わりに家族が退職届を代筆して作成した場合についても，使用者は，本人の本当の退職意思に基づくものかどうか正確な判断ができないことから，入院中などによって手が使えないなどの特別な理由を除き，効力は生じないことになります。

　以上から，**退職の申し出にあたっては本人の意思表示が重要であり，それが電話であったとしても代理人による退職届の提出であったとしても，本人の意思が確認できれば，効力を有する**ことになります。

２　退職を申し出た場合の退職日

　退職の申し出は，通常は退職日が確定したうえで行われます。ところが，本人から退職をします，という連絡だけ入り具体的な退職日がわからない場合には，社会保険等の手続きができなくなる可能性があり，事務担当者が困惑することになります。

　この場合，民法第627条の「当事者が雇用の期間を定めなかったときは，各当事者は，いつでも解約の申入れをすることができる。この場合において，雇用は，解約の申入れの日から２週間を経過することによって終了する」とする定めに従い，「職員の退職する意思が使用者に到達して２週間経過後に労働契約が終了する」という取扱いにすることとなります。

　もっとも，こうした対応は最終手段として考えるべきであり，まずは本人との間で十分な話し合いをすることによって具体的な退職日を確定すべきことは，言うまでもありません。

３　医療機関・福祉施設としての今後の対応

　上司とコミュニケーションをとることが苦手であるということを理由に，退職の申し出までも十分にできない方が増加している状況を考えると，医療機関や福祉施設としても何らかの対策が必要です。

　就業規則等において「代理人による欠勤や遅刻等の連絡は原則として受け付けない」といったルールを明記するのみならず，こうしたルールを周知徹底し，さらには，最近増加していると言われる電子メールによる連絡についても同様に禁止として扱うことも検討していく必要があるでしょう。

解雇，退職　229

退職時に業務上の書類を破棄

Q101 介護支援専門員として仕事上，パソコンで様々な書類を作成しました。退職にあたって，自分が苦労して作成した書類を残したくありません。問題ないでしょうか？

A 介護支援専門員は，日々の業務でパソコンを使用して文書等を作成することが多い職種の一つですが，指揮監督の下で業務上知り得た情報を元に作成した書類やデータ等を退職時に残さないといった行為は大いに問題であり，絶対にすべきではありません。

❶ 業務上作成した文書等の著作権は事業所にある

事業所の指揮監督下で行う業務に伴い作成した書類等の著作権は，著作権法第15条第1項によれば，法人その他使用者に帰属することになります。その具体的な根拠は，以下のとおりとなります。

(1) 「法人その他使用者の発意」に基づいていること

「発意」とは，法人の管理者を含め，作成に関して意思決定が使用者であることによる判断のことです。職員が自分で作成したものも，業務上であれば，法人その他の使用者の発意に含まれます。

(2) 「法人等の業務に従事する者」が職務上作成したものであること

「法人等の業務に従事する者」とは，使用者と雇用関係にあることを言います。なお，派遣労働者のような場合でも使用者の指揮命令を受けるので，この場合に含まれます。

(3) 法人等が「自己の著作の名義の下に公表」するものであること

「公表する」とは，著作物が使用者の了解のもとに発行され，口述もしくはその他の方法で公衆に提示される場合を言います（著作権法第4条）。通常は，文書に事業所名が記載されることになりますので，これを公表と考えてもよいでしょう。

上記から，作成した文書の著作権は，事業所が有することは明白であり，苦労を重ねて作成した文書であっても，すべて残さなければなりません。万

が一データを消去したりすれば，事業所から原状回復に向けての損害賠償請求を提起されることも考えられますので，データを残さないという考えは，止めたほうがよいでしょう。

2 退職後の情報管理ついて

近年の世間における情報漏洩の多発から，多くの事業所ではその管理が徹底して行われています。

通常は，入職時において職員に誓約書を提出させたり，就業規則に守秘義務について定めていますが，これは退職後も適用されることを忘れてはなりません。それは，誓約書等において「貴院（貴社）の企業秘密，営業秘密，顧客及び関係者等の企業秘密並びに個人情報，その他職務上の秘密を守り，他に漏らさず，不正な使用及び開示をしません。また，退職後においても同様とします」といったような記載が書かれていたり，「損害賠償の請求は退職後も免れることはできない」といったような記載が根拠とされていますが，こうした規定がない場合であっても，事業所は民事上の請求は当然できるものと考えられています。

3 退職前の情報の取扱い

医療機関や福祉施設の場合，情報の多くは通常，退職時に漏洩すると言われています。これは，自分が転職や独立をする際に，これまで作成してきた各種書類をノウハウとして勝手に位置づけ意図的に持ち出すことによって漏洩するようです。

この場合，**業務中にUSBメモリ等にデータを移行させていれば，職務専念義務違反になりますし，意図的に情報を削除していれば，制裁の対象や先述した原状回復に向けての賠償責任を負うことにもなる**でしょう。また，万が一，患者や利用者の情報が入ったデータが知らぬ間に紛失をしたら多額の損害賠償請求を受けることは必至です（Q057参照）。

どこに勤務していた誰がどういった情報を漏洩させたのかといった情報は，瞬く間に同業社間で駆け巡る可能性があることを考えれば，自分自身が転職できないことも十分に想定されますので，退職に向けてやましい気持ちをもたないようにしなければならないことは，言うまでもありません。

退職時の有給休暇のまとめ取得

退職時に職員が年次有給休暇をまとめて取得するケースが増えています。何とか最小限に抑制したいのですが，どうしたらよいでしょうか？

インターネットを中心とした情報インフラの普及によって，職員が権利として年次有給休暇を取得することに対しての知識が豊かになり，退職時にまとめて取得をするということが多くの医療機関や福祉施設においてもみられるようです。

その結果，後任との引き継ぎができない，業務に支障が出るといった弊害が生じていることも少なくないようですが，**年次有給休暇の申し出にあたってそれを拒否することは，労働基準法で認められた労働者の権利の侵害行為であり，退職時には時季変更権を行使することも実際にはできないことから，認められません**（昭和49年1月11日・基収第5554号）。

1 対策① 退職時のルールを就業規則に規定する

入職時のルールや書式を整備している医療機関・福祉施設は多いのですが，退職時のルールや書式を整備しているところは少ないと思われます。そのため，職員の退職申し出によって急に慌てることとなり，残された出勤日すべてに対して年次有給休暇を申請されれば，職場が混乱する場合も少なくありません。

こうしたことを防止するには，予め退職時のルールを明確に定め，そのルールを職員に浸透させておくことが有効です。

具体的には，就業規則に，退職時のルールとして①退職時には業務に支障をきたさないよう誠実に業務の引き継ぎを完了すること，②退職の申し出は書面の提出によることとし，遅くとも1カ月～3カ月前の申し出が必要であること，③誠実に業務の引き継ぎを完了しない場合は懲戒処分もある——と規定しておくとよいでしょう。

もっとも，民法第627条第1項では，職員が使用者に辞職の意思表示をして2週間経過すれば，使用者の承諾なしに労働契約の解約の効力が生じ退職となりますので，最後は職員との話し合いになることも考えられます。

2 対策② 年次有給休暇の計画的付与を活用する

前述のとおり，退職直前における年次有給休暇の一括取得申請を妨げることはできませんが，最小限に抑制する方法は別に考えることができます。これは，年次有給休暇の計画的付与という制度を活用する方法で，在職中の職員の年次有給休暇を強制的に一部消化させることによって退職時の保有年次有給休暇を減少させ，退職時の混乱を最小限にできます。

この制度は，例えば年末年始等の休業日を年次有給休暇として扱うことによって，年次有給休暇を取得したものと考えることになりますが，現在の休日を年次有給休暇として消化させることが労働条件の不利益変更に該当し，また労使間で合意文書としての協定書の締結が必須となるため，当然ながら曲折が予想され，一筋縄ではいかない可能性もあります。

3 対策③ 退職後の年次有給休暇を買い上げる

年次有給休暇の買上げを予約し，これに基づいて年次有給休暇の日数を減じて，請求された日数を与えないことは労働基準法第39条違反になります（昭和30年11月30日・基収第4718号）が，例外として，退職後に年次有給休暇を買い上げるという方法があります。

年次有給休暇は，労働関係がなくなる時点で，残っている年次有給休暇の権利は当然消滅する（昭和23年4月26日・期発第651号）という通達を根拠に考えれば，退職する職員の未取得の年次有給休暇を買上げることは恩恵的なものと考えられるので違法ではないとされています。

4 人材確保や定着率アップと有給休暇

そもそも年次有給休暇の取得については，人材確保や定着という観点から改めて考えていかなければなりません。日頃，勤務に余裕がなくリフレッシュもできない職場では，人材が定着しにくく，その結果，頻繁に職員の採用面接や退職の引き留めを行わざるを得ない状況が続くことがあり，管理者は本来の業務ができず，さらに，常に慣れない職員の対応によって患者や利用者の満足度が高まらない，ということも十分に考えられます。

したがって，ある程度余裕のある勤務体制等で運用できるように，業務や役割分担の見直しなどの取組みが不可欠だと考えます。

解雇，退職　233

近隣への診療所開設は競業避止義務違反か

Q103 病院の勤務医が，退職して近隣に診療所を開設しようと思っているようです。競業避止義務違反とならないでしょうか？

ご質問のケースで問題となっている競業避止義務とは，一般的に，使用者と競争関係にある事業を行ったり，競争関係にある同業他社に雇用されてはならないという労働者の義務を言います。

この根拠について法律上の明文はありませんが，労働契約に付随する義務として，信義則（民法第1条第2項）に基づいて認められるものと考えられています。そして，勤務医は通常，勤務先との労働契約に基づき労働力を提供するので，在職中は勤務先に対して競業避止義務を負うことになります。

1 退職後の競業避止義務の特殊性

退職後の競業避止義務については，労働契約が終了しているため，労働契約の一つとして退職後も自動的に負うべき義務とはされません。そのため，**退職後の競業避止義務を認めさせるには，競業避止義務を負う旨の合意が使用者と当該労働者の間に別途存在しなければならない**と考えられています。

ただし，そのような合意があっても，無制限に競業避止義務が認められるわけではありません。なぜならば，退職後の競業避止義務とは本来，営業秘密や顧客情報など使用者の利益の保護または保持を目的とするものですが，無制限に認めると，労働者が再就職や起業にあたって大きな制限を受けることになり，憲法で定める職業選択の自由に反することになるためです。

したがって，**退職後の競業避止義務については，労働者の職業選択の自由を不当に制限しないよう，合理的な範囲でなければならない**と考えられています。仮に，こうした制限を超えるような合意をしていた場合には，合意の有無にかか

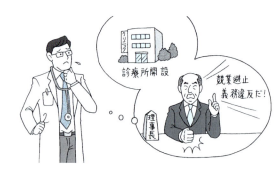

わらず，合理的な程度にまで引き下げられる可能性があります。

　実際に，様々な労働裁判例をみても，労働者の職業選択の自由を尊重する観点から，競業制限の職種・期間・地域の限定の有無，競業を制限する実質的な必要性が使用者にあるか，代償措置の有無，などの諸要素を個別具体的に検討し，きびしく判断する傾向にあります。

2　競業避止は合理的な範囲内のみ適用される

　ご質問のケースでは，まず，合意の有無，すなわち就業規則における競業避止についての記載の有無や，誓約書などに退職後の競業を禁止する記載があるか否かを確認することが必要となります。

　仮に，そういった記載等があったとしても，次のような場合には，職業選択の自由を不当に制限しており，合理的な範囲を超えていると考えられます。
①　開業の禁止期間や禁止する一定範囲の地域が限定されていない場合
②　開業の禁止期間が不当に長期に及んだり，開業禁止地域が不当に広く定められていたりする場合
③　開業禁止を填補できる代償となる金銭が支払われない場合

3　退職および開業にあたって留意すべき点

　以上から，競業避止は無制限に認められるものではありませんが，だからといって自由に近隣に診療所を開設できるわけでもありません。

　競業避止による制限は，あくまでも職員であった者の開業についての問題ですが，近隣に診療所を開設することに伴い，**他の職員を大量に引き抜いたり，勤務先の患者を大がかりに奪ったり，勤務先に重大な損害を与えるようなことをすれば，勤務先の営業上の利益を侵害したことになります。**結果として，これまでの勤務先から損害賠償を請求される可能性があるため，そうした点には注意する必要があるでしょう。

　今回，近隣に診療所を開設するということですが，診療圏が重複する可能性は極めて高く，現在の勤務先としては患者の流出などを懸念するところです。したがって，理事長の理解を得るために，開業にあたっては職員の大量引き抜きを行わないこと，担当患者の情報の持ち出しや流用，退職前に担当患者を奪うような宣伝行為を行わないことなど，**不当にならない範囲の誓約書を取り交わす**ことを検討してみてもよいでしょう。

解雇，退職　235

出勤しなくなった職員が居留守

Q 104 突然出勤しなくなった職員がいます。自宅に赴いても，どうやら居留守を使われているようです。どのように対処すればよいでしょうか？

A このところ，特に若手職員を中心に，高い費用を掛けて募集広告を掲載して採用したものの突然出勤しなくなったというケースが，多くの医療機関や福祉施設で増えているようです。管理者の方が本人の自宅に訪ねても，テレビの音が聞こえるなど居留守を使っていると思われる場合もあり，今後どのように対処すればよいのか困惑されるということも少なくありません。

1 基本的には放置をすることなく継続的に連絡

　出勤を突然しなくなった理由が具体的にわからない限りは，**放置することなく連絡を取り続ける**必要があります。なぜならば，その理由が職場におけるいじめやパワーハラスメントに起因する可能性もあり，仮にそういった理由によって自殺してしまった場合，損害賠償などの問題に発展することがあるためです。そして，万が一いじめ等に起因している可能性があるようなら，休職を命じるなどして継続雇用を守り，事態の収拾に向けて対策を講じなければなりません。

　なお，連絡の取り方は，訪問のみならず，電話や電子メールといった手段も駆使し，さらには親しい同僚などからも本人の様子などについてヒアリングを行うといった方法も考えていかなければなりません。

2 パワーハラスメント等の事実がない場合は解雇も検討

　解雇は，労働契約法第16条において「客観的に合理的な理由を欠き，社会通念上相当であると認められない場合は，その権利を濫用したものとして，無効とする」と定めており，こうした要件を満たすことが必要となります。

　しかし，長期間に渡って欠勤が続く場合，勤務シフトが組めないのみならず，社会保険の事業主負担といった問題が残され，どこかのタイミングで雇用を打ち切ることも考えなければなりません。この場合，本人の退職の意思表示がなければ，民法第98条に定める公示送達という方法を採ることも考え

図表104-1 ■ 就業規則における記載例

> 就業規則第○条（居所不明による退職）
> 　職員が届け出なく欠勤し，居所不明等で法人が本人と連絡をとることができ
> ない場合に，退職について黙示の意思表示があったものとみなし，欠勤開始か
> ら30日を経過した日に自然退職として扱う。

られますが，煩雑で手間と時間が掛かるため，現実的ではありません。

　また，解雇を行うには30日以上前に予告するか，30日分以上の平均賃金を解雇予告手当として支払う必要がありますが，実際に出勤していないという事実がある以上，職員に対しての意思表示ができず，どの時点をもって解雇するのかが問題となります。

3　今後の対応策

　ご質問のケースを教訓に，今後の対応策についても考えておかなければなりません。特に，突然出勤をしてこなくなった場合には，電話にも出ないことは容易に想像できますので，すべての職員に対し，**入職時に本人の同意を得て家族の連絡先等についても確認しておく**とよいでしょう。

　また，**就業規則で所不明の場合の取扱いについても明記**しておけば，万が一の際にはそうしたルールを根拠に運用することができますので，図表104-1のような条文を追加することも考えてもよいでしょう。

4　給料や私物の取扱い

　給料の支払いについては多くの場合，口座振込として，入職時に金融機関の振込口座を確認しているでしょうが，万が一こうした確認がなされていない場合には本人へ渡す術がありませんから，いつでも支払うことができるように現金を用意しておくことも必要です。

　賃金の支払いの時効は2年間（退職手当の場合は5年間）ですが（本情報は2019年9月時点の情報です），その間に事業所内に保管することを望まない場合には，民法第494条に基づいて法務局の供託所へ供託する方法もあります。

　また，業務で使用されていた電卓やボールペン等の私物については，給料のように直接本人に支払ったり渡したりする必要もないことから，家族等と連絡がとれるのであれば，引取りをお願いするとよいでしょう。

解雇，退職　237

退職する職員への労務管理

来月，職員が退職しますが，退職にあたり，労務管理上，どのような点に注意が必要でしょうか？

一般的に，職員の退職が決まった場合，その職員が担当していた業務に支障が生じないよう，業務の引継ぎをしっかりと行ってもらう必要があります。そのため，**業務の引継ぎに必要な期間から逆算した日以前に退職の申出を行ってもらうルール**を就業規則に定めておきます。

具体的には，「職員が自己の都合により退職しようとするときは，○カ月前までに所定の様式により退職の申出をしなければならない」のように定めます。また，退職を申し出た職員に対して，退職に付随するルールについてもしっかりと説明を行っておく必要があります。

退職の意思表示の記録保管および退職理由の確認

(1) 記録の保管

職員から退職の申出があった際には，必ず**書面等の記録に残る方法で受け取る**必要があります。就業規則に所定の様式による退職の申出を規定している場合であっても，昨今，様々な方法で退職の申出が行われています。

なかには上司に直接退職を申し出ることを避けるため，SNSのメッセージで退職を申し出ることがあります。

ひと昔前では考えられない行動ですが，時代の移り変わりによるものと理解し，しっかりと受け止め，一つひとつ対応することが求められています。この場合も，必ず記録が残るよう退職の意思表示があったメッセージ画面を保存し，プリントアウトして書面で保管しておきます。

この他にも，職員の親御さんや配偶者から退職の申出を受けるケースがあります。この場合，本当に職員本人の意思に基づく退職の申出なのかが不明確であるため，確実に退職の意思表示を確認できるように，職員本人の署名ないし押印のある退職届を受け取る必要があります。

(2) 退職理由の確認

退職の申出だけですぐに退職を受理するのではなく，まずは**退職を申し出た職員と面談する機会を設け，退職理由を確認する**必要があります。職員と

図表105-1 ■ 就労規則への記載例

就業規則第○条（居所不明による退職）
　職員が届け出なく欠勤し，居所不明等で本人と連絡をとることができない場合，欠勤開始から14日を経過した日を退職として扱う。

の対話を通して退職申出の真意を確認することで，退職の撤回につながることも十分に考えられます。

　昨今は人材確保難の時代であり，採用活動を行ってもすぐに新しい職員の採用は見込めません。退職の申出があった際には，必ず職員と面談を行ったうえで退職を受理することで，その退職理由から今後の職場改善や離職防止につなげることができ，無用なトラブルも回避することができます。

　このほか，ある日突然出勤せず音信不通となり，その後も出勤しない職員もごく稀に見受けられます。このような場合にも対応できるよう，就業規則に居所不明による退職についても定め，一定期間経過後，退職として取り扱う必要があります（図表105-1）。

　ただし，不測の事態による場合も十分に考えられるため，自宅への訪問等，事業主として最大限の努力を行ってもなお連絡が取れない場合の最終手段になります。

② 守秘義務に関する誓約書の提出および貸与品の返却

(1) 誓約書の提出

　医療機関や福祉施設における情報漏洩は，職員の退職時に発生するケースが多いと言われています。患者や利用者の情報はプライバシー性が高く重要なものが多く，漏洩による損害は多大になります。そのため，入職時に個人情報の取扱いに関する誓約書を提出してもらうとともに，**退職時にも守秘義務に関する誓約書を提出してもらう**ようにし，守秘義務を徹底させる必要があります。

　なかには，入職時に誓約書を提出していることから，退職時にも誓約書を提出することに難色を示す職員もいます。そのため，退職時にも誓約書を提出してもらう旨をあらかじめ就業規則に定め，退職時のルールとして明文化しておくとよいでしょう。

(2) 貸与品の返却

　退職時には貸与品を確認し，回収もれがないように徹底しなければなりません。一般的には，ユニフォーム類，ロッカーの鍵などが貸与品になります

図表105-2 ■ 就業規則への記載例

就業規則第○条（退職時の留意事項）
1. 職員が退職する場合は，退職日までに業務の引継ぎその他指示されたことを完了し，貸与または保管されている金品を返納しなければならない。
2. 職員が退職するにあたっては，在職中に得た会社の情報，顧客情報，名刺ならびに個人情報などを会社の指示に従って破棄もしくは返還し，退職後はその情報をいかなる媒体としても保持してはならない。
3. 職員は，退職後であっても，在職中に得た会社の情報，顧客情報ならびに個人情報などを一切漏えいしてはならない。

が，事業所によってはやむを得ず，セキュリティカードや事業所の鍵などを職員に貸し出している場合もあります。

万が一，回収もれによって悪用されては身も蓋もありませんので，最悪の事態が起きないよう，就業規則に返納義務について定めると同時に，退職届内に貸与品一覧を示し，返却した旨を職員本人が署名捺印できるような所定の様式を準備しておきます。また，事業所が職員から預かっているもの（例：年金手帳，雇用保険被保険者証など）がある場合には，返却もれがないよう注意する必要があります（図表105-2）。

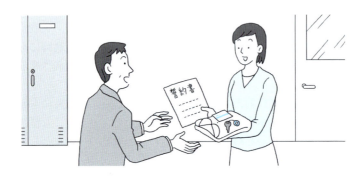

頻繁に遅刻する職員への懲戒処分

頻繁に遅刻する職員がおり，何らかの懲戒処分を行いたいと思います。今まで懲戒処分を行ったことがないのですが，どのような手順で運用すればよいでしょうか？

A　すぐに懲戒を考えるのではなく，**まずは書面による改善指導**を最優先で行います。それでも改善されない場合，**次の手順として懲戒処分**を考えるべきでしょう。懲戒処分を行う場合には，就業規則等に懲戒処分の内容と程度を明確に記載したうえで，その事案と懲戒の程度をしっかりと見極める必要があります。

1　労務管理における改善指導の重要性

　頻繁な遅刻により職場秩序を乱すような問題職員については，勤務姿勢を改善してもらわなければ，当該職員の労務提供が不十分であるのみならず，周囲の職員の労務提供にまで影響を及ぼす可能性があります。改善指導の効果が不十分な場合，懲戒処分として改善を促し，それでも改善がされずに，未来へ向けてその見込みがないと判断できる場合には，諭旨退職もしくは懲戒解雇という最終的な手段を講ずることも必要となります。

2　懲戒処分とは

　組織のなかで働くためには，一定のルールが必要になります。一般的には，この一定のルールを服務規律といいます。**服務規律は職場の秩序を維持するために働く者が守るべきルール**であり，**これを守れなかった場合の制裁手段として懲戒処分**があります。判例においても，「使用者は，広く企業秩序を維持し，もって企業の円滑な運営を図るために，その雇用する労働者の企業秩序維持違反行為を理由として，当該労働者に対し，一種制裁罰である懲戒を課すことができる」（関西電力事件　最高裁一小　昭和58.9.8判決）としています。

3　懲戒処分を行う際の注意点

　懲戒処分にあたり，就業規則等での定めが必要なのは言うまでもありませんが，懲戒処分自体については，法令に定めがあるものではありません。し

かし，懲戒処分を行うに当たっては，一般的に「懲戒7原則」と呼ばれる，事業主が配慮しなければならない以下のルールがあります。

(1) 罪刑法定主義の原則
懲戒処分をする際には，処分の対象となる行為と処分の種類，内容をあらかじめ就業規則で決めておかなければなりません。

(2) 適正手続の原則
就業規則や労働協約に則った処分手続が必要です。重罰が下される場合，本人に弁明の機会を付与しなければなりません。

(3) 合理性・相当性の原則
処分を決める際には，問題が起こった経緯，背景，酌量の余地を考慮しなければなりません。

(4) 平等取扱いの原則
同じ罪に対して処分の重さを変えてはいけません。

(5) 個人責任の原則
1人がした行為に対して，連帯責任を負わせてはいけません。

(6) 二重処罰禁止の原則
過去の罪に対して二重に罰することはできません。

(7) 不遡及の原則
懲戒に関する就業規則が定められる前の行為に対して，処分を下すことはできません。

これらを前提に，労務担当者は次の順序で実務的な判断をしていきます。

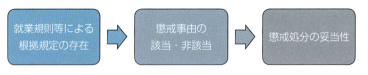

4 懲戒処分の種類

一般的には，懲戒には次のような種類があります。(1)から(6)の順で懲戒処分の程度は重くなります。その事案と程度を十分に考慮し，就業規則等の定めにより処分を決定する必要があります。

(1) 戒告・譴責
いずれも将来的に問題を繰り返さないよう戒めるための懲戒処分です。一般的には，戒告は始末書を提出させないもの，譴責は始末書を提出させるものとされています。始末書とは，一般的には自己の行為を確認・謝罪し，将来に同様の行為を繰り返さない旨を誓約する書面を指します。

⑵ 減給

労働基準法で定めがある唯一の懲戒処分です。一事案の減給額は平均賃金の１日分の半額以下，減給の総額は一賃金支払期の賃金総額の10分の１以下までと制限されています。

⑶ 出勤停止・自宅待機命令

出勤停止とは，労働契約を継続しながら，就労を一定期間禁止することです。出勤停止期間中は無給で，勤続年数にも参入されないのが一般的です。

自宅待機とは，不正行為の再発，証拠隠滅のおそれがある場合などに行われます。業務命令としての自宅待機の場合に給与の保障をするか否かはケースバイケースですが，実質的には有給となります。

⑷ 降格

社内の地位を下げることです。人事評価による降格と違い，あくまでも懲戒処分であり，在職を継続しつつ行う処分のなかでは最も重いものです。

⑸ 諭旨退職

労働契約を解消するという重い懲戒処分です。退職を促さなければならないような重大な問題行為を起こしてはいるものの，これまでの勤務態度やその行為を償う意思があるかなど，情状酌量の余地を考慮した処分です。実質的には自己都合退職となりますが，猶予をもたせた退職勧告と言えます。

⑹ 懲戒解雇

懲戒処分のなかで最も重く，⑸と同様に労働契約を終了するものです。情状酌量の余地がないような場合の選択となります。

職場全体の秩序を相当程度乱すような行為・行動がない限り懲戒解雇を課すことは非常に困難であることは言うまでもありません。懲戒解雇を権利の濫用として訴訟で争うケースも多く，労働契約の解消ということもあり事業主にとっては有利に働くものではありません。

⑤ 処分の決定プロセスが重要

懲戒解雇などの有効性が裁判で争われた際には，懲戒処分時に前述した３つのステップがきちんと守られていたか否かが判断されます。そのため，どのような事実（証拠）に基づいて処分を決定的にしたかが重要です。

とはいえ，労務管理においては，懲戒処分に至る前に指導等を行い問題を未然に防ぐことを最優先に考え，懲戒処分は最後の選択肢とするのが，組織においての適切な労務管理となります。

履歴書の経歴詐称があった職員の解雇

職員を採用しました。履歴書では，転職は1回という記載でしたが，実は5回転職していることが発覚しました。このような場合，解雇できるのでしょうか？

履歴書の経歴に虚偽があったことだけを理由に，すべての事案において解雇できるとは限りません。経歴詐称には軽微なものから重大なものまであり，**解雇できるのは，「重要な経歴」を詐称されたときに限られます。**

1 経歴詐称は解雇可能か

労働者が採用の資料として提出した履歴書・職務経歴書などの書類や面接の場において，学歴や職歴を偽って申告することや事実を秘匿することを**「経歴詐称」**といいます。ご質問の件は，経歴詐称に該当すると考えられます。学歴は使用者がその労働者を採用するかどうかの重要な動機となり，採用後の職務や処遇など労働条件の決定に大きく影響するものです。職歴も同様で，転職の回数等をその者の帰属意識や職務専念などを判断する重要な要素としている事業主は少なくありません。その事実を偽り採用に至った場合は，当然ながら事業主に対する詐欺行為に該当し，解雇とすることも充分に可能と考えられます。

「経歴・能力等の詐称を理由とする解雇事件」（平成27.6.2東京地裁判決）の判例においても，裁判所は図表107-1のように，経歴詐称等の場合の解雇の有効性について述べています。

2 経歴詐称を未然に防ぐためにはどのような方法があるのか

一方で，採用側も十分な調査や面接などで多くの情報を収集し，経歴等を詐称している人を採用しないようにする必要があります。

方法の1つとして，入職の際に提出を求める各提出書類，履歴書，職務経歴書の裏取りを正確に行いましょう。以下，職歴詐称を防ぐために必要な情報を読み取れる可能性のある書面の種類をご紹介します。

(1) 退職証明書

退職理由が記載されていない場合もあるので，採用側が指定するすべての

図表107-1 ■ 経歴・能力等の詐称を理由とする解雇事件の判例

労使関係は，相互の信頼関係を基礎とする継続的契約関係であるから，（中略）労働者は，使用者による全人格的判断の一資料である自己の経歴等について虚偽の事実を述べたり，真実を秘匿してその判断を誤らせることがないように留意すべき信義則上の義務を負うものと解するのが相当である。（中略）

経歴等の詐称が解雇事由として認められるか否かについては，使用者が当該労働者のどのような経歴等を採用に当たり重視したのか，また，これと対応して，詐称された経歴等の内容，詐称の程度及びその詐称による企業秩序への危険の程度等を総合的に判断する必要がある

事項を記載した退職証明書の提出を求める必要があるでしょう。仮に証明事項に不足や不備等がある場合，事業主がその理由を確認することは，十分な回避努力となります。

(2) 年金手帳・雇用保険被保険者証

社会保険・雇用保険加入の手続の際に，年金手帳および雇用保険被保険者証の提出を求めます〔ただし，今後は個人番号（マイナンバー）の提出により提出不要となる可能性あり〕。年金手帳・雇用保険被保険者証には，社会保険・雇用保険加入歴に関する会社情報や入退職日に関する情報が記載されていることがあり，職歴の詐称について判別できる可能性があります。

(3) 年末調整

年末調整の際に必要なため〔こちらも今後は個人番号（マイナンバー）の提出により不要になる可能性あり〕，前職で発行してもらった源泉徴収票を提出書類として求めることになります。これにより，前職の会社名や年収が明らかになります。個人で確定申告をするなど，何らかの理由で源徴収票の提出を拒む，もしくは確定申告にて申告を行っている場合には，前述のとおり経歴詐称もしくは兼業・副業の可能性を考慮することが可能になります。

(4) 資格証明書

資格証明書，卒業証明書を提出書類として指示することによって，資格詐称，学歴詐称を確実に回避することが可能です。

上記以外にも，「**前職への職歴照会**」「**業界内の情報収集**」「**身元保証人の設定**」などが考えられますが，関係者等への聴取は，個人情報保護の観点からプライバシー侵害となりうる可能性があるため，十分な注意と配慮が必要です。

解雇，退職　245

職員間の金銭トラブルを理由とする解雇

職員同士で金銭の貸し借りからトラブルになっているようです。借りた職員を解雇しようと思うのですが、問題ありませんか？

職員間の金銭の貸し借りでのトラブルを考えるうえで、仕事とは関係のない私生活上における行為に対して、使用者（医療機関・福祉施設）が職員を懲戒処分にできるかどうかは、非常に難しい問題です。

現実的には、**職員間の問題であるとはいえ私生活上の行為であり、かつ職員の地位や職責から直ちに企業秩序を乱したりしないようであれば、懲戒処分や解雇の手続きをとることは困難である**と考えられます。

1 私生活上の非行が懲戒事由に該当するかの判断基準

私生活上のトラブルを根拠に解雇ができるか否かという点については、そのトラブルの非行性をまずは考えなければなりません。ご質問のケースは単に金銭を職員間で借りていたということであり、もし多くの職員から借りていたというのであれば、職員間の人間関係を悪化させたということが問題になるでしょうが、職場規律を乱していたか否かという点を考えると判断がむずかしいところです。

実際、仕事は懸命にやっており、勤務時間中は十分なコミュニケーションを図っていたことで職員間においても患者に対しても問題となる行動はいっさいなかった、という場合もありますので、慎重な判断が求められます。

なお、私生活上のトラブルにおいて、それを理由に解雇ができるか否かという点については、労働裁判例「日本鋼管事件（最高裁二小判・昭49.3.15）」が参考になります。この裁判例では、図表108-1の4つの基準を満たす必要

図表108-1 ■ 私生活上の行為が懲戒対象となるか否かの判断基準

①	当該行為の性質、情状
②	会社の事業の種類・態様・規模
③	会社の経済界に占める地位、経営方針
④	その従業員の会社のおける地位・職種

があると示しています。

　また，別の労働裁判例（横浜ゴム事件・最高裁三小判・昭45.7.28）では，工場作業員が深夜に酩酊し，他人の住居に侵入，逮捕された事件について懲戒解雇処分が無効とされましたが，当該行為が私生活の範囲であり，罰金が2,500円と軽微であったこと，労働者の職務上の地位が工員であったことから，企業の社会的信用を失墜させたとは言えず懲戒事由に該当しないと判断されています。

　もっとも，裁判所では，私生活上の行為であっても，図表108-1の判断基準を満たせば，職員の私生活上の自由よりも企業秩序維持違反を優先させ，懲戒の対象にしうるとしています（『労働判例百選 第7版』「私生活上の非行」・有斐閣・2002年）。

② 懲戒処分の検討と今後の対応

　職員の私生活上の行為が懲戒の対象となるには，図表108-1の４つの判断基準を満たすことが必要ですが，現実的には，その事実をもってしても解雇処分はむずかしいと考えざるを得ません。

　ご質問のケースにおいては，まずは就業における環境悪化状況を確認し，勤務中にお互いのコミュニケーションが不十分となったり，患者や利用者に対して何らか悪影響を及ぼすことがあれば指導が必要ですが，それは程度に応じて対応していくべきでしょう。

　また，服務規律の見直しも含めて全職員に対する教育をしていくことも必要となります。今回は，職員間の私生活上における金銭の貸し借りという問題ですが，私生活上のトラブルは金銭だけの問題に留まらず，宗教やマルチ商法の勧誘等，多岐に渡ります。

　したがって，就業規則においても「職員間の私生活上の金銭の貸し借り等によって就業環境を悪化させてはならない」「他の職員や患者や利用者に対して宗教やマルチ商法等を勧誘してはならない」といった記載を行うのはもちろん，社会人としての心構え等の教育や研修を行うといったことを考えてもよいでしょう。

解雇，退職　247

職場風土を乱す職員の解雇

Q109 協調性が著しく低い看護師がいます。職場風土悪化につながるため解雇したいと思いますが，問題ないでしょうか？

職場で何か一体感をもって取り組もうにも，協調性が著しく低い職員がいると，その雰囲気が壊されてしまうことがあるため，退職してくれればどれだけ気分が楽になるだろう，というお気持ちはよく理解できます。

しかし，そうした理由で解雇するということは，管理者と馬が合わない職員を排斥するという考え方にもつながりかねません。**事由とのバランスを考えれば，解雇というのははるかに逸脱していると考えられるため，トラブル発生時には事業主側が極めて不利になりやすく，注意が必要**です。

1 法律上の解雇の考え方

解雇は，労働契約法第16条において「解雇は，客観的に合理的な理由を欠き，社会通念上相当であると認められない場合は，その権利を濫用したものとして，無効とする」と定められています。したがって，ご質問のように，**協調性に欠くことだけを理由に解雇をすれば，「客観的な合理性を欠く」と判断される可能性は極めて高い**と考えられます。

2 協調性不足とはどういった状態であるのか

そもそも，協調性が著しく低いということが，本人に問題があるのか，それとも周りの誰かに問題があるのかを確認する必要があります。例えば，情報等が十分に伝達されなかったことを理由に様々な行事等への参加率が極端に低かったりした場合には，本人ではなく周りの職員に問題があったと考えることができます。また，本人に問題があったとしても，実は家族の介護で

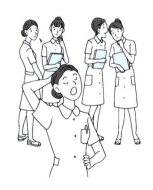

とてもそれどころではなかった，という場合も考えられなくもありません。

したがって，まずはそういったことが発生した背景を確認する必要があり，その確認なくすぐに解雇を考えるのは，問題であると言えます。

③ 具体的な注意や指導をしてきたか

仮に職場の仲間等に問題がなく，本人の性格等に問題があった場合には，それに対して**どのくらい指導や注意をしてきたのか**，ということも重要となります。本人自身は比較的職場の仲間と協調的な関係を構築していると考えていたとしても，実際にはそうでない場合もあり，各人の感覚の違いによることも十分に考えられます。

したがって，認識の違い等が生じないよう，協調性がないという事実があったのであれば，基本的にはそのつど指導や注意を行うべきであり，こうし**た指導や注意がなく突然解雇等を申し出れば，解雇が不当であるということでトラブルに発展する可能性は非常に高い**と思います。

実際に，労働裁判例を紐解いてみても，医療法人仙養会事件（大阪地判・平6.10.21）では「債務者（使用者）は，債権者（労働者）の勤務態度について自己中心的で協調性に欠けるなどとして種々の事実を主張するが，主張自体が抽象的なものもあるほか，具体的事実についてもこれを疎明するに足りる資料はなく，前記認定，判断からして債権者（労働者）に解雇に該当する事由はなく，予備的解雇は権利の濫用として無効というべきである」と示しており，根拠としての指導は必須であると考えなければなりません。

④ 注意や指導が繰り返されれば解雇もあり得る

しかしながら，**注意や指導を繰り返しても改善されない，といったケースも現実にあり，こうした場合には解雇もやむを得ない**ということもあります。

例えば，ユニスコープ事件（東京地判・平6.3.11）では，「勤務態度を理由に直ちに原告を解雇したものではなく，原告が被告に勤務していた約１年５カ月の間，原告に対し，その勤務態度の問題点を度々指摘して注意を喚起したり，勤務体制に配慮するなどして，原告の非協調的な勤務態度の改善を求めてきたが，解雇されるまでその勤務態度はついに改善されなかったとして本件解雇は，合理的理由があり，解雇権の濫用には当たらない」と実際に判断されていますので，少なくとも一定の期間は注意や指導を重ねる必要があります。

解雇，退職　249

タトゥ（刺青）を入れた職員の解雇

Q110 訪問入浴を行う職員として採用した者が、腕にタトゥ（刺青）を入れていました。解雇しようと思うのですが、問題ないでしょうか？

ファッションの一つとしてタトゥ（刺青）を入れている人がいますが、こうした**身だしなみを理由に解雇できるか否かについての判断基準は、採用段階によって大きく異なってきます**。

1 採用内定前に発覚した場合

事業所には、職員を採用する自由が認められており、法律その他による特別な制限に該当しない限り、**タトゥ（刺青）があることを理由に不採用としても特段の問題はない**と考えられます。なぜならば、ファッションとはいえまだまだ世間に幅広くタトゥ（刺青）が認容されているわけでもなく、時としてタトゥ（刺青）を入れている職員が対応することで事業所に対する信用を一気に失うリスクを抱えているためです。

2 採用内定後、雇入れ前に発覚した場合

内定後の雇入れ前に発覚した場合、**内定取消には慎重な対応が求められます**。採用内定時に、雇入れを前提として、すでに労働契約が締結されているものと解されるのがその理由です。

内定取消は通常、採用内定通知書や誓約書等に記載された採用内定取消事

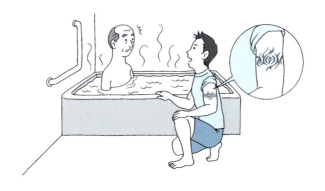

由に該当したもののみ可能となります。また，採用内定取消事由は，採用内定時には知ることができない事実に限られ，内定を取り消すことが客観的に合理的と認められ，社会通念上相当な理由であることが必要となります。

通常，タトゥ（刺青）の禁止を採用内定取消事由に明確に書いていることは少ないと考えられますので，それのみを理由として**採用内定を取り消すのは，かなりむずかしい**と考えられます。

3 採用後に発覚した場合

採用後に発覚した場合でも，その事実をもってすぐに解雇することはむずかしいでしょう。仕事そのものは非常にまじめにやっていて，利用者や家族から現実にクレームや不安の訴えがないようであれば，就業規則に定める服務規律違反にも該当しない可能性があります。もっとも，利用者や家族から苦情を受けたとしても，他の問題行動と異なり自ら意識して改善できるわけでもありませんので，始末書を提出してもらったりしたところで，状況が変わることはありません。ただし，意図的に人を威嚇する目的でタトゥ（刺青）を出しているというのであれば，事情は異なりますが，通常はあり得ないことでしょう。

したがって，現実的には職員と話し合いを行い，利用者の前に出る場合には包帯・サポーター等を巻くなど，タトゥ（刺青）部分が見えないような服装をするよう指導する，といった対応を行う必要があります。

また，期限を決めて刺青を消すよう通告するといった指導も考えられますが，体の痣を隠すためにタトゥ（刺青）を入れているような場合には人権問題に発展することがありますので，注意が必要です。

4 事業所としての今後の対応

若気の至りでタトゥ（刺青）を入れている若者も少なくありませんが，面接時には見えない箇所にそういったタトゥ（刺青）があれば，わからないまま採用してしまう場合もあります。このようなことを防止するには，面接時において，業務内容を詳しく説明をし，タトゥ（刺青）の有無や場所も確認することも考える必要があります。

また，体験入職制度を採用にあたっての二次試験と位置づけ，実際に現場で数日間働いてもらったうえで，タトゥ（刺青）の有無を確認するなどの対応も考えていってもよいでしょう。

解雇，退職　251

医薬品を持ちだした職員の解雇

Q111 風邪薬を無断で持ち出した職員がいます。どうやら友人に分けていたようで，その職員を解雇したいと考えています。問題ないでしょうか？

医療機関では，麻薬類の管理は徹底しているものの風邪薬等については十分な管理をしていないケースが多く，職員が自分自身やまわりの人が体調不良であるということから勝手に持ち出してしまうケースが残念ながら散見されます。

そのため，万が一のリスクを考え，薬剤を院外に意図的に無断で持ち出した場合には解雇処分を行うといった医療機関も存在しますが，実際に懲戒処分を行うのであれば，その処分の妥当性を巡ってトラブルが生じることもありますので，注意しなければなりません。

1 解雇権の濫用に注意

薬剤を無断で意図的に院外に持ち出したことに対して解雇を行うには，客観的にみて合理的で社会通念上相当な理由が必要となり，労働契約法第16条によってその根拠が示されています（「解雇は，客観的に合理的な理由を欠き，社会通念上相当であると認められない場合は，その権利を濫用したものとして，無効とする」）。この合理的な理由がない場合には，解雇権の濫用として処分が無効になることがあり，風邪薬の持ち出しが果たして解雇するに値する内容かどうかは慎重に考えなければなりません。

また，解雇を行うのであれば，判断にあたっての恣意性を排除するために，具体的な根拠を就業規則等に求める必要があり，根拠なく解雇を行うことは解雇権の濫用と捉えられてしまうおそれがあります。

2 事案の程度による懲戒の判断

薬剤を意図的に持ち出し友人に分けていた行為に対する懲戒処分の妥当性については，その程度や影響，さらにはこれまでの経緯等についても勘案して判断しなければなりません。今回の持ち出しが初めての行為であり，なおかつ他の職員も常習的に持ち出していたにもかかわらず処分を特定の対象者に絞るというのであれば，それは公平感を欠く処分となり，客観的に妥当と

は到底言えるものではありません。

また，持ち出しという事実を経営者である院長が知っていながら特にこれまで注意しなかった，というケースにおいても同様であり，さらには持ち出しの影響という点を考えれば，自死を助長したり犯罪に使われる可能性がない場合であれば，その事実をもって解雇というのも現実的には妥当性を欠く処分と考えられます。

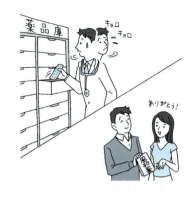

以上を勘案すると，**まずは始末書や出勤停止といった処分を行うというのが妥当な懲戒基準**と考えることができます。度重なる指導にもかかわらず改善の見込みなく何度も持ち出している，という場合であれば，最終的には解雇もやむを得ないでしょう。

3 今後の対応策

職員が勝手に薬剤を持ち出し友人に分けるという行為は，医療人としてあるまじき行為であり，厳重な注意や指導が必要です。しかし，勝手に持ち出してしまったという環境を考えれば，実は**医療機関側においても杜撰な管理体制**となっていることが少なくなく，必ずしも本人のみに非があるわけではありません。

したがって，**勝手に薬剤を持ち出せない管理体制を医療機関側は整えておく必要があり**，併せてすべての職員に対して，薬剤の持ち出し禁止ルールや持ち出しをした場合の懲戒処分についても教育しておく必要があります。

こうした体制を構築し，さらには徹底した教育をしていたにもかかわらず，勝手に持ち出したのであれば，より重い処分の検討も必要となってくるでしょう。

ただし，冒頭でも説明したように，解雇処分には客観的な合理性が求められるため，再三行ってきた指導記録や厳重なる管理体制，さらには薬剤流出にあたってのリスク等を説明できるように整理しておくことが必要ですが，いかなる場合であってもトラブル発生時に医療機関側が有利になるわけではありませんので，その点には注意が必要です。

解雇，退職　253

免停になったドライバーの解雇

Q112 送迎のみを行っている職員がプライベートで免停となったようです。仕事がないので解雇しようと思いますが，問題ないでしょうか？

A 仕事がないという理由ですぐに解雇するというのは，様々な問題を惹起させる可能性があり，注意しなければなりません。

特に，労働契約法第16条によって，**その解雇が客観的に合理的な理由を欠き，社会通念上相当であると認められない場合は，その権利を濫用したものとして無効となる**ことがあります。

1 裁判例における同様のケース

労働裁判例をみてみますと，タクシー運転手として採用された者が免停等によって運転ができなくなった場合の解雇について争われたケースがあります（図表112-1）。

同様の裁判例は少なくなく，多くが解雇を無効として扱っています。今回のケースで解雇を実行して大きなトラブルに発展すれば，事業主側が不利になりやすい可能性があることは意識しておかなければなりません。

図表112-1 ■ 東京エムケイ事件（東京地判・平20.9.30）

> タクシー運転手としての採用に応募して雇用された者は，タクシー運転手として勤務することを予定，希望して入社してきているのだから，他の職種への転換を本人の同意なく命じることは，当事者の合理的な意思に反することになろう。しかし，当事者の合理的な意思としても，資格を失った場合に当然退職することまでは想定していないと解される。さらに，二種免許は，平均的な能力のある人間であれば取得できる資格であり，高度の専門性のある資格とまではいうことができない。また，被告の事業規模であれば，他の職種を提供することは困難とは解されず，被告には他に様々な職種があることが弁論の全趣旨からうかがわれる。そして現に，給与との不適合のきらいはあるものの，清掃職を被告は原告に担当させている。このような点を考慮すると，タクシー運転手は，その業務に就けなくなったとき，使用者が当然に解雇等により契約を打ち切ることができるか，という問題については，否定されるというべきである。

社団法人 全国労働基準関係団体連合会ホームページ 労働基準関係判例検索より引用
http://www.zenkiren.com/jinji/hannrei/shoshi/08723.html

2 現実的な対応はどうするのか

　もし，他の業務に従事させることが可能ならば，そういった業務を行ってもらうことがトラブル回避にはつながります。例えば，清掃業務や介護等の補助業務などが考えられますが，すでに人員の充足感があり，対応してもらう仕事がない場合には，免停期間中は休職命令を出すことも考えなければなりません。

　休職に関しては，それを行うにあたっての具体的な根拠が必要となり，就業規則等に通常は記載されているでしょうが，他に何らかの業務がありながら休職命令を出すと，これも権利の濫用と捉えられてしまう可能性があるため，慎重に考える必要があります。

3 解雇を行うには相当の理由が必要

　前述のとおり，解雇を行うには「客観的に合理的な理由」と「社会通念上相当」であることが求められます。いわば，誰もが納得するような理由等であることが必要であり，今回のケースは，運転免許証が完全に失効したのではなく，一定期間停止したものと推認されることから，その期間満了後には通常業務が遂行できることになり，「社会通念上相当」といった程度には至り難いと考えることができます。

　併せて，労働裁判例の東京エムケイ事件と照らし合わせても，裁判等に至った場合には解雇を否定される可能性は十分に考えられますので，まずは何らかの代替業務があるか否か，そうした業務がないのであれば，免停期間中は休職として扱うことが，無難な対応策であると考えます。

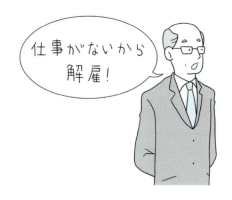
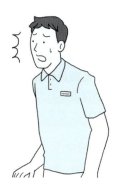

労働基準監督署に申告した職員の解雇

Q113 未払い残業について労働基準監督署に申告したところ，守秘義務違反ということで解雇されました。こうしたことは許されるのでしょうか。

A 未払い残業の問題は，労働基準監督署等からの指導によって過去に遡及して最大2年間分の支払いが求められますので，経営には甚大な影響を及ぼします。その支払いによって倒産してしまうケースもあり，事業所としては可能な限り隠匿しておきたい気持ちも理解はできますが，**申告を理由に解雇を行うことは労働基準法や公益通報者保護法に反することになり，認められません。**

1 守秘義務と職員の権利・義務

　職員は，労働契約上，誠実勤務義務が課せられており，勤務先に対して利益を不当に侵害するような行為をすることは許されません。就業規則においても，守秘義務等について定めているケースは多く，例えば「職員は，職務上知り得た秘密を他に漏らしてはならない」といったような記載をしています。

　しかし，こうした場合に職員に課せられている守秘義務とは，営業上の問題であり，医療機関であれば，患者情報や取引先情報等が該当することになり，法令違反行為についてまで幅広く認められるものではありません。こうしたことを防止するため，労働基準法は第104条において，監督機関に対する申告にあたっての不利益な取扱い等を固く禁じています（図表113-1）。

2 公益通報者保護法による保護

　さらに，2006年4月1日に公益通報者保護法が施行され，**公益通報をしたことに対する職員の解雇は無効である**旨が明確に示されており（図表113-2），労働者が保護されています。ご質問のケースでは，解雇通知は効力をまったく有しないと考えてもよいでしょう。

図表113-1 ■ 労働基準法　第104条（監督機関に対する申告）

第104条　事業場に，この法律又はこの法律に基いて発する命令に違反する事
　　実がある場合においては，労働者は，その事実を行政官庁又は労働基準監督
　　官に申告することができる。
2　使用者は，前項の申告をしたことを理由として，労働者に対して解雇その
　　他不利益な取扱をしてはならない。

図表113-2 ■ 公益通報者保護法　第1条（目的）

第1条　この法律は，公益通報をしたことを理由とする公益通報者の解雇の無
　　効等並びに公益通報に関し事業者及び行政機関がとるべき措置を定めること
　　により，公益通報者の保護を図るとともに，国民の生命，身体，財産その他
　　の利益の保護にかかわる法令の規定の遵守を図り，もって国民生活の安定及
　　び社会経済の健全な発展に資することを目的とする。

③　未払い残業代の支払いと事業所の影響

　前述のとおり，未払い残業代については，賃金の請求権の時効が2年間で
あることから（労働基準法第115条），最大で2年間遡及して事業主は支払わ
なければなりません。

　この場合，現在在籍している職員のみならず，すでに退職してしまった職
員も対象となります。また，こうした賃金の支給によって，労働保険料（労
災保険料・雇用保険料）の再計算と追加納付，社会保険料（厚生年金保険
料・健康保険料）の申告誤りが発生している可能性もあることから，再計算
による再申告等が必要となります。

　したがって，過去2年分の未払い残業代の支給のみならず，各種保険料の
支払い等を合わせると経営に対して甚大な被害を及ぼす可能性があり，一気
に経営が悪化する可能性があります。法令違反そのものは決して行うべきで
はありませんが，申告によって自分の勤務先の経営が不安定になり，仮に倒
産してしまえば，普段接している患者等に迷惑を掛けてしまうこともありま
す。申告することの是非は別として，こういった問題も併行して生じうるこ
とは理解しておくべきでしょう。

解雇，退職　257

外部委託への移行時の職員の解雇

114 病院の経営効率化のため厨房部門を外部委託にするとして，調理職員全員が解雇通知を受けました。こうした理由による解雇は許されるのですか？

A 直接雇用していた調理スタッフによる厨房部分を切り離し，外部に委託するケースが見られます。これは，病院単独で調理の処理をするよりも，大量に食材を購入するアウトソーシング先に委託することでコスト削減といった効果が期待でき，さらには採用やその他の面で煩わしい人事労務管理が不要である点等の利点が考えられるからです。

しかし，そうした外部委託への動きに伴い，様々なトラブルが一方で生じているのも現状です。

1 客観的な合理性のない解雇は，無効と判断される可能性が高い

外部委託を進めることによって，これまで調理部門で勤務していた職員は基本的に不要とされてしまい，結果として解雇通知を受けたものと考えられます。しかし，解雇は，労働契約法第16条によって，「使用者は客観的に合理的な理由を欠き，社会通念上相当であると認められない場合には，労働者を解雇することができない」とされています。つまり，**単なるコスト削減目的で調理部門の職員を解雇し外部委託を進めるというのでは，客観的な合理性がないと判断される可能性は高く，職員解雇の無効を求める訴訟を提起することも可能**です。

また，病院側が就業規則のなかに「事業の縮小その他やむを得ない場合に解雇をする」といった条文を入れて解雇の根拠を求めてきたとしても，現実的には経営面に余力がある場合が少なくなく，とても事業の縮小とは言えません。さらに，経営上の都合によるものですから，「やむを得ない場合」と考えるのもやや無理があるでしょう。

そう考えると，仮に就業規則にそのような解雇の根拠が存在したとしても，トラブルになれば，職員側が有利になる可能性は高いのです。

2 職員トラブルの回避策

逆に病院側は，外部委託に伴い調理部門の職員を解雇することは，非常に

大きなリスクを抱えるということを認識し，対応策を検討する必要があります。

解雇が無効であるということでトラブルが生じれば，結果として労使の対立を招くことになり，職場風土全体を考えると望ましいことではありません。特に，こういったトラブルは地域のなかでも瞬時に拡まりやすく，調理の質の向上を狙って外部委託にしたものの，職員トラブルで評判を落としてしまっては本末転倒であるため，様々な角度から回避策を考えておく必要があります。

例えば，調理という専門職で働き続けてもらうことを考えれば，外部委託先の会社の協力を得て，その**委託会社に転籍**してもらう，という方法も考えることができます。もっとも，委託先がそれを拒否することもありますので，確実な方法ではありませんが，本人に安心感をもって働き続けてもらうことはできます。

ただし，転籍とは，現在の労働契約をいったん解消して新たな委託先において労働契約を締結することですから，労働条件が引き継がれるということはなく，年次有給休暇の勤続年数や退職金の支給計算には不利な扱いになります。そのため，転籍を行うには，本人の同意が不可欠になります。こうしたことを回避するには，外部委託先にお願いをして，一定の費用を支払うことで本人に不利にならないような取り計らいも検討してもよいでしょう。

また，継続して雇用し続けるのならば，**清掃業務や何らかの業務補助等，雇用の場を新たに創出**して，その職務に就いてもらうということも考えていかなければなりません。この場合も，本人に対し説明を尽くし，できる限り納得してもらう努力を惜しまないようにすることが必要です。

いずれにせよ，単に調理部門を外部委託にするからという理由で簡単に解雇できるわけではなく，経営状態が逼迫しているのでなければ，解雇が無効とされる可能性は残り，リスクを抱えることを認識しなければなりません。

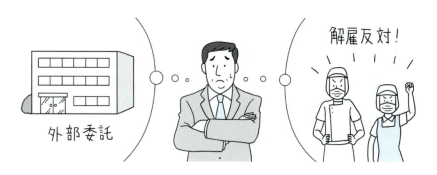

事業縮小に際しての職員の解雇

Q115 看護師等の確保がむずかしく，病院から診療所に転換しようと考えています。一部の職員に退職してもらわなければ人員過剰となります。事業縮小にあたって注意点はありますか？

A 看護師等の職員の確保ができないという理由から，一部の病棟を閉鎖したり，病院から診療所に転換する医療機関が少なからずみられます。この場合，全員の雇用を確保し続けることによって全体で余裕のある勤務形態をとるという選択肢も考えられますが，収入と支出のバランスを考えると，多くの職員を抱え続けることはとてもできず，ご質問のように残念ながら一部の職員に退職してもらわなければならないケースがよくみられます。

1 希望退職の募集を行う

　人員が過剰になることで，一部の職員に退職してもらわなければならなくなりますが，一方的に特定の職員を指名して解雇を通知することは，なぜ自分が解雇の対象となり，一方で解雇の対象とならない人がいるのか，ということでトラブルになる可能性がありますので，避けなければなりません。

　この場合，**希望退職を募る方法が現実的**ではないかと思います。希望退職の募集にあたっては，診療所に転換すると将来的にはどのような人員体制になるのか，その結果どのくらいの人員が過剰になるのか，といったことを職員に対して十分に説明し理解を求める必要があります。そして，具体的にどの職種で何名の希望退職を募るのか，希望退職者にはいくらの退職金の加算金を支払うのかなどを伝え，自ら退職の申し出をしてもらうという方法です。

　この場合，勤続年数○年以上の者とか○歳未満の者といったように，対象者を絞る方法を採る場合もありますが，特定の職員を意図的に排除することがないよう注意しなければなりません。

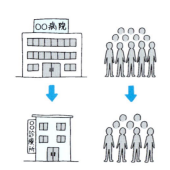

図表115-1 ■ 整理解雇が可能となる要件

解雇の必要性	経営上の合理的な必要性に基づくやむを得ない解雇であることが必要です。 　財務資料，業務量，営業資料など，具体的で客観的な事実をもとに判断していることが求められます。
解雇回避努力	解雇を避けるためにあらゆる手段を検討し，その実施のためにできる限りの努力をすることが必要です。優遇された退職条件を提示して合意退職を目的とする希望退職者の募集も解雇回避努力を行ったと考えられます。
人選の合理性	解雇対象者は，経営資料等に基づく必要最低限の人数とし，その人選基準には，客観性と合理性が求められます。具体的には，①個人ごとの成績，能力，勤続年数，②雇用形態，③生活への影響度などが考えられます。この人選基準は予め明示し，公平に解雇者を選定します。
手続きの相当性	労働組合や職員代表との話し合い，説明会の実施などを通して，上記3つの検討経過を説明文書を用いてわかりやすく伝え，職員に解雇についての理解を求める努力が大切です。

② 最終的には整理解雇を検討する

　ただし，**早い段階で希望退職を募集しても，なかなか希望人員に達しなければ，最終的には整理解雇という方法も検討**しなければなりません。

　整理解雇は，やむなく事業を縮小せざるを得ない場合等において，一定の要件を満たすことによって行うことができますが，これまでの様々な裁判例から考えると，図表115-1の4つの要件が求められています。

③ トラブル回避のための配慮

　特に長期間働いてきた職員にとっては，現在働いている職場を離れることは非常につらいことでしょう。また，希望退職等に応じて新たに職場を探し，改めてその職場で人間関係を構築していくことなどは大きなストレスへとつながります。そのため，知り合いの医療機関や介護施設に対して再就職をお願いする等といった方法や，転職活動にあたって特別有給休暇を付与する，といった方法などが考えられます。

解雇，退職　261

第 10 章

外部委託，非正規職員

116 アウトソーシングの
メリット・デメリット………264

117 パートタイマーの年次有給休暇…266

118 パートタイマーの
育児休業・介護休業…………268

119 パートタイマーの定着率を高める
施策……………………………270

120 パートタイマーの
「無期転換ルール」……………272

アウトソーシングのメリット・デメリット

116 厨房や清掃業務等をアウトソーシングにしようと考えています。メリットやデメリットについて教えてください。

医療機関や福祉施設において，一部の業務を外部へアウトソーシングするケースがみられます。特に，調理関係の厨房部門や清掃部門は，単独で一貫性のある業務遂行ができることから，すでに多くの医療機関・福祉施設が外部へアウトソーシングしていますが，それが経営面でプラスになるのかマイナスになるのか――様々な角度からメリットやデメリットを慎重に検証しなければなりません。

❶ アウトソーシングの様々なメリット

一部の業務を一括して外部にアウトソーシングをするにあたっては，一般的に以下のようなメリットがあると言われています。

(1) 業務の安定性（安定した人材確保）

どのような業務を遂行してもらうにも，まずは人材の調達が必要不可欠ですが，例えば，厨房部門では人材確保に苦戦することがあります。また，突然の職員の退職によって業務が混乱するなど，人材の退職等による業務の不安定さをアウトソーシング先が責任をもって対応することになるため，業務の安定性が期待できます。

(2) 第三者の視点で評価できる

これを外部にアウトソーシングすることで，医療機関や福祉施設側が第三者の視点でサービスを確認することができ，改善を要望することによって一

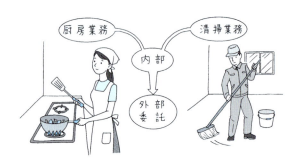

定のサービス水準を維持させることができます。

(3) コストダウンにつながる

アウトソーシングでは業務を請け負うという考え方になりますので，人件費増について心配する必要がありません。

また，調理を手掛ける厨房部門において，食材を大量に一括購入するアウトソーシング会社に委託すれば，スケールメリットによって食材を安価に仕入れることができますので，その分アウトソーシング費用について安価にしてもらうことも十分に考えられます。

2 アウトソーシングの注意しなければならないデメリット

一方，以下のようなデメリットが現実として多くの現場で発生していることにも注意しなければなりません。

(1) 情報共有が図れない

個人情報保護管理の徹底などのため，アウトソーシング業者の立ち入り区域を設定したり，内部の会議に参加させないなどの対応をとることで，情報共有が十分に図れないなどの問題が生じることがあります。

(2) 直接の指揮命令ができない

直接雇用の職員であれば，何らかの問題行動を起こした場合に，異動や処分等の対応ができますが，アウトソーシングの場合は，人事労務管理はアウトソーシング会社にて行うべきものですから，そうした対応がとれません。

(3) 現在勤務している職員の対応

厨房部門や清掃部門を外部にアウトソーシングする場合，そうした業務に従事していた職員が不要となることがあります。この場合，業績悪化に伴って解雇をすることとは異なり，基本的には解雇回避に向けた対応が求められますので（Q114），内部でこれまでと異なった職務に従事してもらったり，アウトソーシング会社と本人の同意を得て，転籍してもらうなどの対策を考えなければなりません。

3 誰のためのアウトソーシングか

何よりも考えなければならないのは，誰のためのアウトソーシングであるのか，ということです。アウトソーシングを導入することが患者や利用者のためになるのか，という点を忘れることなく，検討を重ねる必要があることは言うまでもありません。

外部委託，非正規職員 265

パートタイマーの年次有給休暇

当院ではパートタイマーに対しての年次有給休暇制度がない，と言われました。本当にそんなことがあるのですか？

ご質問の背景として，「正職員には年次有給休暇を付与するが，短時間勤務であるパートタイマーには付与しなくてよい」といった使用者の考え方が読み取れますが，労働基準法においては，パートタイマーに年次有給休暇付与しないということは認められていません。

1 パートタイマーに対しても年次有給休暇は付与される

労働基準法は第39条において，**雇い入れ後6カ月間の継続勤務し，その期間の出勤率が8割以上になった場合には一定数の年次有給休暇を与えなければならない**，と定めており，その後は1年経過ごとに1～2日ずつ増加，最大20日間の年次有給休暇が認められています。

これは，基本的には正職員のようなフルタイム勤務の職員に適用されることになり，パートタイマーについては勤務形態が各人によって異なることから，就業日数等に応じて，図表117-1，117-2のように付与しなければならないことになっています。

2 パートタイマーへの年次有給休暇の付与の仕組み

パートタイマーに対しては，前述のとおり，**週の所定労働日数によってその付与日が定められており，正職員同様に原則として希望する日を特定して取得することができます**。付与にあたっては，雇用契約書に定める所定労働日数によって付与日が決定されますが，実態との乖離がある場合には，実態が優先されることになります。

また，医療機関・福祉施設においては，出産や育児，介護を理由に正職員からパートタイマーになったり，あるいはパートタイマーから正職員になる方が少なくありませんが，そのような身分変更が行われた場合には，これまでの勤続年数は通算され，付与日時点で正職員であったか，パートタイマーであったか，で付与される日数が決定されます。

図表117-1 ■ 正職員の場合（週5日以上勤務のパートタイマー含む）

勤続年数	6月	1年6月	2年6月	3年6月	4年6月	5年6月	6年6月以上
年次有給休暇日数	10日	11日	12日	14日	16日	18日	20日

図表117-2 ■ パートタイマーの場合（週4日以下の勤務の者）
週所定労働日数が4日以下もしくは1年間の所定労働日数が216日以下の者

週所定労働日数	1年間の所定労働日数	勤続年数						
		6月	1年6月	2年6月	3年6月	4年6月	5年6月	6年6月以上
4日	169〜216日	7日	8日	9日	10日	12日	13日	15日
3日	121〜168日	5日	6日	6日	8日	9日	10日	11日
2日	73〜120日	3日	4日	4日	5日	6日	6日	7日
1日	48〜72日	1日	2日	2日	2日	3日	3日	3日

③ 年次有給休暇が付与されない場合

　年次有給休暇を付与しないことは労働基準法違反になり，同法第119条に罰則事項として，6カ月以下の懲役または30万円以下の罰金が定められています。

　労働基準監督署から早晩の是正指導を受けることは言うまでもありませんが，何よりも考えなければならないのは，コンプライアンスが遵守されない事業所には優秀な人材が集まり難いという実態です。

　結果として，新たな人材を確保するための求人費用や教育費用等が不必要に発生することになるため，事業所として何らメリットは生じないのではないかと思います。

外部委託，非正規職員　267

パートタイマーの育児休業・介護休業

パートタイマーや契約職員であっても，育児休業や介護休業を取得することはできるのでしょうか？

A　医療機関・福祉施設では，1年間や半年間など雇用期間が定まった労働契約のもとで，契約更新をしながら勤務している方が多くいらっしゃいます。また，雇用期間に定めはないものの，正職員に比べると短い勤務時間で働いているケースも多く，こうした方についてもパートタイマーと称して雇用している事業所も少なくありません。

「育児休業，介護休業等育児又は家族介護を行う労働者の福祉に関する法律」（以下，育児・介護休業法）は，このような方に対して，**一定条件を満たせば育児休業や介護休業を取得することを認めていますが**，職場において労使協定（職員の代表と使用者との間の書面による協定）が締結されている場合は，**取得制限が設けられている場合もあるため，注意が必要です**。

1　原則は，パートタイマーや契約職員も取得が可能

育児・介護休業法では，**パートタイマーや契約職員として勤務している者であっても，雇用期間に定めのない労働契約で働いている職員は，育児休業や介護休業を取得することができる**，と定められています。同様に，1日の労働時間が正職員に比べて短い職員であっても，雇用期間の定めのない労働契約で勤務していれば取得できるとされていますが，雇用期間に定めのある契約で働いている場合でも，一定の条件を満たせば，育児休業や介護休業の取得が可能となります（育児・介護休業法第5条）（図表118-1）。

2　労使協定による育児休業，介護休業の制限

職場に労使で締結した協定がある場合には，一定の職員について育児休業や介護休業の取得を拒否されることがあります。これは，育児・介護休業法第6条等によって，労使協定によって，図表118-2のような職員を取得の除外とすることができると定めているためです（育児・介護休業法第6条・第12条，同法施行規則第8条・第24条）。

したがって，パートタイマーや契約職員で，1週間に2日以下というような

図表118-1 ■ 育児休業の取得

正職員		取得可能
パートタイマーや契約職員	雇用期間の定め無	取得可能
	雇用期間の定め有	※1の条件を満たせば取得可能

※1　①　同一の事業主に引き続き雇用された期間が1年以上あること。
　　　②　子が1歳6カ月に達する日までに，労働契約（更新される場合には，更新後の契約）の期間が満了することが明らかでないこと
　　　※1歳以降の育児休業の取得については，別途注意点があります。
　　　③　介護休業開始予定日から93日経過する日から6カ月を経過する日までに，労働契約（更新される場合には，更新後の契約）の期間が満了することが明らかでないこと

図表118-2 ■ 育児休業や介護休業の取得除外となりうる職員

①　入職1年未満の職員
②　育児休業の場合，申出の日から1年（法第5条第3項及び第4項の申出にあっては6カ月）以内に雇用関係が終了することが明らかな職員。介護休業の場合，申出の日から93日以内に雇用関係が終了することが明らかな職員
③　1週間の所定労働日数が2日以下の職員

勤務形態の場合は，雇用期間の定めの有無にかかわらず，**労使協定があれば，育児休業や介護休業を取得できないことがある**ので，注意が必要です。

また，雇用期間に定めのない場合でも，入職1年未満であると，労使協定によって取得を拒否されることがあります。

3 協定書の有無等を確認する

以上のように，パートタイマーや契約職員は，一定の条件を満たせば育児休業や介護休業の取得が可能です。

しかし，現実的な運用は労使協定の有無等によって異なりますので，まずはそうした協定の有無等から確認する必要があります。また，仮に協定書が存在したとしても，勝手に職員が労働者代表として署名させられた，といったような労働者代表の選出にあたって不適正があった場合には協定書そのものが無効となりますので，注意が必要です。

外部委託，非正規職員　269

パートタイマーの定着率を高める施策

優秀なパートタイマーが多いため，その方々の定着率を高めたいと思います。どのような対策を講じればよいでしょうか？

医療機関や福祉施設のなかには，正職員よりもパートタイマーのほうがよく働くという場合もあるようで，ご質問のように優秀なパートタイマーの定着に向けて腐心していることも少なくありません。

賃金制度の見直しを行うと効果的である

パートタイマーの賃金は，多くの場合において時給で支給されていますが，現実的には深く考えることなく全員同額で支給していたりします。そのため，頑張っても頑張らなくても同じ介護職であれば時給は同じ，ということで，頑張ろうという意欲を削いでしまっている場合があります。こうしたことを防止するには，**パートタイマーの賃金制度を抜本的に見直す**ことも考えていく必要があるでしょう。

その見直しにあたっては，そもそもどのようなパートタイマーに長く定着してもらいたいのか，という点から考えていくことになりますが，単純に長く勤務できる方を奨励するのであれば，全員一律の時給に毎年数十円を勤続給として加算するといった方法（図表119-1）が考えられます。

また，能力のレベルに応じて時給を設定する方法も考えられます。具体的には，図表119-2のようになりますが，昇格（等級を引き上げること）の基準や等級の定義を明確にして運用しないと整合性がまったくとれず，かえって混乱することもあるため注意が必要です。

パートタイマーに対する退職金制度

さらに，**パートタイマーの退職金制度を設ける**ことも有効です。

この場合，例えば外部積立として，独立行政法人勤労者退職金共済機構の「中小企業退職金共済制度」を活用してもよいかもしれません。この退職金制度は，パートタイマー等の短時間労働者でも加入できて，毎月一定の掛け金を掛けることで〔短時間労働者（パートタイマー等）は毎月2,000～4,000

図表119-1 ■ 勤続給という加算方法の例

基本時給	勤続年数	勤続給	合計時給
1,000円	1年目	0円	1,000円
1,000円	2年目	20円	1,020円
1,000円	3年目	40円	1,040円
1,000円	4年目	60円	1,060円
1,000円	5年目	80円	1,080円
↓	～	～（上限設定）	～（上限設定）

※1週間の労働時間が平均して25時間以上の職員のみを昇給対象とする。

図表119-2 ■ 能力給という加算方法の例

職位	一般職（基本業務）			
	補助業務	初級	中級	上級
役割	他者の補助をしている	介護の通常業務をしている	通常業務に加え，後輩の指導をしている	難解な業務をこなしている
1年目	1,000円	1,050円	1,100円	1,200円
2年目	1,010円	1,060円	1,110円	1,210円
3年目	1,020円	1,070円	1,120円	1,220円
4年目	1,030円	1,080円	1,130円	1,230円
5年目	1,040円	1,090円	1,140円	1,240円

円の3段階，従業員は毎月5,000～30,000円の16段階，計19段階の掛け金が用意されている〕中小企業退職金共済にて運用がなされ，退職時に共済機構から支給を受けることができるというものです。

　そのため，勤続5年・10年等の節目に掛け金を増額させるなどの方法を採れば，長期勤続に伴い相応の退職金額を支給することも可能ではないかと思います。

外部委託，非正規職員　271

パートタイマーの「無期転換ルール」

「無期転換ルール」がスタートし，今後，その申出を行うパートタイマーが出てくると思います。無期転換ルールの概要と運用時の注意点を教えてください。

A 無期転換ルールとは，2013（平成25）年4月施行の労働契約法の改正により，**同一の使用者との間で，2013年4月1日以降に開始した2以上の有期労働契約が通算5年を超えて更新された場合，パートタイマーなど有期契約職員からの申込みにより，期間の定めのない労働契約（無期労働契約）に転換される**ルールです。

無期労働契約への転換にあたっては，職員自身が申込みを行うことが必要で，通算契約期間が5年を超えた契約の初日から末日までの間ならいつでも無期転換の申込みをすることができます。

1　無期転換申込権の要件

パートタイマーなど有期契約職員が無期労働契約へ転換する場合の要件は次の3つです。

① **同一の使用者との間で2以上の有期労働契約を締結していること**
　この2以上の有期労働契約の締結とは，最低1回は契約更新している必要があることを意味します。

② **通算契約期間が5年を超えたこと**
　通算契約期間が5年を超えた場合とは，職種や雇用形態の変更，または異動や休業，休職であっても契約期間は通算されますが，派遣や請負の期間，またはクーリング期間（有期労働契約と有期労働契約の間の空白期間）が6カ月以上（1年に満たない場合は契約期間の半分以上）ある場合には通算されません。

③ **現に締結している有期労働契約が契約満了になる日までに無期労働契約への転換の申込みをすること**
　5年を超えた有期労働契約の契約満了日までが無期労働契約への転換権の行使期間となります。この申込みは口頭でも法律上は有効ですが，後々のトラブルを防ぐため，できれば書面で行うほうが望ましいとされています。

図表120-1 ■ 1年間の有期労働契約を更新し続けている場合

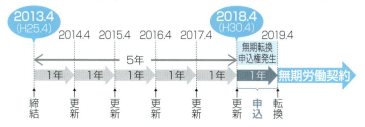

2 無期転換後の給与や待遇等の労働条件

　無期転換ルールは契約期間を有期から無期に転換するルールであって，決して**正職員に転換することを義務付けるものではありません。**

　給与や待遇等の労働条件については，労働協約，就業規則，または個々の労働契約で別段の定め（無期労働契約への転換にあたり従前の有期労働契約から労働条件を変更することについての有期契約職員と使用者との間の個別の合意）がある部分を除き，原則として，**転換前の有期労働契約と同一の労働条件**となります。

　そこで，無期労働契約への転換者の労働条件を既存の無期契約職員と同等にするために，新たに転勤規定を適用したり，職種限定を外したりするなど労働条件を見直す場合は，変更後の労働条件について個別の労働契約書にて合意しておく必要があります。

　また，無期転換にあたり，転換前の労働条件を上回る場合は問題ありませんが，職務内容などが変更されないにもかかわらず，無期転換後の労働条件を低下させることは，無期転換を円滑に進める観点から望ましいものではない，と通達で示されている点は注意が必要です。

3 無期転換申込権への対応

　転換要件さえ満たしていれば，**無期転換の申込みに際して，申込期間以外には，申込みに関して制約を設けることはいっさいできませんし，**申込みを使用者が拒絶することはできません。

　また，発生した無期転換申込権を職員本人が自発的に放棄することは可能ですが，無期転換申込権が発生する前に行使しないことを契約更新の条件とするなどして，あらかじめ放棄させることは公序良俗に反して無効とされて

外部委託，非正規職員　273

います。

　実務として，使用者が次年度の人事配置の検討をするために，対象者が無期転換申込権を行使するのかしないのか，また，できるだけ早期に明らかにしたいという目的があった場合，本人に転換権を行使するかしないか回答を求めることは問題ないものの，申込期間に期限を設けたり，明らかな意思表示がないのに回答がないことをもって転換申込権を放棄したと見做したりすることはできません。

④ 労働契約の更新回数や更新上限を定める場合

　無期転換者の発生を踏まえ，今後，有期労働契約に更新年限や更新回数の上限などを就業規則で定めるケースが出てくると思いますが，この場合には注意点があります。

　こういった扱いは直ちに法違反となるものではありませんが，無期転換ルールの適用を意図的に避ける目的で，一方的に，使用者が更新年限や更新回数の上限などを就業規則に設け，無期転換申込権が行使される前に雇止めをする等した場合，客観的に合理的な理由を欠くものと判断され無効となる可能性があります。

　更新年数の制限や更新年齢の上限を就業規則の変更によって定める場合は，その内容が合理的である必要があり，かつ，変更の内容を使用者が労働者に周知するなどの手続きをきっちりすることが必要です。

　また，今回の法改正は，有期労働契約を繰り返し更新している有期契約職員の身分の不安定さを解消し，パートタイマーなど有期契約職員が安心して働ける職場環境を目指したものであることから，使用者はできるだけ改正法の趣旨を理解したうえで対応することが求められます。

LCG 紹介

日本人事労務コンサルタントグループ（LCG）

　人事労務という切り口から，企業（医療機関・福祉施設含む）やそこで働く従業員の成長発展に資することを目的とした社会保険労務士とコンサルタントの集団（LCG：Labor and Humanresource Consultants Group of Japan）。主宰は株式会社名南経営コンサルティング。全国で1,200名を超える会員（2019年9月現在）を抱えており，専門分会として医療機関・福祉施設の人事労務・風土改善等を支援する「LCG医業福祉部会」には，約200名の会員が加入している。

LCG 医業福祉部会

　LCGのなかで特に医療機関・福祉施設の人事労務管理や指導等を専門的に行っているメンバーで構成。部会員は，北海道から沖縄まで全国各地に医療機関や福祉施設に特化した社会保険労務士等を抱えており，ケーススタディを含めた専門研修を定期的に実施，即戦力として如何なる人事労務問題も解決できるよう会員間による情報共有や事例共有等も行っている。

LCG 医業福祉部会員による支援メニュー（全国の LCG 会員にて対応）

○新規開業・開設支援
○就業規則等諸規程整備支援
○人事制度（賃金制度・退職金制度・人事評価制度）改定支援
○風土改善支援
○各種助成金活用の提案および申請支援
○管理職向け各種研修
○労基署指導対応・労務手続代行業務・給与計算代行業務
○医師会・社会福祉協議会等における研修講師　等

LCG 連絡先

〒450-6334　名古屋市中村区名駅1-1-1　JPタワー名古屋34階
　　株式会社名南経営コンサルティング内　☎ 052-589-2359
　　http://www.lcgjapan.com
　　✉ info@lcgjapan.com

執筆者（LCG加入事務所）紹介

村西ひとみ社会保険労務士事務所　所長　村西ひとみ

〒060-0007　北海道札幌市中央区北7条西16丁目1-21
TEL.011-633-2338
電子メール：info@mura-sr.com

　社会保険労務士・医療労務コンサルタント。
　病院，クリニック，福祉施設をはじめとして多種多様な企業の労務管理に関する相談業務・各種規程の作成・電子申請による手続き業務・顧問先様のストレスチェックやハラスメント相談窓口を開設しています。その他，信頼できる他士業とのネットワークにより，ワンストップサービスで早期問題解決のお手伝いを致します。

横山労務管理事務所　代表・特定社会保険労務士　横山泰一

〒102-0072　東京都千代田区飯田橋3-2-12　タキザワビル5階
TEL.03-3263-6666
ホームページ：https://yokoyama-roumumanagement.com/
電子メール：office-yokoyama@jcom.home.ne.jp

　労働法務，人事諸制度の構築，就業規則等策定・運用支援，企業研修を中心に全国的に業務を展開。
　特に，医療機関においては，人事制度設計，評価者トレーニング，組織改善に特化。「労務管理のための職場の法律」（監修：日本経済新聞社），「雇用調整の実務ポイント」（みずほ総研），「月刊ビジネスガイド」（日本法令）等多数執筆の実績もある。

ASOTパートナーコンサルティング　人財育成パートナー・社会保険労務士　三輪貴哉

〒468-0015　愛知県名古屋市天白区原3-1309-101
TEL.052-217-9467　　FAX.052-308-1783
ホームページ：https://asot-partner.com　　電子メール：info@asot-partner.com

　医療法人の事務長経験により培った人財育成メソッドを活用し，職員が働きがいと働きやすさを実感し，安定的に定着し，活気ある組織へ変革させる"人が活きる"組織づくりを得意とする。顧客の多くは医療機関や福祉施設であり，これまでに100件以上の支援実績がある。コンサルティング活動のほか，民間や行政での講演，専門誌・電子書籍の執筆実績あり。

株式会社名南経営コンサルティング　社会保険労務士　服部英治・同　宮武貴美・同　福間みゆき・同　小浜ますみ・同　永原大樹・田代倫大・瀧田知子・三好奈緒

〒450-6334　愛知県名古屋市中村区名駅一丁目1番1号　JPタワー名古屋34階
TEL.052-589-2359　　FAX.052-589-2356
ホームページ：http://www.meinan.biz/　　http://www.roumu.com/
電子メール：e-hattori@meinan.net

　名南コンサルティングネットワークグループ社員総数約500名の専門家集団。日本人事労務コンサルタントグループ（LCG）主宰。企業規模・業種にかかわらず人事制度改定（賃金制度・人事評価制度等）支援・労務トラブル対策等を得意とする。毎日，roumu.comより人事労務最新情報を提供。研修講師・執筆多数実績あり。

関西ステート経営労務事務所　代表　岸川守

〒530-0043　大阪府大阪市北区天満 1-21-16
TEL.06-6358-1200
ホームページ：http://www.kansai-st.com/
電子メール：kishikawa-sr@watch.ocn.ne.jp
　企業の法務部勤務という経験を生かし，関与先に対し，紛争予防としての労務管理の重要性を基とした職場環境の整備をアドバイスしています。最近は，医療，介護，保育など福祉関係の分野における相談が増えており，講師としても，医療・介護・保育などの業界向けに，人事労務のテーマで積極的に研修を実施しています。

トラヴェシア社会保険労務士事務所　代表　平松利麻

〒542-0081　大阪府大阪市中央区南船場 2-12-10　ダイゼンビル5階
弁護法人心斎橋パートナーズ　大阪事務所内
TEL.06-6123-7269
ホームページ：http://travessia.jp　　電子メール：info@travessia.jp
　社労士事務所の代表を務める傍ら，労働局で医療機関等の働き方改革に従事。産業保健や組織開発分野における最先端の知見を取り入れた多面的アプローチにより，様々な職場の人材確保・定着や生産性向上を支援。産業・法律・行政・臨床・学術研究と1人で5つの視点を持つ特長を活かし，講演からコンサルまで幅広く活動している。慶應義塾大学SFC研究所所員（2019年度〜）。

OFFICEJIN　代表・特定社会保険労務士　秦裕勝

社会保険労務士法人豊嶋事務所　有限会社人事・労務サポート　コンサルティング部
社会保険労務士　森瀬康之

原田社会保険労務士事務所　特定社会保険労務士　原田幸治

あおば社会保険労務士法人　代表社員・特定社会保険労務士　藤原英理

社会保険労務士法人みくりや社中　特定社会保険労務士　小宮山靖行

赤堀社会保険労務士事務所　代表・社会保険労務士　赤堀久士

有限会社三瓶人事研究所　代表・特定社会保険労務士　三瓶　稔

なごみグループ　社会保険労務士法人和（なごみ）　社会保険労務士　高落聡子

MIUコンサルティングオフィス　代表・社会保険労務士・キャリアコンサルタント　三浦剛

リーガルブレイン社会保険労務士法人　所長・社会保険労務士　兒玉年正

株式会社ラポールコンサルティング　社会保険労務士　露本一夫

社会保険労務士法人庄司茂事務所　庄司　茂

石崎社会保険労務士事務所　代表・社会保険労務士　石崎秀郎

社会保険労務士江尻事務所　所長・社会保険労務士　江尻育弘

"働き方改革" 実践応用編
医療&介護の職場トラブルQ&A　　※定価は裏表紙に
表示してあります

2019 年 9 月 27 日　第 1 版第 1 刷発行

著　者　日本人事労務コンサルタント
　　　　グループ（LCG）医業福祉部会

発行者　小　野　　章

発行所　 医 学 通 信 社

〒 101-0051 東京都千代田区神田神保町 2-6 十歩ビル
TEL　03-3512-0251（代表）
FAX　03-3512-0250（注文）
03-3512-0254（書籍の記述についてのお問い合わせ）

http://www.igakutushin.co.jp/
※　弊社発行書籍の内容に関する追加
情報・訂正等を掲載しています。

装丁デザイン／荒井美樹
本文イラスト／高橋なおみ／松永えりか
印刷・製本／シナノ印刷

※本書に掲載されたすべての内容に関する権利は著作者及び医学通信社が保有
します。本書の内容につき，一切の無断使用・転用・転載・データ化は固く
禁じます。
※ JCOPY 〈（一社）出版社著作権管理機構　委託出版物〉
本書の無断複製は，著作権法上での例外を除き，禁じられています。複製さ
れる場合は，そのつど事前に（一社）出版社著作権管理機構（電話03-5244-
5088，FAX03-5244-5089，e-mail:info@jcopy.or.jp）の許諾を得てください。

落丁，乱丁本はお取り替えいたします。
© LCG Japan, 2019. Printed in Japan.　　ISBN978-4-87058-754-0

2019年10月消費税改定の新点数を完全併記。材料の新価格もすべて追補収録!!

最新刊 2018年4月/2019年4月増補版
診療点数早見表

[2019年10月消費税改定対応版]

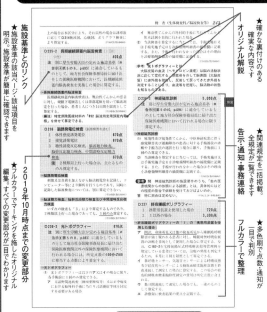

2019年4月刊

★ 2019年4月現在までの変更部分に加え，**2019年10月の消費税改定による新点数(正式告示と完全一致)もすべて併記・収載**しています。

★ さらに2019年9月からは，**2019年8月に告示された新たな材料価格基準**，その他の追加通知・事務連絡についても「**追補**」として完全収録!!

★ 2018年4月改定後**2019年4月までの変更部分**，**2019年10月消費税改定の新点数にすべてマーキング**してあるため，2019年9月現在までの変更点が一目でわかります。すべての内容を2019年10月時点にアップデートさせた，**2019年10月以降もそのまま使える最新点数表!!**

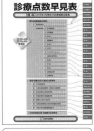

B5判 約1,560頁
価格：4,500円（+税）

本書の8つの特長

1. 2019年10月消費税改定に準拠した「追補」(2019年9月)を収録
2. **フルカラーの機能的レイアウト**。色ごとに機能分類し見やすく整理
3. 関連規定をすべて収載。**この1冊で保険請求は完璧にカバー**
4. **2019年10月時点までのすべての変更部分にマーキング**
5. 多数の**オリジナル解説・算定例・Q&A**で，わかりやすさ抜群
6. 頁当たりの情報量が多く高密度のため，**一覧性・速報性**が抜群
7. **詳細かつ緻密な索引機能**で，自在にスピーディに検索が可能
8. 点数・要件を的確にまとめた便利な『**診療報酬一覧表**』収載

※ 医学通信社では，本書『診療点数早見表』1冊につきワクチン（ポリオワクチン）2人分相当を，認定NPO法人「世界の子どもにワクチンを 日本委員会（JCV）」に寄付する活動をしております。

【ご注文方法】①HP・ハガキ・FAX・電話等でご注文下さい。②振込用紙同封で書籍をお送りします（料金後払い）。③または書店にてご注文下さい。

〒101-0051 東京都千代田区神田神保町2-6 十歩ビル
tel.03-3512-0251　fax.03-3512-0250
ホームページ https://www.igakutushin.co.jp

医学通信社

最新刊 「働き方」をほんのちょっと見直したところにある"奇跡"

ドクターの"働き方改革"
28 メソッド
開業医のための最強のタイムマネジメント

医療法人社団　梅華会　理事長　**梅岡比俊** 著

- **2018年11月刊**
- ◆ A5判／142頁
- ◆ 2色刷
- ◆ 価格:2,000円（+税）

★「日々の仕事をこなすためだけに時間を使い果たし，自分のために使う時間，家族との時間はほとんど残っていない…」
「医師には患者を救う使命があるが，自らが心身ともに疲弊していて，本当にいい医療ができるのか…」
——そんな葛藤をもつドクターは多いはず。本書の著者も同じでした。

★ ワーク・ライフ・バランスから一歩踏み込み，ワーク or ライフの二者択一ではない「ワーク・ライフ・インテグレーション（統合）」——仕事とプライベートをともに正のスパイラルで充実させる方策を確立。家族との時間を優先しつつ，日々の診療とともに7つのクリニックを経営し，さらにトライアスロンや書籍執筆にも挑戦するという驚異のタイムマネジメント術を実践。

★ 著者が10年の試行錯誤で培ってきた貴重な"経験知"としての「28のメソッド」。「働き方」と「時間の使い方」をほんのちょっと見直すことから始めれば，可能性は無限に拡がるはずです。

【ご注文方法】① HP・ハガキ・FAX・電話等でご注文下さい。②振込用紙同封で書籍をお送りします（料金後払い）。③または書店にてご注文下さい。
☎ 101-0051 東京都千代田区神田神保町2-6 十歩ビル
tel.03-3512-0251　fax.03-3512-0250
ホームページ https://www.igakutushin.co.jp
医学通信社

最新刊 プロの"リアルな経験知"を総まとめ!!

"リアル"なクリニック経営
——330の鉄則
～開業，財務管理，集患，採用，人事労務，職場活力，承継まで～

株式会社宗和メディカルオフィス代表　**原田　宗記** 著

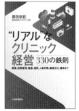

- **2019年10月刊**
- ■価格：2,600円（+税）
- ■A5判
- ■約320頁
- ■2色刷

★ クリニック経営は，開業時の事業計画の甘さ，想定患者数と現実の乖離，診療報酬の変化，地域の疾病構造の変化，競合クリニックの開設，スタッフの雇用問題——等々，様々なギャップやアクシデントが生じます。

★ 本書では，これまで30年間で200以上のクリニックを経営改善に導いてきたプロフェッショナルの"リアルな経験知"を総まとめしています。

★ 失敗しない計画，騙されない契約，実効性ある業務改善，活力ある職場，優秀な人材育成——を実現する実践的な"クリニック経営の330の鉄則"。プランと現実との乖離が見えてきたら，ぜひ本書で手当てを。

【ご注文方法】① HP・ハガキ・FAX・電話等でご注文下さい。②振込用紙同封で書籍をお送りします（料金後払い）。③または書店にてご注文下さい。
☎ 101-0051 東京都千代田区神田神保町2-6 十歩ビル
tel.03-3512-0251　fax.03-3512-0250
ホームページ https://www.igakutushin.co.jp
医学通信社

新刊 2025年への経営ロードマップ
医業経営を"最適化"させる36メソッド
機能選択・経営マネジメント・診療報酬の最適化マニュアル

2017年11月刊
◆A5判／336頁
◆2色刷
◆価格：2,800円（+税）

株式会社 メディヴァ 取締役・コンサルティング事業部長　小松大介　著

★医療機関の収益の基本計算式は「診療単価×患者数－コスト」。この相関する3つの数値を"最適化"させることが経営改善の鍵となります。

★そのための6つの戦略──「戦略・ビジョン」「経営企画」「コストパフォーマンス」「診療報酬」「組織管理」「財務管理」を見直し，「診療単価×患者数－コスト」を"最適化"させる36メソッドを1冊に凝縮！

★先進的な医業経営手法で着実に実績を積み上げる"メディヴァ"のトップ・コンサルタントが，その企業秘密とも言うべき経営改善の秘訣──3つの原則，6つの戦略，36のメソッド──を1冊に総まとめめ。

★2018年同時改定から2025年への"道なき道"を進む，病院＆クリニックのための36枚の経営ロードマップです！

【ご注文方法】①HP・ハガキ・FAX・電話等でご注文下さい。②振込用紙同封で書籍をお送りします（料金後払い）。③または書店にてご注文下さい。

〒101-0051 東京都千代田区神田神保町2-6 十歩ビル
tel.03-3512-0251　fax.03-3512-0250
ホームページ https://www.igakutushin.co.jp
医学通信社

最新刊 保険審査委員による　2019年6月刊
"保険診療＆請求"ガイドライン
診療記録＆レセプト請求──最適化のための26章

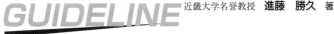

近畿大学名誉教授　進藤 勝久　著

■A5判／280頁
■2色刷
■価格：2,400円（+税）

★「保険診療＆請求」のノウハウを個別具体的な診療・請求事例で実践的に解説した"ガイドライン"全26章!!

★実際の診療・請求事例ごとに保険審査・指導のポイントを具体的に解説。確かな医学的根拠や実際の審査規定に基づいて明快な解釈を示しています。

★支払基金医療顧問（保険審査委員）を務め，医療現場と審査・指導現場を熟知した著者が，実際に保険審査に関わってきた経験知と医学・法制度のエビデンスに基づいて書き下ろした，日本で唯一の実践的な「保険診療ガイドライン」!!

★医師や看護師のための「保険診療入門書」として，医事部門のための「保険請求マニュアル」として，医療機関の全スタッフに必須の1冊。

【ご注文方法】①HP・ハガキ・FAX・電話等でご注文下さい。②振込用紙同封で書籍をお送りします（料金後払い）。③または書店にてご注文下さい。

〒101-0051 東京都千代田区神田神保町2-6 十歩ビル
tel.03-3512-0251　fax.03-3512-0250
ホームページ https://www.igakutushin.co.jp
医学通信社

【最新刊】病気と診療のすべてがわかるオールラウンドな解説書　2019年2月刊

病気＆診療完全解説BOOK
2019年新版

24療科主要101疾患につき，原因・症状・予防から診断・治療・パス・予後・療養・医療費まで，診療のすべてをオールラウンドに解説した書籍は本書のみ！！

東京逓信病院　24診療科／医師81名　編著
■B5判／374頁
■2色刷
■2,400円（＋税）

24診療科101疾患──診断・治療・療養・予防から医療費まで
★最新の医学・臨床知見，最新の診療報酬等から全面的に見直した2019年新版！！
★101疾患の①原因，②症状，③予防法，④診断法（検査・画像診断等），⑤治療法（手術・処置・投薬等），⑥クリティカルパス，⑦予後と療養（医学管理等，在宅療養），⑧医療費の具体例──まで，診療の全過程をトータルに解説。
★医療機関スタッフにとっては医療の入門書と臨床マニュアルを兼ねる実用解説書，患者・家族にとっては病気と診療を理解するための診療ガイドブック!!

101疾患（抜粋）
糖尿病，痛風，脂質異常症，急性白血病，貧血，脳梗塞，パーキンソン病，認知症，てんかん，心不全，不整脈，高血圧症，慢性腎臓病，腎不全，胃・十二指腸潰瘍，C型肝炎，胃癌，大腸癌，肝癌，睡眠時無呼吸症候群，気管支喘息，間質性肺炎，うつ病，神経症，胆石症，下肢静脈瘤，痔，乳癌，ヘルニア，虫垂炎，肺癌，くも膜下出血，脳腫瘍，水頭症，骨粗鬆症，変形性膝関節症，脊柱管狭窄症，子宮筋腫，子宮癌，食物アレルギー，白内障，緑内障，アトピー性皮膚炎，帯状疱疹，皮膚癌，前立腺癌，膀胱癌，尿路結石症，花粉症，副鼻腔炎，喉頭癌──その他

【ご注文方法】①HP・ハガキ・FAX・電話等でご注文下さい。②振込用紙同封で書籍をお送りします（料金後払い）。③または書店にてご注文下さい。

〒101-0051　東京都千代田区神田神保町2-6　十歩ビル
tel.03-3512-0251　fax.03-3512-0250
ホームページ　https://www.igakutushin.co.jp

医学通信社

最新・医療用語 4200
2019年新版

2019年4月刊

3600用語→4200用語へ大幅増!!

～医療機関の実務・マネジメントに必須な医事・医学用語事典～

◆全医療スタッフ・医療事務職に必要不可欠なあらゆる用語──医事関連用語，法律用語，診療報酬・DPC関連用語，医学用語・略語，経営用語，ICT関連用語，時事用語──などを五十音順にリストアップ。意味，内容，実務上の留意点，関連知識をわかりやすく解説しています。
◆本書1冊あれば，医療機関の実務で生じる様々な不明に即応可能!!

【2019年新版／新規用語】
A-DROPスコア，ALK阻害薬，HPKIカード，IoT，iRS細胞，SOFAスコア，医師偏在是正法，医療インバウンド事業，医療ブロックチェーン，アドバンス・ケア・プランニング，医療技術評価（HTA），医療トレーサビリティ，オプジーボ，オンライン診療料，がんナビゲーター，拠点型サ高住，グループホームケア実践士，ゲートオープナー，公認心理師，混合介護，コンパニオン診断薬，全世代型社会保障，地域医療構想アドバイザー，働き方改革関連法，フレイル，保健医療2035，リフィル処方，量子メス　他

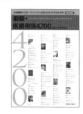

■日本病院事務研究会　著
■B5判／2色刷／354頁
■2,800円（＋税）

【ご注文方法】①HP・ハガキ・FAX・電話等でご注文下さい。②振込用紙同封で書籍をお送りします（料金後払い）。③または書店にてご注文下さい。

〒101-0051　東京都千代田区神田神保町2-6　十歩ビル
tel.03-3512-0251　fax.03-3512-0250
ホームページ　https://www.igakutushin.co.jp

医学通信社

最新刊 病院&クリニック 2019年10月刊

窓口事務【必携】ハンドブック
法別番号別・医療制度総まとめ早見表──2019年版

HANDBOOK

医学通信社 編

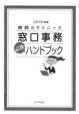

■A5判／約120頁
■フルカラー
■価格：1,500円（+税）

★各種医療制度について，①仕組み，②対象患者，③資格確認のポイント，④給付内容，⑤負担上限額，⑥他の制度との給付調整──等を，受給者証や負担割合グラフ等で具体的に例示し，コンパクトに解説しています。

★組合健保，高齢者医療，公務員共済，公費負担医療，労災保険，自賠責保険，海外旅行保険──など47の制度を網羅。さらに保険外併用療養費一覧，高額療養費一覧，実費徴収可能な費用一覧──なども収録しています。

★あらゆる制度と患者対応・手続きが一目でわかる，病院＆クリニックの窓口事務に1冊必携の実践ハンドブック!!

【ご注文方法】①HP・ハガキ・FAX・電話等でご注文下さい。②振込用紙同封で書籍をお送りします（料金後払い）。③または書店にてご注文下さい。

〒101-0051 東京都千代田区神田神保町2-6 十歩ビル
tel.03-3512-0251　fax.03-3512-0250
ホームページ https://www.igakutushin.co.jp　医学通信社

最新刊 50のケーススタディで学ぶ 2019年2月刊

患者接遇パーフェクト・レッスン
2019年新版 ──患者応対マナーのランクアップ教本

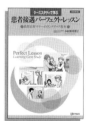

■小佐野美智子（C-plan代表）著
　医療接遇アドバイザー
■B5判／134頁
■1,800円（+税）

★病院・クリニックの全職種向け患者接遇入門マニュアル。最新の知見，現場の変化等に応じて全面的に見直し，「患者・職員のタイプ別接遇術」の章を新たに設けた2019年新版!! ケーススタディも新たに加え，50事例に!!

★第1章では，「社会人のマナー」（言葉遣い，挨拶など），「医療者としての接遇」（接遇のプロとしての表情・態度など）を職種別・患者別に解説。

★第2章では，50の「ケーススタディ」（窓口・待合・会計・臨床・病棟，子供・高齢者・障害者の事例など）を，イラストを交えた対応・セリフの「悪例」「好例」で明快解説。第3章では，「スタッフ教育」の要諦とノウハウを解説。

★患者接遇のすべての要点を1冊に凝縮させたレッスン書の決定版!! 専門学校等での接遇教本や医療者自らのスキルアップの書に最適の1冊です!!

医療機関のあらゆる場面のケーススタディを，イラストを多数用いて，明快に解説。医療機関の研修テキストとして最適!!

【ご注文方法】①HP・ハガキ・FAX・電話等でご注文下さい。②振込用紙同封で書籍をお送りします（料金後払い）。③または書店にてご注文下さい。

〒101-0051 東京都千代田区神田神保町2-6 十歩ビル
tel.03-3512-0251　fax.03-3512-0250
ホームページ https://www.igakutushin.co.jp　医学通信社

★2020年改定から2040年へ激変する医療制度と診療報酬——地域包括ケアと地域医療構想，費用対効果・アウトカム評価，混合診療等——の5年後10年後を的確にキャッチして明快に情報分析!!

★①先進的な経営マネジメント・院内改革，②施設基準と医療機能選択のシミュレーション分析，③100％請求・査定減ゼロ対策——など，病院・クリニックの実務全般を最適化する実践知識を満載!!

★2019年秋からは連載特集「2020年改定を読み解く」を開始!! 翌2020年2月号では「2020年改定の改定項目・新旧対照表」，3月号では「改定シミュレーション」を特集し，どこよりも早い点数表『診療報酬BASIC点数表2020』(3月20日前後刊行)が別冊付録に!!

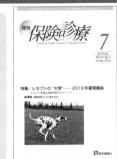

月刊 保険診療
Journal of Health Insurance & Medical Practice

2020年改定から2040年に向けたマネジメントと実務ノウハウを満載!!

本誌特集

【2018年】
- ⑨ 医療機関コンサルタント大集合！
- ⑩ "オンライン"で医療はこう変わる！
- ⑪「重症度，医療・看護必要度」——最適マネジメント術
- ⑫ "政策誘導点数"——現在・過去・未来

【2019年】（予定含む）
- ① 経験知の"銀行"——院長編
- ② リスクマネジメント徹底解析 "66"メソッド
- ③ "外国人患者"と医療——ケーススタディ40
- ④ "窓口事務"プロフェッショナル
- ⑤ 一歩先をいく"医療広告・広報術"
- ⑥ 経験知の"銀行"——事務長の仕事術
- ⑦ レセプトの"大学"——2019年夏期講座
  ～レセプト作成＆症状詳記のテクニック～
- ⑧ 医療機関の"心理学＆言葉術"
- ⑨ 医療機能転換シミュレーション大特集
- ⑩ AI & IoTで医療はどう変わるか
- ⑪ Before 2020　診療報酬点数表の"トリセツ"

本誌の主な連載

- **日本の元気な病院＆クリニック**…先進的な経営事例を徹底取材
- **視点**…医療界キーパーソンの提言・異論・卓説を毎回読切り掲載
- **DATA分析 "特別捜査官"**…各種DATA分析のノウハウを明快解説
- **プロの先読み・深読み・裏読みの技術**…制度と経営戦略の指標
- **医療界の"不都合な真実"**…医療のあり方に警鐘を鳴らす直言
- **こうして医療機関を変えてきた**…病医院改革成功の秘訣とは？
- **病院＆クリニック経営100問100答**…経営改善ノウハウQ＆A
- **NEWS縦断**…医療界の最新動向から2025年改革をナビゲート
- **医療事務 Open フォーラム**…現場の画期的取組み等を紹介
- **レセプト点検の名探偵**…隠れた請求ミスを推理するプロの目
- **点数算定実践講座**…カルテからレセプト作成までを事例解説
- **オールラウンドQA**……点数算定の疑義解釈に明快に解答
- **実践・DPC請求Navi**……病名選択・請求点検の事例解説
- **カルテ・レセプトの原風景**…全診療行為のディテール再現
- **パーフェクト・レセプトの探求**…100％請求実現マニュアル
- **厚生関連資料**…最新の法律・告示・通知等を掲載．必読!!
- **NEWSダイジェスト**…医療界の重要NEWSを的確にキャッチ！
- **読者相談室**…保険診療のあらゆる疑問に答える完全Q＆A

■お申込みはHP・ハガキ・電話・FAXで，何月号から購読されるかお知らせ下さるだけでOK．
■希望者には見本誌をお送りいたします．

■価格：1,800円（+税）
■定期購読（送料無料）　半年：10,800円（+税）
　　　　　　　　　　　　1年：21,600円（+税）
★口座引落による1年契約には割引特典（1割引）→ 1年：19,440円（+税）

【ご注文方法】①HP・ハガキ・FAX・電話等でご注文下さい．②振込用紙同封で書籍をお送りします（料金後払い）．③または書店にてご注文下さい．

〒101-0061 東京都千代田区神田神保町2-6 十歩ビル
tel.03-3512-0251　fax.03-3512-0250
ホームページ　https://www.igakutsushin.co.jp

医学通信社